MAMÁ SLOW

ELIZABETH GONZÁLEZ
MAMÁ SLOW

AGUILAR

Papel certificado por el Forest Stewardship Council®

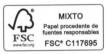

MIXTO
Papel procedente de
fuentes responsables
FSC   FSC® C117695
www.fsc.org

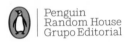

Penguin
Random House
Grupo Editorial

Título original: *Mamá Slow*

Primera edición: septiembre de 2021

© 2021, Elizabeth González
© 2021, Penguin Random House Grupo Editorial, S.A.U.
Travessera de Gràcia, 47-49. 08021 Barcelona
Publicado por acuerdo con TarcherPerigee, un sello de Penguin Publishing Group,
división de Penguin Random House LLC.
Previamente publicado por Suo Books en 2019

Todas las fotos de este libro tienen copy de Getty Images a excepción de las que se citan a continuación: las de
las páginas 10, 17, 19 y 317, que son de Eva del pozo; la de la página 49 que es de Daiga Ellaby en Unsplash;
la de la página 51, que es de Hanne Hoogendam en Unsplash; la de la página 65, que es de Tuqa Nabi en
Unsplash; la de la página 70, que es de Jan Antonin Kolar en Unsplash; ; las de las páginas 73 y 75, que son de
Alex Loup en Unsplash; la de la página103, que es de Marta Schmidt; la de la página 135, que es de Heather
Ford en Unsplash; la de la página 206, que es de Manny NB en Unsplash; la de la página 212, que es de Visual
Stories || Micheile en Unsplash; la de la página 214 es de Kateryna Moskalova en Unsplash; la de la página 342,
que es de Margaret Jaszowska en Unsplash; la de la página 344, que es de Calum Lewis en Unsplash.

Printed in Spain - Impreso en España

ISBN: 978-84-03-52218-3
Depósito legal: B-8957-2021

Impreso en Gómez Aparicio, S.L.,
Casarrubuelos (Madrid)

AG22183

A mis hijos, los verdaderos autores de este libro

ÍNDICE

INTRODUCCIÓN
Un libro de nutrición, un libro de amor 11

FERTILIDAD

Capítulo 1
La idea de maternidad 24

Capítulo 2
Cuidarte para cuidar 32

Capítulo 3
Hacia un estilo de vida fértil 38

Capítulo 4
La despensa fértil 52

Capítulo 5
Recetas y tónicos de fertilidad 64

Capítulo 6
La historia de Ana 78

EMBARAZO

Capítulo 7
El principio del viaje 86

Capítulo 8
Conectar con el embarazo 92

Capítulo 9
Cuidar de ti, cuidar de él 104

Capítulo 10
Manual de recetas y preparaciones para un embarazo tranquilo 128

Capítulo 11
La primera cita 144

POSPARTO

Capítulo 12
El posparto y su metamorfosis 156

Capítulo 13
La sintonía perfecta
Qué sucede en el interior de una mujer tras el parto 166

Capítulo 14
La fuerza de la alimentación 182

Capítulo 15
Brilla durante el posparto
Recetas rápidas y poderosas 200

LACTANCIA

Capítulo 16
Manual de lactancia (1) 220

Capítulo 17
Manual de lactancia materna (2)
Recuperando la confianza en el amamantamiento 238

Capítulo 18
La historia de Amelia 270

ALIMENTACIÓN COMPLEMENTARIA

Capítulo 19
Alimentación complementaria: mucho más que comida 278

Capítulo 20
Recetas para compartir la alimentación complementaria en familia 309

Capítulo 21
Todo empieza en tu cocina 318

Capítulo 22
Plantas aromáticas en la cocina familiar
Recetas y remedios naturales 340

Capítulo 23
Además de madre, mujer 350

Capítulo 24
La historia de Nora 370

AGRADECIMIENTOS 376

BIBLIOGRAFÍA 378

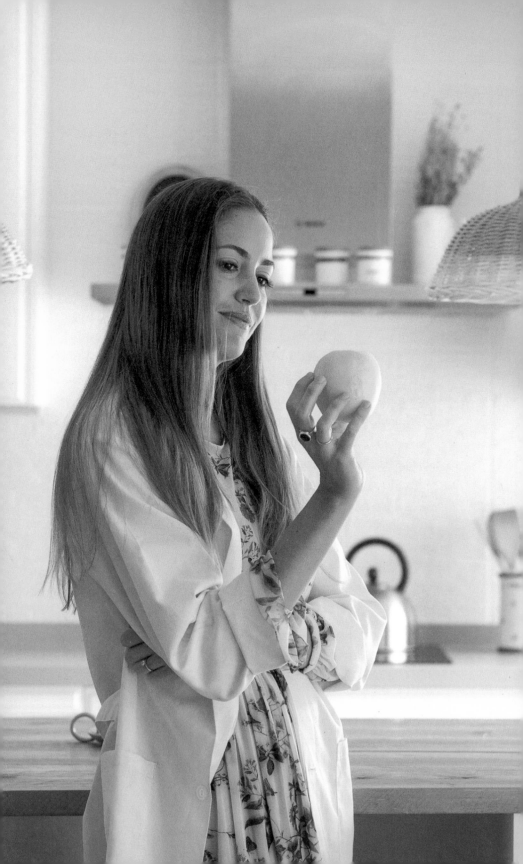

Un libro de nutrición, un libro de amor

Estoy sentada frente a mi ordenador en el nuevo estudio. Es domingo por la tarde, los niños duermen la siesta y yo empiezo a escribir las primeras páginas de este libro frente a una brillante y desafiante pantalla en blanco. Mientras la miro, me pregunto: ¿cuándo se escribe un libro?, ¿cuándo te sientas y tecleas las letras? Porque si te soy sincera, siento que este libro llevaba mucho tiempo escribiéndose. Incluso puedo ver con claridad, a pesar del deslumbrante color blanco que tengo frente a mí, los tres momentos de mi vida en que sus páginas, aún sin saberlo, cogieron carrerilla: un trombo como desencadenante, mis dos hijos y un profundo amor por mi profesión. Pero eso te lo contaré luego porque esta es la introducción y lo propio es empezar por el principio.

Desde niña siempre quise ser tres cosas: mamá, nutricionista y escritora. A pesar de soñar con opciones tan distintas y, a primera vista, nada sencillas de combinar, sorprende ver cómo la vida se las ingenia para que suceda lo que parecía imposible. Estas eran las tres cosas que siempre había querido ser, así que tracé un plan, como hacemos todas, para ir hacia ellas. Al fin y al cabo, ¿qué podía salir mal? Tampoco quería ir a la luna ni ganar un rali. Solo tenía que estudiar mucho, cumplir mi deseo de ser madre y no dejar de escribir mis historias en todos los papeles que encontraba. Pero los planes no siempre salen como nos gustaría y este, de primeras, salió mal. Aunque, como te decía, vamos a empezar por el principio.

Mi gran pasión, la nutrición

La nutrición siempre ha estado presente en mi vida. Desde que era niña, el amor por la naturaleza de mi madre, la profesión de enfermero de mi padre y la inesperada a aparición de una diabetes tipo 1 me hicieron ver lo importante que es la alimentación y su fuerte poder.

Mi madre tenía nuestra cocina llena de especias y hierbas. Nos preparaba infusiones y remedios para todo. Recuerdo cómo sonaban las canciones de la tuna y sus infusiones de cola de caballo y té de las piedras en la nevera. Aún continúan en las estanterías del salón de nuestra casa familiar aquellos volúmenes increíbles sobre las propiedades de cada planta y los libros de fisiología y anatomía de la universidad de mi padre. Me pasaba las tardes hojeando cada una de sus páginas, mirando todos aquellos tratados en blanco y negro que me parecían fascinantes. Mi primera niñez siempre estuvo muy conectada con los alimentos de temporada de las huertas cercanas a donde vivíamos y con las hierbas medicinales. Nada me hacía más feliz que ir al pueblo de mi abuelo durante el verano para recoger moras y espliego con nuestra cesta, y utilizar nuestra colecta durante el resto del año. Aún recuerdo el olor del espliego mientras lo dejábamos secar dentro de las cajas. Me emociona pensar en cómo todo aquello forma parte de mi manera de ser y continúa presente en mi día a día.

Aprendí muy joven lo importante que es la alimentación. Cuando aún no sabía ni señalar dónde estaban la mayoría de los países y de los ríos, yo ya tenía muy claro qué eran los azúcares y cuáles eran los síntomas de una hipoglucemia. El debut de mi padre como diabético me había familiarizado desde muy pequeña con curvas de glucosa, insulina y analíticas, y yo siempre sentí una gran necesidad de ayudar y de saber más sobre cómo la alimentación podía mejorar todo aquello. Podría decir que desde entonces cada vez fue mayor mi interés por la bioquímica, la fisiología y el metabolismo.

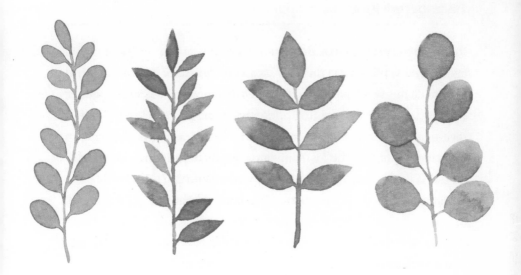

Cuando llegó el momento, tuve muy claro que quería estudiar Nutrición. Tenía tanta ilusión por aprender y por entender al fin tantas cosas, que se abrió ante mí un mundo de posibilidades y me entraron unas ganas locas de aplicar todo aquello. Empecé a pasar consulta como nutricionista desde muy joven. Han pasado ya más de quince años desde mis primeras carreras por los pasillos del hospital para visitar a los pacientes en sus habitaciones, desde las primeras nutriciones enterales y los grandes retos. A pesar de que durante aquel periodo se presentaban ante mí oportunidades maravillosas en el mundo de la investigación y la docencia, siempre me las ingenié para compaginar todo con lo que más me gustaba: ayudar a los pacientes en la consulta. Es curioso cómo a pesar de haber visto miles de casos, de haber conocido miles de historias y de haber diseñado miles y miles de planes y pautas de nutrición durante todo este tiempo, nunca he dejado de sentirme como aquella joven en su primer día de consulta ni de disfrutar de la profesión más apasionante del mundo, al menos para mí.

Pero ahora hablemos del «accidente» y de los nuevos planes.

El despertar y los nuevos planes

Recuerdo a la perfección el momento en que mis planes se torcieron. Era agosto y en Madrid hacía un calor abrasador. Yo estaba en casa mientras el resto de mis seres queridos y amigos disfrutaban de sus vacaciones de verano. Tenía por delante una prometedora carrera en el mundo de la investigación, después de haber estudiado Nutrición y de licenciarme en Ciencia y Tecnología de los Alimentos. Estaba terminando de escribir mi tesina de doctorado sobre el «comportamiento de la ingesta de dosis suprafisiológicas de ácido fólico». Sí, la famosa vitamina del embarazo.

A pesar de llevar meses sin encontrarme bien, compatibilizaba mi trabajo a jornada más que completa como investigadora en la universidad con atender a mis pacientes en la consulta, que era, al fin al cabo, lo que más me gustaba del mundo.

Recuerdo que en muchas ocasiones estaba trabajando en el laboratorio y pensaba: «Elizabeth, esto no va bien. Te estás esforzando, pero no eres feliz». Y recuerdo cómo veía preocupada que mi brazo derecho y mi mano se ponían morados mientras pipeteaba durante horas y horas. Pero jamás me planteé parar o hacer ningún cambio. Recuerdo que por aquel entonces yo estaba todavía muy «dormida» y pensaba que solo había una vía para alcanzar mis sueños: a través del sufrimiento y del esfuerzo. Al fin y al cabo, siempre había oído decir: «Hay que esforzarse para conseguir las cosas», «quien algo quiere, algo le cuesta» o «las cosas nunca son fáciles».

Pero siempre hay un momento en el que el cuerpo, después de mucho avisar, te da un empujón. Y a mí me lo dio en ese momento: sufrí una trombosis profunda en la vena subclavia y a partir de ahí mi vida cambió. Y no lo digo como un tópico, es que fue realmente así.

Después de un largo tiempo de recuperación física, de salas de espera y de aprender a vivir con miedo, comencé a «despertar». Muchísimas veces me he sentido, y me sigo sintiendo, muy agradecida. Este «accidente» fue la llave que me permitió encontrarme a mí misma. Me enseñó muchísimo sobre el amor, la conexión y la espiritualidad. Después de ver las orejas al lobo, también me enseñó a vivir.

Es curioso cómo, en ocasiones, necesitamos que ocurra un «accidente» para volver a entender todo lo que ya sabíamos antes, cuando éramos niños. Desde aquel momento, nunca volví a ser la misma o, mejor dicho, volví a ser yo. Sé que esto puede sonar raro, pero emprendí un camino de vuelta a casa sencillo y ligero. Era como si, de repente, con solo pedirlo llegaran a mis manos todos los libros que tenía que leer para comprender más y más cosas, y para sentir más y más paz. Como si las sincronías desde entonces se fueran sucediendo una tras otra de forma natural: conocer a la persona correcta en la ocasión perfecta, salir de casa dos segundos más tarde para recibir el paquete del repartidor, que una paciente necesitase justo escuchar el texto que había leído la noche anterior o que, de forma absolutamente espontánea, hubiese hecho las fotos que me pedirían tres días después para el contenido de un famoso editorial.

La vida se tornó más intensa, los colores más bonitos y el silencio o el espacio entre tareas dejó de darme miedo porque comenzaba a entender y sentía que podía confiar en algo mucho más grande que yo. Dejé de estar «sola» ante todo aquello, ante todas las responsabilidades, los «deberías» y las obligaciones. En ese instante sabía, y ahora lo sé, que dentro de mí y de todos hay una conexión increíble con Dios, la divinidad, el universo o como lo quieras llamar, y que es capaz de hacer cualquier milagro cuando dejamos a un lado nuestros miedos y confiamos.

Sin embargo, después de mi «accidente», el primer deseo de mi lista se puso en peligro: ¿podría ahora convertirme en madre?

La maternidad y mis aventajados maestros

Se lo pregunté a todos los cirujanos vasculares y hematólogos que se cruzaron por mi camino, y prefiero no decirte las cosas que escuché sobre lo peligroso o imposible que sería. A pesar de todos los comentarios, siempre tuve la fe ciega y la certeza de que sería mamá. La verdad es que lo sentía, como si ya lo fuera desde hace años.

Supongo que fue esa certeza la que me ayudó a soñar y, de alguna manera, a atraer dos embarazos, partos y maternidades maravillosas. Todo me hacía ilusión: recuerdo las pruebas de embarazo positivas, lo que disfruté de cada una de las semanas en las que mis hijos permanecieron en mi vientre, los días del parto y la vuelta a casa con uno más en la familia. A pesar de las pruebas médicas, la incertidumbre y los obstáculos que compartiré contigo en una de las historias de este libro, he disfrutado y disfruto de la maternidad cada día como una niña que recibe el regalo que siempre había soñado. Eso es la maternidad para mí.

Y mis hijos han sido los maestros más aventajados que he tenido. El día del bautizo de nuestra hija pequeña, leí en la iglesia un pequeño texto con el que todos lloramos muchísimo, en el que contaba cómo desde mi punto de vista los niños son las personas más cercanas a Dios que he visto nunca. Ellos nacen sabiendo que son importantes y están conectados íntimamente con sus necesidades. Más adelante hablaremos de esto, de cómo los bebés saben cuánto y cómo han de comer. Pero también saben soñar y no tienen limitaciones. Estar a su lado es tan enriquecedor que trato de pasar con ellos el mayor tiempo posible porque quiero que se me pegue todo de ellos. Cuanto más, mejor. Sí, incluso su a veces irritante forma de querer las cosas «ahora», su insistencia y su lentitud, su manera de quedarse asombrados ante lo que les resulta bonito o su creatividad ilimitada, que hace que hagan cabañas con todos los sofás y las toallas que tienen a mano. Son unos maestros insuperables.

Y fueron ellos, y en esta historia he de quitarme mérito, los verdaderos creadores de *Mamá slow*.

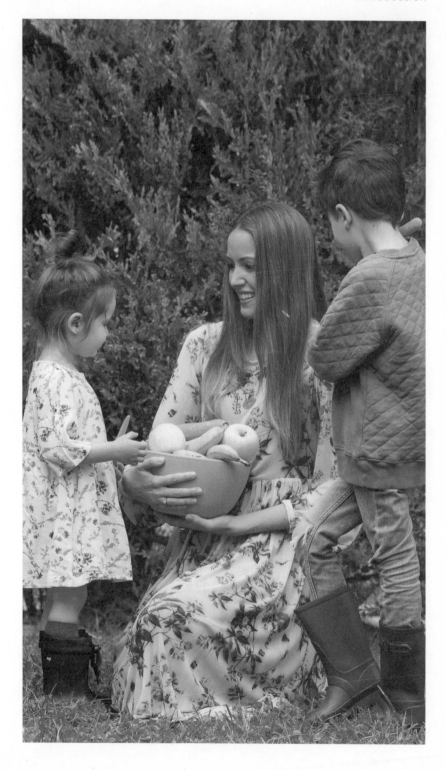

Imagíname hace unos cinco años. Nos acabábamos de mudar al campo y me pasaba la mayor parte del tiempo sentada en el sofá del jardín con mi bebé recién nacido... y con millones de dudas sobre su alimentación, sobre la lactancia materna y sobre cómo debía comer yo para sentirme al cien por cien. Dedicaba todas las horas que podía, y parte de las que no podía también, a leer, a estudiar y a intentar encontrar sentido y claridad entre toda aquella información y comentarios «para todos los gustos» que me iban llegando. Recuerdo leer libros bastante gruesos y hacer auténticas acrobacias con el brazo que me quedaba libre cuando mi bebé dormía durante horas en mi pecho. No estaba tranquila con nada, pues siempre he sido de llegar hasta el fondo de las cosas en cada uno de los casos que he atendido y aquí realmente había mucha «chicha».

Busqué en aquella etapa más información en artículos de bibliografía científica que durante todos mis años como investigadora. Aprendí mucho, muchísimo. Me daba cuenta de que poner en práctica cada uno de mis pequeños descubrimientos me ayudaba como nunca nada lo había hecho antes a saber cómo alimentar a mis hijos, a resolver mis dudas sobre la lactancia, a cuidarlos adecuadamente, a mejorar mi fertilidad, a vivir mi parto y mi posparto como deseaba… ¡Y a encontrarme mejor que nunca!

Y así, de manera natural, en cosa de un año mi consulta de nutrición se fue llenando de mamás que buscaban seguridad y respuestas. Ellas compartían conmigo sus inquietudes, hacían que me volcara en cada uno de sus retos como si fuesen míos y le iban dando vida a *Mamá slow*.

Me gusta ver Slow Nutrición y la creación de este libro, *Mamá slow*, como una oportunidad; es decir, como la oportunidad de aprovechar el cambio de ritmo que trae la llegada de un bebé para conectar con tus necesidades innatas y por fin vivir el estilo de vida que sueñas. Veo cómo la maternidad te da la oportunidad de volver a cuestionarte la mayoría de tus creencias. Por ejemplo, si hace años tenía muchas certi-

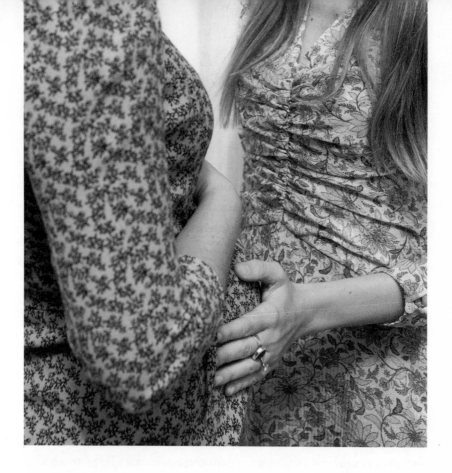

dumbres sobre la vida, ahora pienso completamente distinto: la mayoría de mis prioridades ha cambiado, así como mis planes o las cosas que me apetece hacer.

Es como si la maternidad te permitiese dar al *reset* y ahora pudieses volver a elegir quién quieres ser, qué piensas sobre muchísimas cosas, qué deseas hacer o cómo te gustaría comer. No importa lo que hayas hecho, lo que hayas pensado o elegido antes, ahora tienes una nueva oportunidad y a tu lado hay unos pequeños maestros geniales, tus hijos. Ellos te van a ayudar a conectar como nunca lo habías hecho con lo que realmente es importante para ti.

Recuerdo el momento exacto en el que añadí la palabra *slow* a mi consulta de nutrición. Fue el día que mi hijo se quedó embobado mirando unas flores rosas que crecían en las adelfas del jardín. Era primavera y creo que era la primera vez que él las veía. Llegábamos tarde, tardísimo, a la escuela y yo debía darme prisa para despedirnos y estar de vuelta para abrir la consulta antes de que viniesen mis pacientes. Pero él se quedó ahí parado, mirándolas feliz. Pensé que a partir de entonces tenía dos opciones para hacer frente a muchas de las situaciones que iban a venir: luchar cada día contra el nuevo ritmo o aprovecharlo. Así decidí que yo también quería llevar el ritmo despreocupado y ligero de un niño que camina asombrado.

Qué encontrarás en este libro

Ahora sí, ya llegamos a la tercera parte de mi lista, al tercer deseo de aquella niña: ser escritora. Y supongo que esto se ha hecho realidad, como todas esas sincronías fluidas que empezaron a suceder en mi vida a partir de mi «accidente», cuando se han ido uniendo la investigación, las dudas y la experiencia de mi propia maternidad con las de muchas mamás que han acudido a mi consulta de Slow Nutrición.

Ya te contaba al principio de esta introducción que siento cómo este libro se ha ido escribiendo durante mucho tiempo, incluso se ha ido enriqueciendo con párrafos o frases que escribí para charlas que se cancelaron de forma extraña en el último momento o con fragmentos de cursos en línea que por distintos motivos nunca llegué a utilizar. Se ha ido completando con cada caso que he atendido, con cada paciente, con cada estudio científico que he leído, con cada trabajo de investigación y en cada uno de mis despertares junto a mis hijos.

Este libro que tienes en tus manos guarda todo aquello que tanto a mí como a cientos de mamás nos ha ayudado a estar sanas, radiantes y seguras, y a dar lo mejor a nuestros hijos durante la maternidad. Es el libro que yo tanto busqué y que no encontré para responder a todas mis dudas. Es el libro que cada día buscan las mamás en mis consultas. Pero es mucho más que eso: este libro te ayudará a hacer de tu maternidad una oportunidad para brillar, para conectar con tu intuición, para descubrir el poder y la magia de los alimentos, para aprender muchísimo sobre nutrición —por ejemplo, cómo combinar y potenciar nutrientes—, para dejar entrar a través de la cocina un soplo de aire fresco en tu hogar, para decir adiós a la culpabilidad y para vivir el estilo de vida que deseas.

A lo largo de estas páginas comienza un viaje a través de la ciencia con ingredientes poderosos, recetas e historias conmovedoras de mamás que, con generosidad, han querido compartirlas contigo. Es un libro de nutrición, pero también es un libro de amor, porque detrás de cada historia de maternidad hay una gran historia de amor.

Me encantaría que tomases este libro entre tus manos y tú misma decidieses cómo leerlo. A pesar de que a lo largo de sus capítulos sigue un orden natural a través las distintas fases de la maternidad, puedes leerlo de principio a fin, pero también hacerlo de manera intuitiva. Quizá prefieras comenzar viajando por las recetas e historias que recoge y después leer sus capítulos. O puede que un apartado llame más tu atención como pistoletazo de salida. Sé que no hay dos maternidades iguales y, por eso, estoy segura de que encontrarás la manera de hacer también única tu lectura. Piérdete en sus textos e inspírate en sus recetas siempre que lo necesites.

Entre sus páginas encontrarás una información muy valiosa si estás a punto de comenzar el viaje de la maternidad o si lo acabas de empezar, pero también hallarás consuelo, alivio y un punto de vista diferente, si tus experiencias previas han sido duras y la maternidad no fue como esperabas. Y, por último, es un libro también pensado para todas aquellas personas que quieran tender su mano y acompañar a una mujer durante la gran aventura de la maternidad; un manual completo para devolverles la confianza y procurarles los cuidados que esta intensa y preciosa etapa reclama a gritos.

De corazón, espero que este libro te ayude a vivir la maternidad como el gran regalo de tu vida.

1

FERTILIDAD

———

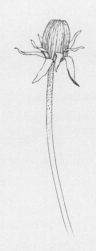

CAPÍTULO 1

La idea de maternidad

Y de repente sucede. Hay un momento en el que el deseo de ser madre se enciende como una llama. A unas mujeres nos ocurre antes, a otras más tarde, a varias después de zanjar algunos asuntos y a muchas, pese a todo..., cuando menos se lo esperan. Pero en todas hay algo en común: el deseo de ser madre llega y lo hace para quedarse.

En esta primera parte del libro te explicaré en detalle todo lo que puedes hacer para potenciar y cuidar tu fertilidad gracias a la alimentación y la micronutrición. También te hablaré de cómo y cuándo tienes que empezar a cuidarte. Pero, antes, hablemos de «la idea de maternidad».

Seguro que mientras querías quedarte embarazada (o si lo estás ahora) escuchaste o escuchas con frecuencia frases como: «Cuanto más lo pienses, peor», «tengo una amiga que justo se quedó embarazada cuando dejó de intentarlo», «no te obsesiones, piensa en otras cosas», etcétera. Estas frases se repiten sin cesar a las mujeres que quieren ser madres, pero seamos sinceras: cada mes, mientras esperas que no venga tu próxima menstruación, lo piensas. Es inevitable, lo piensas también cuando vas por la calle y ves carritos de bebé y cuando planeas tus próximas vacaciones. La mente en constante conexión neuronal no sabe dejar de pensar, pero esto puede ser maravilloso en realidad. Y te contaré por qué.

El caso de Carmen

Hace dos años vino a mi consulta una paciente. Se llamaba Carmen y ansiaba quedarse embarazada. A pesar de haber conocido a muchas mujeres en su misma situación, recuerdo su caso en particular porque coincidió con una de mis extrañas sincronías y porque, además, sigue siendo mi paciente por motivos verdaderamente positivos. En nuestra primera sesión, Carmen me habló de su deseo de ser madre y también me contó cómo intentaba con todas sus fuerzas no pensar en quedarse embarazada. Me explicó que cuanto más trataba de distraerse, más fuerte sentía «la idea de maternidad» en su cabeza. Empezamos a trabajar juntas con un plan de nutrición detallado, destinado a potenciar su fertilidad, aumentamos nutrientes específicos para disminuir la ansiedad y le facilité pautas de nutrición para mejorar la calidad del esperma de su pareja. Todas esas recomendaciones mejoraron sin duda su capacidad reproductiva, pero había que darle algo más que le ayudase a saber qué hacer con su idea de ser madre. Algo que le permitiese entender aquello como una oportunidad positiva y bonita, y no como un proceso tortuoso.

Fue la primera vez que compartí un fragmento del libro *El dinero y la ley de atracción*, de Esther y Jerry Hicks, que justo estaba leyendo en ese momento[1]. En uno de sus capítulos, los autores proponen un ejercicio para centrarse en la solución y no en el problema. Y lo hacen de una forma verdaderamente magnética:

---

1. Este fragmento pertenece al libro *El dinero y la ley de atracción*, de Esther y Jerry Hicks. Madrid, Urano, 2009.

«En medio de lo que el meteorólogo en la televisión describía como "una seria sequía", Esther iba caminando por uno de los senderos de su propiedad en Texas Hill Country, mientras advertía la sequedad de la hierba y cómo los árboles empezaban a mostrar señales de desecación por la falta de lluvia. Esther pensó en el venado sediento, y así iba reflexionando sobre la gravedad de la situación cuando se detuvo, miró al cielo y con una voz muy positiva, o con palabras que sonaban muy positivas, dijo: "Deseo un poco de lluvia". Y le respondimos de inmediato: "¿De verdad crees que desde esa posición de carencia, vas a recibir algo de lluvia?".

»"¿Qué estoy haciendo mal?", respondió. Le preguntamos: "¿Por qué deseas la lluvia?".

»Esther respondió: "La quiero para que refresque la tierra. La quiero para que les dé agua a todas las criaturas, a los arbustos y todos puedan tener suficiente para beber. La quiero porque hace que la hierba crezca y porque se siente bien en mi piel, y nos hace sentirnos mejor a todos". Y dijimos: "Ahora estás atrayendo la lluvia".

»Nuestra pregunta, "¿Por qué deseas la lluvia?", ayudó a Esther a alejar su atención del problema y centrarse en la solución. Cuando consideras por qué deseas algo, por lo general tu vibración cambia o gira hacia tu deseo. Ella logró dar un giro y cuando empezó a pensar no solo en lo que deseaba sino en por qué lo deseaba, **en el proceso comenzó a sentirse bien.** Esa tarde cayó una tormenta aislada e inusual en Hill Country».

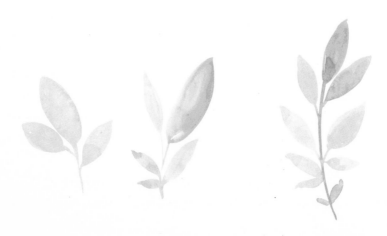

Tras nuestra primera sesión, Carmen empezó a cocrear para vivir esta etapa como algo nuevo y agradable. Tomó las riendas de la situación y adoptó las pautas nutricionales necesarias para dar a su cuerpo los nutrientes que le permitieran encontrarse en el mejor estado posible cuando llegara su bebé. Poco a poco reorganizó su despensa, comenzó a cocinar platos sencillos e incorporó a su dieta alimentos clave para aumentar las reservas necesarias para vivir con éxito tanto el embarazo como las siguientes etapas de la maternidad. Día a día fue acercándose al estilo de vida que anhelaba.

Así, abandonó su lucha inútil por no pensar y cuando «la idea de maternidad» venía a su cabeza, la abrazaba y recordaba aquellos motivos preciosos por los que quería quedarse embarazada. Se deleitaba en cada uno de ellos. Convirtió la espera en una oportunidad para dar desde ese mismo momento cariño a su futuro bebé, mientras cuidaba de sí misma.

Un año más tarde, Carmen volvió a mi consulta para aprender pautas de alimentación segura y cuidados durante el embarazo, y me alegró mucho escuchar cómo aquel nuevo enfoque le había dado paz a su «idea de maternidad» durante ese tiempo.

El periodo pregestacional y su oportunidad

Según los comités de expertos, una mujer que mantiene relaciones sexuales frecuentes puede tardar, dentro de la normalidad, hasta dos años en quedarse embarazada. Conozco a muchas pacientes que han tardado más y a otras que lo lograron en pocos meses, y en ambas situaciones, las futuras mamás vivieron con una gran angustia la espera. Por eso me gustaría enseñarte cómo este periodo no es una espera, sino una oportunidad.

El periodo de preconcepción es un momento importantísimo para la maternidad. Si me lo permites, te diré que es una ocasión única para empezar a cuidar de ti y de tu bebé. Cito textualmente un fragmento de un interesante artículo científico[2]:

> «La salud antes de la concepción se reconoce como una ventana crítica con efectos profundos y duraderos en todo el curso de la vida reproductiva, que afecta a la fertilidad, a los resultados durante el embarazo y a las implicaciones para la salud a corto y largo plazo tanto para las mujeres como para las generaciones futuras».

Para explicarme mejor, te pondré un ejemplo que tiene que ver con mi jardín y mi «florida» idea de convertirlo en un campo de lavanda. Recuerdo cuando mi marido y yo nos mudamos a nuestra casa en plena naturaleza. Yo no había vivido nunca en una casa con jardín y envuelta en aquella emoción me empeñé en llenarlo de romero y lavanda. Después de comprar unas plantas preciosas, obligué a mi marido a hacer labores de jardinería mientras yo le dirigía detrás de mi barriga de ocho meses. Llegó la temporada de verano y apenas salieron flores. Después vino el invierno y, a pesar de que las resguardamos del frío y nos aseguramos de que el nivel de humedad fuese el adecuado, no sobrevivieron. Entonces llamamos a un jardinero que nos explicó que si queríamos que aquellas plantas crecieran, tendríamos que abonarlas al menos dos veces cada temporada, y que si queríamos que al año siguiente nuestras lavandas florecieran, deberíamos añadir una gran cantidad de tierra nueva. Dicho y hecho: el verano siguiente nuestro jardín delantero se llenó de romero y de flores de lavanda moradas.

Algo similar a lo que le pasaba a mi jardín sucede dentro de ti durante el periodo preconcepcional. Me gustaría que mirases esta etapa como un momento sorprendente para prepararte frente a uno de los periodos de mayor demanda de tu vida. Cuando todo salga bien y la fecundación ten-

---

2. Khan, N. N., Boyle, J. A., Lang, A. Y. y Harrison, C. L.: «Preconception health attitudes and behaviours of women: a qualitative investigation». *Nutrients,* 11(7), junio 2019: 1490.

ga lugar, tu cuerpo comenzará a trabajar a una velocidad inimaginable para crear las estructuras, replicar las células y expresar todo el material genético de una nueva vida. Todos esos nutrientes necesarios para la formación de la placenta y de tu bebé van a salir de tus reservas y así continuará siendo si decides amamantar y hasta que dejes de dar el pecho.

Tu salud, tu energía, tu piel y tu memoria, entre otros factores, así como la expresión del material genético de tu hijo, dependerán de los nutrientes y del estilo de vida que hayas elegido adoptar durante el periodo anterior a la concepción. Después podrás mantenerlo, pero el momento de apostar por él es ahora.

Está permitido que te ilusiones ahora

Muchas mujeres deciden esperar a cuidarse o a ilusionarse cuando «el embarazo esté más avanzado». Siento que hay una especie de vacío en muchas etapas de la maternidad y el periodo preconcepcional es una de ellas. Sabemos que desde el punto de vista de la nutrición, los cuidados de la mujer han de comenzar mucho antes del momento de la fecundación y que hay un periodo crítico alrededor de la concepción en el que la alimentación y estilo de vida resultarán primordiales para optimizar la función de los gametos y el desarrollo de la placenta, y para tener mayor posibilidad de vivir un embarazo exitoso y un hijo sano, tal y como detallan publicaciones científicas tan prestigiosas como la revista *Lancet*[3]. Por tanto, cuidar tu alimentación y tu estilo de vida mucho antes de quedarte embarazada es clave para que alcances tu sueño y para velar por tu salud y por la de tu hijo. Sin embargo, a pesar de lo importante que es este periodo, a las mujeres no se les proporciona información y herramientas para que se puedan proteger durante esta etapa. Así que

3. *Lancet* es una prestigiosa revista científica británica con un factor de impacto de 59.1. Ocupa el prestigioso Q1 (primer cuartil) por su nivel de excelencia. En uno de sus artículos recomienda cuidar la nutrición y el estilo de vida en el periodo previo a la concepción y hace hincapié en la importancia que tiene para la salud en el futuro.

cuando lo hacen, a veces es ya demasiado tarde. Es como si durante el periodo anterior al embarazo, la mujer no se pudiese ilusionar y cuidar o disfrutar del momento por la idea de que a lo mejor nunca llegue.

Pero si no te cuidas y no sueñas, lo que pasará es que dejarás de atraer tu deseo, dejarás de potenciar tu fertilidad y dejarás pasar la oportunidad de cuidar de tu salud y de la de tu hijo en el momento en que decida llegar.

Si tienes este libro en tus manos en un momento en que lo que deseas es quedarte embarazada, te doy permiso para que te ilusiones ya. Ahora mismo. Te doy permiso para que te sientas importante ahora porque cada vez que te cuidas, cuidas de tus óvulos, evitas complicaciones futuras y mejoras el escenario en el que sucederá el milagro más maravilloso de tu vida. Ilusiónate sin miedo cada vez que recuerdes los motivos por los que quieres quedarte embarazada y cada vez que des los pasos que te acerquen al estilo de vida que tu cuerpo te pide llevar a gritos.

La idea de maternidad llega y lo hace para quedarse. Pero ¿no te has preguntado nunca si su intensidad es tan fuerte no para que la olvides, sino para que tomes las riendas de este importante momento?

CAPÍTULO 2

Cuidarte para cuidar

¿Cuándo empezar a cuidarse? Si deseas ser madre, el mejor momento para que empieces a cuidarte es, sin ninguna duda, ahora. No sabes cuánto hubiese agradecido escuchar estas palabras hace unos años mientras esperaba quedarme embarazada de mi hijo Lucas. Recuerdo aquellos meses con mucha ilusión, pero también con una sensación extraña que se movía entre la felicidad y la impaciencia, pasando por el sentimiento de que aquello era cuestión de suerte, mala suerte. Me hubiese encantado conocer todas las experiencias que ahora sí conozco de mamás que comenzaron a cuidarse antes de quedarse embarazadas y los maravillosos resultados que eso produjo tanto en su embarazo como en su maternidad.

Recuerdo el caso de Gemma, una mamá que cuando vino a mi consulta esperaba quedarse embarazada de su segunda niña. En su primer embarazo había debutado con una diabetes gestacional, así que en esta ocasión quería empezar a cuidarse antes de volver a quedarse embarazada. Si eres un poco escéptica, desearía que hubieses vivido conmigo de cerca este caso porque fue increíble y que pudieras ver cómo, con pequeños ajustes en su alimentación, esta vez Gemma no solo no desarrolló una diabetes gestacional, sino que vivió un maravilloso embarazo, con un peso estupendo y una recuperación formidable.

Este es solo un caso de los muchos que me han llevado a investigar la ciencia y la importancia que hay detrás del periodo preconcepcional, en el que puede que ahora te encuentres. Y todo esto lo voy a ir compartiendo contigo.

Hablemos del tiempo

Seguro que has oído hablar en muchas ocasiones de lo importantes que son los cuidados durante el embarazo para tu salud y la de tu bebé. Sin duda lo son y hablaremos de ello con detalle en la segunda parte de este libro, pero ¿has oído hablar en alguna ocasión de que tu alimentación durante los años previos a quedarte embarazada es clave para tu fertilidad, para el desarrollo del embarazo, para tu salud y para la salud de tu bebé a lo largo de toda su vida?

No tengas duda de que ahora es el momento perfecto para cuidarse. Pero si todavía no estás segura del todo, estos son algunos de los hallazgos que deberías conocer:

- Sabemos que cuidar tu alimentación hasta **tres años antes** de quedarte embarazada disminuye el riesgo de padecer enfermedades graves durante la gestación, como hipertensión, diabetes gestacional, aborto espontáneo y parto prematuro.

- Que tus cuidados durante **los meses previos** a que se produzca la concepción son fundamentales para la función de tus células reproductoras y para el adecuado desarrollo de la placenta, que sostendrá y alimentará a tu bebé durante nueve meses.

- Y que **las semanas previas a la concepción,** cuando se produce la fecundación y se forma el embrión, son el momento más sensible de todo el embarazo a los factores ambientales (tu alimentación y las reservas de nutrientes que tengas en ese momento).

«Efectos profundos», así aparece expresado en la bibliografía científica. Tu salud antes de la concepción tiene efectos profundos en tu vida reproductiva. En tu fertilidad, en el éxito de este embarazo, en tus embarazos futuros y en tu salud a corto y largo plazo. Y también en la salud a corto y largo plazo de tu descendencia y de las generaciones futuras[4].

¡*Wow*! Da un poco de vértigo, ¿verdad? Todavía me pregunto por qué apenas se habla de este tema tan importante. Y también me planteo si no nos gustaría a todas las mujeres que nos contaran que podemos cuidar de nuestros hijos incluso antes de que nos elijan. Estoy segura de que sí y si te soy sincera, yo hubiese agradecido muchísimo saberlo hace unos años, durante mi primera dulce espera. Habría sido muy reconfortante leer que si me cuidaba y mimaba mi alimentación, más allá de acelerar el proceso, estaría cuidando de lo más importante de mi vida: mis hijos.

Cuidar ahora tu estilo de vida para cuidar de ellos

Sigamos indagando en la línea del tiempo y en cómo si te cuidas ahora, en este mismo instante, estarás protegiendo a tu futuro bebé.

A corto plazo, tu estado nutricional antes de quedarte embarazada influirá en tu capacidad de concebir, de producir una placenta efectiva y de ayudar al desarrollo del cerebro y del precioso cuerpo de tu bebé. Si la futura mamá disfruta de un estado nutricional saludable, el riesgo de aborto espontáneo, el desarrollo de defectos del tubo neural, las anomalías en el peso del bebé y el riesgo de muerte fetal y de parto prematuro van a disminuir.

---

4. Así describe la revista *Nutrients* la importancia de la alimentación de la madre antes de quedarse embarazada y su relación con la salud y el desarrollo de alergias en su descendencia: «La salud antes de la concepción se reconoce como una ventana crítica con *efectos profundos* y duraderos en todo el curso de la vida reproductiva, que afecta la fertilidad, los resultados durante el embarazo y las implicaciones para la salud a corto y largo plazo tanto para las mujeres como para las generaciones futuras». Grieger, J. A., Pelecanos, A. M., Hurst, C., Tai, A. y Clifton, V. L.: «Pre-conception maternal food intake and the association with childhood allergies». *Nutrients,* 11(8), agosto 2019: 1851.

Sabemos que el embarazo y el parto son momentos de una altísima demanda de nutrientes, y sé por experiencia que te alegrarás de llegar a ellos en el mejor estado nutricional y con la mejor reserva de nutrientes posible. Hay algo que, además, hemos de tener en cuenta: durante las primeras etapas del embarazo los gustos de las mamás cambian. Es posible que sientas aversión hacia muchos alimentos que hace apenas unas semanas te encantaban y puede que sufras náuseas que te impidan comer con normalidad. Resultará entonces complicado cubrir todas las recomendaciones de macro y micronutrientes, así como de sustancias bioactivas esenciales. Sin embargo, tu bebé las estará necesitando más que nunca porque las primeras semanas tras la concepción son las más sensibles para su desarrollo. Aquí tus reservas nutricionales, las que puedes ir cuidando ahora, desempeñan un papel fundamental para la salud de los dos.

Y por si todo esto fuera poco, coge aire porque vamos a adelantarnos un poquito más en el tiempo para ver algo que me resulta impactante: tu manera de comer antes de quedarte embarazada desempeña un efecto programador en el desarrollo de las enfermedades que tu hijo padecerá durante su vida adulta. Detrás de un nombre tan largo como complicado —herencia epigenética intergeneracional— se esconde cómo el estilo de vida de la mamá previo al embarazo influye en el ADN y en el microbioma intestinal del bebé, lo que podría producir cambios en su expresión génica y afectar a su salud a largo plazo. Pero estos efectos también pueden ir en la dirección contraria y resultar increíblemente positivos. Es decir, si te cuidas ahora protegerás a tu hijo de enfermedades crónicas como la diabetes o la hipertensión, de distintas enfermedades metabólicas e, incluso, se producirán cambios moleculares que contribuirán a mejorar factores tan importantes como su sensibilidad a la insulina o a la inflamación y ayudarán a aliviar el estrés oxidativo, lo que, a su vez, retrasará el daño de sus órganos.

Y por si esto no es ya una auténtica locura, también tu nutrición desempeñará un papel fundamental en la programación de la función inmune de tu bebé y en su protección frente a las alergias. Es absolutamente maravilloso el periodo preconcepcional, ¿no te parece?

Una cuestión de peso ¡y de los dos!

Otro aspecto importante al que deberías prestar atención si deseas quedarte embarazada es el peso. Si no tienes un peso saludable, sin duda, ¡ha llegado el momento! Mientras que en el embarazo se recomienda que la mamá no haga restricciones en su alimentación ni dietas y que no pierda peso, el periodo preconcepcional supone una oportunidad de oro para alcanzar ese peso saludable.

Esto es interesante porque se sabe que el riesgo de padecer obesidad durante la infancia y la adolescencia es tres veces mayor en los niños nacidos de madres obesas. De hecho, la comisión para acabar con la obesidad infantil de la Organización Mundial de la Salud identifica la preconcepción como uno de los seis puntos clave para prevenir la obesidad infantil y adolescente. ¿No te parece fascinante leer cómo la alimentación antes del embarazo puede prevenir la obesidad en la adolescencia?

Pero en este punto hablemos también de los papás porque la obesidad paterna tiene un papel fundamental en la concepción y en el futuro del bebé. Estudios recientes relacionan la obesidad paterna con una disminución de la fertilidad, lo que afecta a la calidad y a la cantidad de esperma. Y no solo eso: debido a un efecto programador en el perfil epigenético del esperma, la obesidad paterna se asocia con un mayor riesgo de que su descendencia desarrolle síndrome metabólico, enfermedades crónicas o un deterioro de la sensibilidad a la insulina. Esto me deja sin palabras porque las estadísticas han mostrado algo que llevábamos mucho tiempo viendo en la consulta: el efecto acumulativo que la obesidad materna y paterna ejercen sobre el riesgo de padecer obesidad de sus descendientes. Creo que ha llegado el momento de que el futuro papá también comience a cuidar su estilo de vida y su alimentación.

La oportunidad de la espera

Te he dado muchas razones para que veas que si deseas ser mamá, el mejor momento para empezar a cuidarse es hoy. Y no solo tú sino también tu pareja, algo que siempre hará todo más divertido. También he compartido contigo muchas razones para que dejes de poner tu foco en agentes externos como la mala suerte o en ideas negativas sobre por qué no está se produce el embarazo. Sin duda, es el momento de dejar de ver el periodo preconcepcional como un tiempo perdido o una simple espera.

¡Comienza un viaje maravilloso! Un tiempo absolutamente valioso para ilusionarse, para soñar y para dirigirse hacia un estilo de vida fértil y hacia una mejor alimentación. Vivir desde ya el estilo de vida que deseas te aportará bienestar y eso te dará más motivos para ser feliz. Es tiempo de empezar a hacer cambios que te hagan sentir maravillosa para recibir a tu bebé. Su primer hogar serás tú, tu útero, la placenta que crearás para él, así que prepárate para ser el mejor hogar. Además, mientras te cuidas, ¿qué es lo peor que puede pasar? Tal vez que el periodo preconcepcional te ayude a sentirte más sana y fuerte que nunca.

Espero que estés ya muriéndote de ganas de leer el siguiente capítulo y pasar a la acción.

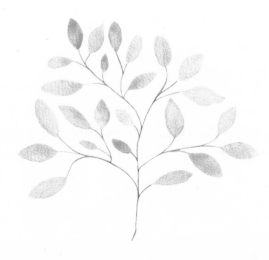

CAPÍTULO 3

Hacia un estilo de vida fértil

En tu camino hacia un estilo de vida fértil ha llegado el momento de parar y echar un vistazo alrededor. Tu comida, su procedencia, los productos que utilizas, lo que pones en tu piel y la manera de relacionarte con el mundo desempeñan un papel valioso para mejorar y cuidar tu fertilidad, y también lo harán a lo largo de toda tu maternidad.

Puede que durante un tiempo hayas podido pensar que estabas sola frente a tu fertilidad y que esta no dependía de ti. Quizá has imaginado que tú tan solo eras una mera espectadora y que podías quedarte sin herramientas. Pues bien, a lo largo de este capítulo vas a observar cómo un estilo de vida más consciente para ti y para tu entorno puede mejorar tu fertilidad y cuidarla. Y cómo pequeños gestos te pueden ayudar a ganar toneladas de salud, calma y, sin duda, belleza; gestos que disminuirán tu estrés, traerán paz a tu vida, cuidarán de tus células y te ayudarán a crear un ambiente intrauterino sano para tu bebé. Llevar un estilo de vida fértil contribuirá a que estés más conectada con tus necesidades y, además, te acercará al grandísimo poder de la naturaleza.

A partir de este momento empieza una etapa linda que te permitirá adoptar otros hábitos más saludables y conocer nuevos productos que cuidarán de ti y de toda tu familia durante esta gran aventura. Estoy segura de que no te arrepentirás.

PARA EMPEZAR... ¡UN POCO DE MAGIA EN TU COCINA!

Siempre que he «dejado ir» aquellos hábitos, alimentos y rutinas que ya no me hacían sentir bien he sentido una maravillosa sensación de alivio y aire fresco. ¿Te ha pasado alguna vez? Resulta muy reconfortante dejar espacio a todo lo bueno que está por llegar.

Empecemos por la despensa: dejemos baldas y cajones libres para los alimentos que te van a ayudar a potenciar tu fertilidad y bienestar a lo largo de toda tu maternidad. Ingredientes muy nutritivos que vas a aprender a incorporar de forma sencilla a tu estilo de vida, de los que hablaremos en el próximo capítulo y que también nos servirán de base para muchos de los consejos que encontrarás a lo largo de este libro.

Pero antes veamos qué alimentos **no** nos acompañarán en este viaje: ingredientes que fomentan la hiperinsulinemia, la inflamación, el aumento de peso o los trastornos ovulatorios. Alimentos que, a su vez, favorecen un ambiente intrauterino con herencia de enfermedades crónicas y obesidad para tu descendencia. ¡Prepárate para entrar en tu despensa y empezar a vaciarla!

ALIMENTOS QUE DEBILITAN TU FERTILIDAD

- **Alimentos con alto contenido en grasas trans:** bollería industrial, alimentos precocinados, *snacks* fritos, galletas, helados, batidos.

- **Carne roja,** como la de res, ternera, cerdo, cordero o cabra, y carne procesada como salchichas, embutidos, carne en conserva o salsas a base de carne. Según la pirámide recientemente publicada por la Asociación Española del Corazón, su consumo debería ser esporádico.

- **Cereales refinados.** En la medida de lo posible, elige cereales en su forma integral y sin refinar.

- **Azúcares refinados:** azúcar, melazas, jarabe de glucosa, jarabe de maíz, siropes, zumos industriales, chucherías.

- **Lácteos con una gran cantidad de grasa.**

- **Alimentos procesados y comida para llevar:** estos alimentos son ricos en sal, calorías, aditivos, conservantes y en toda esa lista de nombres en su etiquetado que es prácticamente imposible identificar.

- **Alimentos muy ricos en calorías:** chucherías, alcohol, caramelos, bollería industrial, aperitivos fritos, bebidas azucaradas, helados, galletas, salsas industriales, fritos.

El tipo de vegetales, importa

En los últimos años, la comida ecológica ha llegado a nuestros mercados y cada vez se habla con más franqueza de los riesgos que tiene para nuestra salud la exposición a los pesticidas que se usan para cultivar frutas y verduras (insecticidas, fungicidas, herbicidas y rodenticidas).

Para serte sincera, a pesar de que hace años estudié en la facultad cada uno de estos compuestos en detalle, siempre pensé que con un consumo «normal» de fruta y verdura sería difícil alcanzar niveles de exposición que nos pudieran afectar. Sin embargo, después de leer decenas de artículos científicos y de vivir la historia de muchas de mis pacientes sometidas a tratamientos de fertilidad, he podido comprobar el impacto que tienen los pesticidas pueden llegar a tener en las mujeres embarazadas y en los bebés en momentos tan susceptibles como el periodo de preimplantación; es decir, justo antes y después de la fecundación.

Cada vez entendemos mejor sus efectos en la reproducción. Según estudios recientes, los pesticidas perjudican la reproducción femenina, ya que afectan

INVIERNO

kiwi, clementina, uva, granada, dátil, castaña, avellana, escarola, lombarda, berenjena, alcachofa, pomelo.

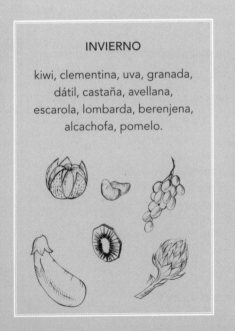

PRIMAVERA

limón, fresa, frambuesa, lima, níspero, naranja, cerezas, diente de león, ortiga, espárragos verdes, habas, aguacate, guisantes, apio, brócoli, rúcula.

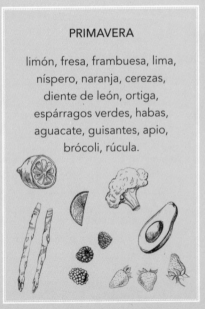

a tejidos como el hipotálamo, la hipófisis, los ovarios y el útero, y favorecen un mayor riesgo de endometriosis. En los hombres también se ha advertido una peor calidad del semen. Además, se ha observado que el consumo de pesticidas se asocia con una menor probabilidad de embarazo clínico.

Esto no quiere decir que no puedas volver a tomar frutas y verduras que no sean ecológicas, pero si estás intentando quedarte embarazada o comenzando un proceso de reproducción asistida, mimar la procedencia de los vegetales que vas a ingerir te puede resultar muy útil. Además, si eliges frutas y verduras libres de pesticidas también te cuidarás durante el embarazo y beneficiarás a tu bebé cuando comience a consumirlos.

Otra de las cosas que impactará de manera positiva en tu bienestar es que elijas vegetales de temporada y de proximidad. No es casualidad que en invierno los cítricos tengan altas dosis de vitamina C y que las coles crezcan moradas. Tampoco lo es que en verano la sandía sea tan hidratante y que el melocotón contenga carotenos que protegen tu piel del sol. Las frutas y verduras de temporada cuidan de ti, ya que su aporte nutricional es mayor y, además, son más sabrosas y su aroma es más intenso.

VERANO

melocotón, albaricoque, sandía, melón, picotas, nectarina, paraguaya, tomate.

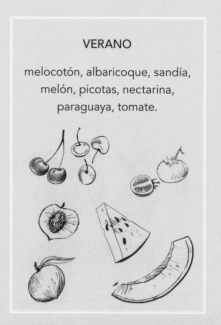

OTOÑO

granada, uva, castaña, boniato, calabaza, calabacín, espinacas, remolacha, pera, manzana, endivias, judías verdes, nabo.

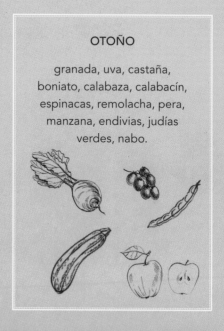

Tus envases y cosméticos

¿Te has parado alguna vez a mirar qué ingredientes contienen los cosméticos y productos que utilizas cada día o de qué están compuestos los recipientes donde guardas tu comida?

Mi interés en el efecto que podían tener los materiales de los envases y productos de uso cotidiano se intensificó hace algunos años gracias a una de mis pacientes. Carla llegó a mi consulta porque sospechaba del efecto negativo que las sustancias conocidas como «disruptores endocrinos» estaban produciendo en sus hormonas y de cómo esto afectaba a su fertilidad y provocaba un problema en la piel de su hija mayor. Y ella no ha sido la única en hablar de este problema: muchas mamás plantean inquietudes parecidas y cito una frase común que me podrían decir todas ellas: «Me han hecho muchísimas pruebas médicas, analíticas, me cuido, como bien, hago todo lo posible por estar sana, pero algo no va bien». Y a partir de ahí, mis pacientes me hablaban de síntomas relacionados con un aumento de peso injustificado, alteraciones de la piel y, por supuesto, problemas de fertilidad.

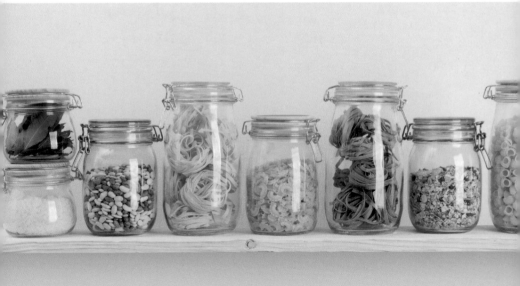

Empecé a estudiar en profundidad un tema del que cada vez se está investigando y descubriendo un poquito más y que desempeña un papel fundamental en nuestra salud y en el abordaje multidisciplinar de los pacientes: los disruptores endocrinos.

Los disruptores endocrinos son un grupo de sustancias químicas como pesticidas, metales pesados (arsénico, plomo y mercurio), dietilestilbestrol, bisfenol A, 2,3,7,8-tetraclorodibenzo-p-dioxina, nonilfenol, bifenilos policlorados, triclosán y parabenos. Estos compuestos son conocidos porque cuando nos exponemos a ellos alteran el sistema endocrino y el equilibrio hormonal, y afectan a órganos clave para la fertilidad y la reproducción como son el hipotálamo, la hipófisis, los ovarios y el útero.

De camino a un estilo de vida fértil, comparto contigo alternativas muy sencillas y eficaces para evitar la exposición a los principales disruptores provenientes de la dieta y de los productos que usamos a diario:

- **Bisfenol A.** Supone un grave problema para la salud pública. Su principal fuente de exposición es la dieta. Se encuentra en los plásticos de

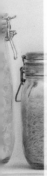
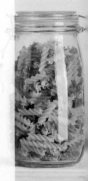

ALTERNATIVAS LIBRES DE **BISFENOL A**
PARA CONSERVAR ALIMENTOS

- Recipientes de vidrio.
- Telas. Puedes envolver los alimentos en servilletas de tela y utilizar cobertores de tela para cubrir los boles.
- Platos. Una opción es guardar la comida entre dos platos en la nevera.
- Bolsas de algodón. Las bolsas de algodón humedecidas ayudan a conservar las verduras de hoja verde durante más tiempo en la nevera.
- Papel de cera de abeja. Utilízalo para envolver los alimentos.

policarbonato que se utilizan para envasar alimentos y bebidas (recipientes para almacenar alimentos, agua, bebidas y biberones). Se ha demostrado que deteriora la función reproductiva tanto de hombres como de mujeres.

- **Triclosán y parabenos.** El triclosán se encuentra en muchos de los productos de cuidado personal y en productos de consumo que incluyen jabón antibacteriano, enjuague bucal y pasta de dientes. La exposición al triclosán se ha asociado con una reducción de la fecundidad y con un aumento del tiempo necesario para conseguir un embarazo. Por su parte, los parabenos son un grupo de alquil ésteres del ácido p-hidroxibenzoico que se utilizan como antimicrobianos y conservantes en productos de higiene personal y en alimentos. Su exposición se asocia con alteraciones hormonales del equilibrio estradiol/progesterona, con alteraciones en el embarazo como prematuridad y con bebés con bajo peso al nacer.

En el siguiente apartado te facilito alternativas libres de triclosán y parabenos que tú misma puedes preparar.

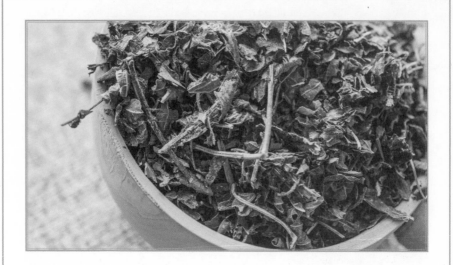

enjuague natural

para aportar fuerza y brillo a tu pelo

INGREDIENTES

Tomillo
Hojas de ortiga
Agua

PREPARACIÓN

Coge tres ramas de tomillo y una cucharada sopera de ortiga. Si están secas o listas para infusión, las puedes utilizar directamente, pero si las utilizas frescas, déjalas secar antes durante unos días y después machácalas con la ayuda de un mortero. Mientras, en un cazo, pon agua a calentar. Una vez esté caliente, sin llegar a hervir, apaga el fuego, añade las hojas de tomillo y ortiga, y déjalas reposar durante 10 minutos cubriendo el cazo con un paño. Cuando la infusión se temple, puedes utilizarla como último aclarado del pelo o puedes echarla directamente sobre tu melena y dejar que se seque al aire.

DESTACA

La ortiga tiene propiedades protectoras y es muy rica en oligoelementos, sobre todo en silicio (indispensable para el cuidado del cabello), lo que hace de este enjuague una alternativa ideal para aportar vitalidad y para ayudar, desde fuera, a prevenir la caída del pelo.

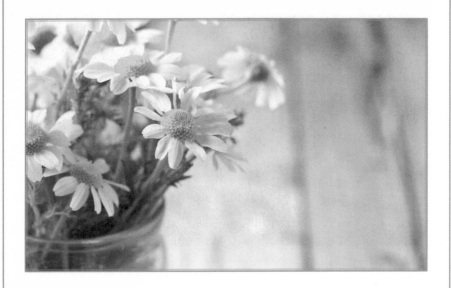

agua termal calmante

INGREDIENTES

1 cucharada sopera de flores de manzanilla o 2 sobres de infusión de manzanilla

1 cucharada de postre de aceite de almendras

2 gotas de vinagre de manzana

PREPARACIÓN

Pon agua a calentar y, sin que llegue a hervir, apaga el fuego y añade las flores de manzanilla. Después, déjalas reposar hasta que la infusión esté templada. Con ayuda de un colador, viértela en un gotero ámbar hasta que ocupe un poquito más de la mitad del frasco. A continuación, añade el aceite de almendras y dos gotas de vinagre de manzana. ¡Listo! Antes de utilizar la mezcla, agítala bien. Consérvala en la nevera un máximo de cinco días. Puedes aplicarla con las manos o con la ayuda de un algodón o de una tela reutilizable.

DESTACA

La manzanilla ayuda a calmar, dar luz y mimar la piel. Aplica tu tónico siempre que lo necesites y antes de dormir, con la piel limpia. Difumínalo directamente sobre tu piel o aplícalo con la ayuda de un disco reutilizable.

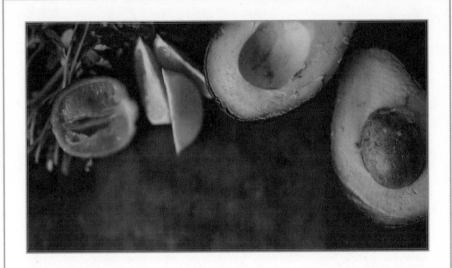

mascarilla de aguacate y limón

INGREDIENTES

1 aguacate
El zumo de ½ limón

PREPARACIÓN

Toma un aguacate maduro, limpio y sin piel, y aplástalo. Añade el zumo de limón y mézclalos hasta obtener tu mascarilla. A continuación, lávate la cara con agua caliente y, una vez seca, aplica la mezcla. Déjala actuar durante 15 minutos y después aclara con agua templada.

DESTACA

Esta mascarilla combina las propiedades hidratantes del aguacate y las purificantes del limón para aportar elasticidad e hidratación a las pieles sensibles que se sienten secas.

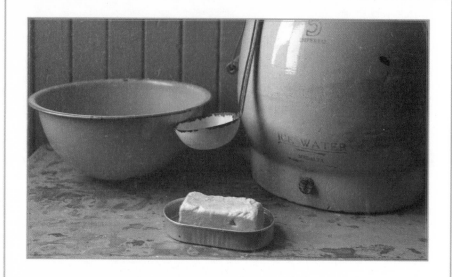

jabón de marsella

El jabón de Marsella es una maravillosa opción tanto para limpiar tu hogar como para la higiene personal. Es un jabón mediterráneo compuesto de aceites cien por cien vegetales, en particular de aceite de oliva, lo que lo convierte en un producto suave y cuidadoso con la piel, hipoalergénico, que no genera residuos y muy barato. Muchas de mis pacientes también lo utilizan para lavar los platos tras notar molestias en las manos derivadas del uso de los jabones lavavajillas convencionales. También se puede usar para la colada. Es verdaderamente eficaz. De hecho, un reciente estudio realizado en Italia demostró que el jabón de Marsella es la opción ideal por su eficacia y bajo coste para descontaminar las superficies en una farmacia de oncología hospitalaria*.

* Este es el estudio italiano que señala la eficacia del jabón de Marsella para la descontaminación de las superficies en una farmacia de oncología hospitalaria: Negri, S., Oddone, E., Morandi, F., Sottani, C., Gardinali, F., Lillo, A., Pastoris, O., Dacrema, V., Losurdo, A., Grignani, E., Cottica, D., Imbriani, M.: «Validation of cleaning procedures used in an Italian Hospital Pharmacy for antineoplastic drug decontamination: a new tool for industrial hygiene». *La Medicina del Lavoro*, 110(2), abril 2019: 93-101.

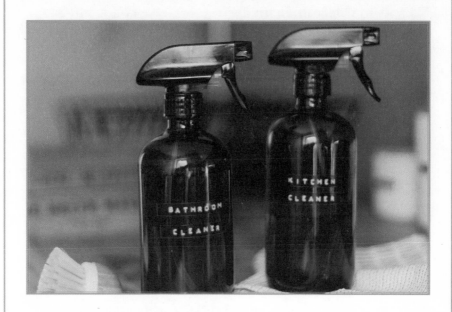

espray multiusos

INGREDIENTES

½ taza de vinagre blanco destilado

1 taza de agua limpia

20 gotas de aceites esenciales

Nuestros favoritos: lavanda, árbol de té (ideal para superficies con humedad), limón, romero, eucalipto y menta

PREPARACIÓN

Combina todos los ingredientes en un pulverizador de vidrio ámbar. Renueva la mezcla cada dos semanas. Asegúrate de agitar antes de usar. Puedes cambiar y hacer tus propias mezclas de aceites esenciales según la temporada. A mí en primavera me encanta combinar lavanda y romero: deja en casa un delicioso olor a flores silvestres que todos agradecen.

DESTACA

Este espray multiusos es eficaz para eliminar los malos olores, repeler hormigas, limpiar superficies, ventanas y espejos, retirar la cal y los restos de espuma de jabón, y eliminar el polvo y la suciedad.

No podemos terminar sin decir: tabaco y alcohol, adiós

El tabaco es uno de los hábitos que mayor impacto negativo tienen sobre la fertilidad. Según la Asociación Española de Ginecología y Obstetricia, el tabaco se asocia con una disminución de la probabilidad de concepción tanto en la mujer como en el hombre. La nicotina y otros componentes de los cigarrillos causan desequilibrios en glándulas como la tiroides, la adrenal o la pituitaria y en las funciones testicular y ovárica. En las mujeres, la nicotina produce un efecto antiestrogénico que se asocia con peores marcadores de reserva ovárica y hace que la menopausia llegue a una edad más temprana. Además, el tabaco puede incrementar el riesgo de aborto y de alteraciones placentarias, y provocar el retraso del crecimiento del feto, un parto prematuro o la muerte fetal. Otro dato que deberías tener en cuenta: la descendencia de madres fumadoras tiene un 50% más de posibilidades de ser obesa que la de madres no fumadoras.

Así que si has decidido despedirte del tabaco, ¡la alimentación puede ser tu gran aliada! Durante estos años he visto en mis pacientes muchos de los efectos que se producen al dejar de fumar, como un aumento de la ansiedad, una mayor necesidad de ingerir alimentos, sobre todo dulces, y una disminución del metabolismo. La buena noticia es que la alimentación fértil rica en ácidos grasos omega 3, en alimentos ricos en triptófano y en ingredientes de bajo índice glucémico, que encontrarás en el próximo capítulo, también te será de gran ayuda mientras dices adiós al tabaco.

En cuanto al consumo de alcohol, influye de forma negativa en la maduración de los folículos y en la ovulación, lo que disminuye la tasa de concepción en más de un 50% y afecta a la tasa de implantación. El alcohol pasa a través de la barrera feto-placentaria y tiene graves efectos neonatales aumentando, por ejemplo, el riesgo de aborto espontáneo.

En el capítulo anterior te hablé de que la fertilidad era un asunto de pareja y aquí va otra prueba que sostiene ese argumento: el alcohol también debilita la fertilidad de ellos. Se ha relacionado su consumo con atrofia testicular, disminución de la libido y del recuento de espermatozoides, menor volumen de semen y alteración en la morfología de los espermatozoides. La dosis que produce estos efectos no está clara y varía de una toma al día a cinco a la semana. Si quieres caminar hacia un estilo de vida fértil, sin duda este es un buen momento para disminuir la ingesta de alcohol, ¿no te parece?

Y, ahora sí, llegó el momento de hacer algo de magia en tu despensa.

Limón

Añade unas gotas de limón a tus infusiones, agua y bebidas sin alcohol para darle una dosis extra de frescura.

Un toque de pimienta y cardamomo

Ideal para añadir a un zumo de tomate, a una infusión de rooibos o a una bebida de kombucha.

Añade hielo a un té o infusión

Hay una inmensa variedad de tés e infusiones sin teína en el mercado: afrutados, dulces, especiados, cítricos. Encuentra tu infusión favorita y añade unos hielos, es sumamente sencillo y agradable.

Añade hierbabuena

Dará ese toque distinto y con sensación «a verano» a tus bebidas.

Pepino y albahaca

Otra de las combinaciones que mejoran no solo la digestión de la comida que las acompaña, sino que dan un toque distinto y delicioso incluso al agua.

Calma la sed con agua

Esta no es una alternativa, pero es muy importante. Sé que puede parecer una opción aburrida, pero en un restaurante pide siempre un vaso o una botella para calmar la sed y ten agua siempre disponible además de otras bebidas.

CAPÍTULO 4

La despensa fértil

Un estilo de vida fértil empieza en tu cocina con una despensa llena de esos alimentos ricos en compuestos bioactivos que desempeñarán un papel clave para cuidar y potenciar tu fertilidad; nutrientes que a partir de este momento entrarán en tu hogar para seguir cuidando de ti y de los tuyos durante todas las etapas de la maternidad. Toma buena nota de tu nueva despensa. Siempre les digo a mis pacientes que no subestimen el poder que tiene porque ¡aquí comienza la magia!

Una dieta fértil presenta las siguientes características:

- Es rica en antioxidantes que ayudan a proteger tanto a los óvulos como al semen y a proporcionar un adecuado flujo sanguíneo endometrial: ácido ascórbico, alfa tocoferol, beta-carotenos, selenio y compuestos bioactivos como los terpenoides (carotenoides y esteroles), compuestos fenólicos como los flavonoides (fitoestrógenos o la quercetina) y compuestos azufrados.

- Es rica en hidratos de carbono de bajo índice glucémico como las legumbres, las frutas y las verduras.

- Es rica también en fibra proveniente de los vegetales y de los granos enteros; es decir, de los cereales en su versión integral.

- Es rica en grasas monoinsaturadas y en ácidos grasos omega 3.

- Prima la proteína vegetal sobre la proteína animal.

- Asegura la ingesta de nutrientes clave para la fertilidad y la salud neonatal, como el yodo, el hierro, el selenio, el zinc y el ácido fólico.

- Y aporta la cantidad suficiente de vitamina D y A, colina, riboflavina, vitaminas B-6 y B-12.

Quizá todo esto pueda parecerte complicado. Sin embargo, solo necesitas elegir los alimentos adecuados que te ayuden a potenciar tu fertilidad.

Los frescos

Empieza por los frescos. Cada semana se presenta una bonita oportunidad para elegir qué vegetales y otros productos frescos quieres añadir a tu lista de la compra. Cuida tu selección de frutas, verduras y hortalizas, sus colores y su temporalidad. No te olvides de que esta es una ocasión maravillosa para caminar hacia tu sueño.

Frutos y bayas rojas (arándanos, frambuesas, grosella, açai, moras). Son frutos con un gran interés nutricional debido a su gran capacidad antioxidante, sobre todo gracias a sus compuestos fenólicos (flavonoides, monofenoles y polifenoles), a las antocianinas y a su alto contenido en vitaminas C y E. Además, por supuesto, son deliciosos.

Uvas. Las uvas son frutas ricas en taninos, carotenos y vitaminas A y C. Además, en sus pepitas esconden un verdadero tesoro: contienen dosis importantes de derivados polifenólicos como las proantocianidinas y el resveratrol, compuestos que protegen las células de la oxidación.

Tomates. Los tomates son una importante fuente de carotenos y de vitaminas C y E. Su color rojo (debido a los licopenos) hace que sean muy antioxidantes. Un truco: la absorción del licopeno aumenta si el tomate se consume triturado y combinado con aceite. También contiene otros antioxidantes como la luteína y las zeaxantinas.

Verduras de hoja verde y coles moradas (col rizada, espinacas, berros, endivias, escarola, rúcula). Las verduras de hoja verde son muy ricas en fibra y en una vitamina fundamental para el embarazo y de la que hablaremos en detalle más adelante: el ácido fólico. Si deseas quedarte embarazada, no olvides incluir en tu despensa este tipo de verduras, que son las que mayor contenido tienen de esta vitamina. En cuanto a las coles moradas son, como el resto de los vegetales de este color, superinteresantes por su alto contenido en antocianinas antioxidantes y antiinflamatorias. Por eso, cuando llega el invierno, debes estar atenta para no perdértelas.

Aguacate. Por su composición, el aguacate es un fruto superatractivo en este periodo. Es rico en grasa monoinsaturada y destaca también por su contenido en ácido oleico. Tiene mucha fibra, contiene grandes cantidades de magnesio y de potasio y, frente a otras frutas, cuenta con vitamina E, un potente antioxidante.

Zanahorias y verduras naranjas. Desde el punto de vista nutricional, la zanahoria es muy apreciada por su alto contenido en vitamina A. En concreto, posee carotenoides con actividad provitamina A, como el beta-caroteno y el alfa-caroteno. Además, es una gran fuente de luteína, un pigmento amarillo que protege la vista.

Manzana. Es una fruta indispensable en tu despensa por su fibra, pero también por algo quizá menos conocido: su alto contenido en flavonoides como las catequinas. Los más abundantes son la quercetina y las procianidinas, ambos con una importante función antioxidante y de protección celular. Además, en su piel encontramos dihidroxichalconas, un tipo de flavonoides antioxidantes que solo tienen la manzana y sus derivados.

Brócoli. Pertenece a la familia de las crucíferas vegetales. Destaca por su importante valor nutricional: es muy rico en vitamina C, pues tiene más del doble de cantidad que una naranja, y también en ácido fólico. Su capacidad antioxidante hace de él un vegetal de gran valor para la fertilidad porque, además de vitamina C, contiene sustancias fotoquímicas, entre las que destacan el sulforafano y el indol-3-carbinol. Recuerdo que en Reino Unido daban a los niños trocitos del tallo del brócoli como aperitivo... ¡y no me extraña!

Frutas con alto contenido en vitamina C (guayaba, papaya, kiwi, fresa, naranja, mango, lima). La vitamina C desempeña un papel extraordinario en el desarrollo de funciones corporales clave para la fertilidad y la maternidad como son la absorción del hierro, en la reacción óxido-reducción. Es muy importante en este periodo disfrutar de una dieta rica en antioxidantes, ya que el estrés oxidativo disminuye el flujo sanguíneo endometrial, lo que puede contribuir a que el cuerpo lúteo disminuya y se dificulte la concepción. Además, la vitamina C es clave para prevenir hemorragias, para formar tejido conectivo en las cicatrices y para sintetizar el colágeno, proteína indispensable para nuestros tejidos, piel, cabello, articulaciones y tendones.

Frutas y verduras ¡de colores! Además de los vegetales que te acabo de señalar, un truco maravilloso para completar tu selección de frutas y verduras ¡son los colores! Aquí la naturaleza te lo pone muy fácil porque cada color es la expresión de un pigmento que aportará a tu salud y fertilidad un valor micronutricional distinto y absolutamente interesante. Llena tu cocina y tus preparaciones de colores: verdes, amarillos, rojos, naranjas, rosas y blancos, y crea tus propias combinaciones.

En la despensa

Siempre he creído en la magia de la despensa. Lo veo en distintos hogares, en cómo las comidas se ven condicionadas por los ingredientes disponibles en los cajones y estantes. Te hablaré de esto en detalle en el capítulo 21. Y lo observo también en mis pacientes: veo lo que sucede cuando hacen el cambio, dejan de lamentarse por comer «lo que había» y deciden tomar las riendas y dejar que entre toda esa magia en sus despensas. Pon cariño en la tuya, no te arrepentirás.

Nueces. La nuez es el fruto seco que mayor contenido en grasas omega 3 tiene. Esta característica le confiere un papel notable en la maternidad. Además, es una buena fuente de fibra que, sumada a su contenido en grasa, puede ser de ayuda en caso de estreñimiento. Las nueces son también fuente de B-6, una vitamina implicada en más de sesenta cadenas enzimáticas imprescindibles para tu salud.

Nuez de Brasil. Una sola nuez de Brasil aporta casi el cien por cien del selenio diario, un antioxidante que ayuda a proteger los óvulos y los espermatozoides de los radicales libres y a potenciar tu fertilidad. Puedes añadir una nuez de Brasil a tu alimentación diaria incorporándola, por ejemplo, en uno de tus tentempiés o echándola en el tónico que te propongo en el siguiente capítulo. Evita ingerir más de una nuez de Brasil al día para evitar una dosis excesiva de selenio.

Almendras. La almendra es una buena fuente de grasas poliinsaturadas protectoras, de fósforo y de magnesio. También destaca por su contenido en vitamina E, que tiene una importante acción antioxidante, y es rica en zinc y fitoesteroles. El zinc es un mineral al que hay que prestar especial atención en este periodo, ya que su deficiencia previa a la concepción compromete el crecimiento fetal y placentario. Además, puede provocar alteraciones en el cierre del tubo neural.

Aceite de oliva. El aceite de oliva es la principal fuente de grasa monoinsaturada, ácido oleico, de la dieta mediterránea. Siempre que he pasado largas temporadas fuera de la cultura mediterránea, he regresado dando gracias por tener este increíble alimento en nuestra cocina, que muchos acompañan con la denominación de «alimento funcional».

No olvides tener en tu cocina un buen aceite de oliva virgen extra, ya que junto con el omega 3 desempeñan un papel esencial en la fertilidad ovulatoria y en la calidad del semen.

Legumbres (lentejas, garbanzos, guisantes, alubias, judías, habas, lentejas rojas, azukis). Las legumbres son una magnífica fuente de proteínas de origen vegetal y resultan muy versátiles en nuestra cocina. Utilízalas en tus guisos, ensaladas, cremas y sopas. Aportan fibra y minerales como calcio, hierro, magnesio y zinc. También contienen vitaminas: en los garbanzos, por ejemplo, encontramos niacina y ácido fólico, y en las lentejas, alubias y judías, vitamina B-6.

Cereales, mejor integrales (arroz integral, arroz salvaje, quinoa, trigo sarraceno, amaranto, trigo integral, avena). Los cereales integrales de grano entero aportan mayor cantidad de nutrientes que los refinados y son mucho más ricos en vitaminas: riboflavina, tiamina, vitamina B-6 y niacina. Además, tienen más fibra y presentan un menor índice glucémico, lo que ayuda a regular los niveles de glucosa en sangre y a evitar una hiperinsulinemia, factor importante para cuidar tu fertilidad.

Tahini o pasta de sésamo. Rico en grasas saludables mono y poliinsaturadas, el tahini es una interesante opción para dar a tus tostadas y platos un toque de sabor intenso y delicioso. Recuerda que las grasas saludables desempeñan un papel importante en tu fertilidad. En el siguiente capítulo encontrarás mi receta de tahini favorita que podrás preparar tú misma.

En la nevera

En la nevera puedes encontrar proteínas de alto valor biológico, alimentos ricos en hierro «hemo», grasas omega 3 y micronutrientes como el yodo y las vitaminas D y B-12. En este apartado hago alusión a las fuentes de origen animal, de las que hay estudios cada vez más amplios en relación a la fertilidad, pero también puedes alcanzar las recomendaciones nutricionales mediante una dieta vegetariana o vegana. No te pierdas algunos de los consejos que comparto a lo largo del libro sobre cómo combinar tus nutrientes para ayudar a potenciar la biodisponibilidad de proteínas, hierro y grasas de origen vegetal.

Pescado azul (atún, salmón, sardinas, boquerón, jurel, salmonete, camarones, sepia, anchoas). El pescado azul es la principal fuente natural de grasa poliinsaturada omega 3 de cadena larga. Otro dato importante es que los peces de agua salada son, junto con la sal yodada, los alimentos más ricos en yodo. Además, los pescados y mariscos aportan altas dosis de selenio, vitamina D, hierro y proteínas de alto valor biológico. Todos estos nutrientes desempeñan, sin duda, un papel importante para tu salud y también para optimizar y proteger tu fertilidad.

Huevos. El huevo es un alimento sano y muy completo. Tiene un alto valor nutritivo y es una gran fuente de colina, nutriente asociado con la salud prenatal. En cuanto a sus minerales, es muy rico en hierro, selenio y zinc. Contiene también vitaminas D y B-12.

Carne magra alimentada con pasto (pollo, pavo, cerdo). Si tomas carne, estas son algunas de las características que deberás tener en cuenta para elegir carne de calidad: que esté libre de antibióticos y que la alimentación de los animales sea cien por cien a base de pastos y cereales naturales. La carne magra es rica en hierro, vitamina B-12 y es una buena fuente de colina.

Las semillas

Si no tienes una buena colección de semillas en casa, sin duda ¡ha llegado el momento! Las semillas variadas son una opción maravillosa para dar un plus a tus platos que no te quitará nada de tiempo, pero sí te proporcionará muchos beneficios. Añade semillas a tus cremas y sopas, a tus ensaladas, a tus *smoothies* y tónicos e, incluso, toma un puñado como aperitivo saludable.

Semillas de cáñamo y de lino de chía. Estas semillas son especialmente interesantes por su contenido en grasas protectoras omega 3. Las semillas de chía, además, son ricas en magnesio, un mineral fundamental para el metabolismo del calcio, el hierro, el zinc y el cobre.

Semillas de sésamo y calabaza. Las semillas de sésamo y calabaza son ricas en zinc. Este es uno de los minerales más importantes para proteger el sistema reproductor masculino y es fundamental en el sistema reproductivo de la mujer, ya que ayuda a mantener el equilibrio de los niveles de estrógeno y progesterona, y favorece que la división celular se lleve a cabo de la manera adecuada.

Semillas de girasol. Por su parte, las semillas de girasol son una magnífica fuente de vitamina E y selenio, sustancias con un gran poder antioxidante y que desempeñan un papel fundamental en la protección del sistema reproductor tanto masculino como femenino. La vitamina E, que resulta especialmente interesante para mejorar el flujo sanguíneo endometrial, sobre todo durante la fase lútea, es decir, durante la segunda fase de tu ciclo menstrual inmediatamente después de la ovulación, también es importante en su relación con los niveles de progesterona. Es, por tanto, una vitamina indispensable para cuidar la fertilidad. Un aperitivo increíblemente saludable es tomar un pequeño puñado de semillas de girasol y semillas de calabaza y acompañarlo de algún fruto rojo.

Las especias y la jalea

Los condimentos y las especias no solo son atractivos por sus sabores y matices, sino que también representan un bien muy preciado que añade un toque de magia y de nutrición «fina» a tu cocina. Te permiten «sofisticar» tus recetas y añadirles micronutrientes y sustancias bioactivas, pues son alimentos verdaderamente ricos en estos compuestos pequeños, pero que ¡cambian tu vida! Sus nutrientes no solo son muy interesantes para tu fertilidad, también desempeñan un papel importante para el cuidado de tu salud, vitalidad y bienestar durante el resto de tu vida, además de cuidar de tu familia. En este capítulo no me detendré en ellos pero si quieres saber más sobre las propiedades y beneficios de algunos condimentos, como la pimienta, el jengibre o la cúrcuma, y conocer el gran poder terapéutico de las plantas aromáticas, ¡toma buena nota de lo que te cuento a lo largo de todo el libro! Por último, quiero hablarte de la jalea real, tan conocida por su papel en la inmunidad y realmente interesante para la protección celular y para el sistema reproductor.

Pimentón. Un adelanto: el pimentón es una fuente extraordinaria de beta-carotenos y esto se aprecia en su intenso pigmento rojizo. Como ya hemos comentado en apartados anteriores, el gran efecto antioxidante de los beta-carotenos contribuye a proteger a las células frente a enfermedades como el cáncer y a frenar el envejecimiento. Además, son beneficiosos para la fertilidad y para la salud en general.

Jalea real. La jalea real es un alimento funcional con una destacada actividad farmacológica: es antioxidante, antiinflamatorio, antitumoral, antimicrobiano, antihipercolesterolémico, vasodilatador e hipotensor. Aunque los mecanismos de acción aún no están claros, algunos de sus componentes como el ácido 10-hidroxidecanoico (10-HDA) y el ácido 10-hidroxil-2-decenoico, un ácido graso insaturado que solo se encuentra en la jalea real natural; así como sus compuestos polifenólicos y flavonoides, de gran capacidad antioxidante; abren una interesante puerta para sus aplicaciones antienvejecimiento y para la protección de la calidad de los ovocitos y del tamaño del folículo ovárico, lo que resulta fundamental para la protección de la fertilidad.

A pesar de que hay que seguir investigando para conocer en detalle sus mecanismos de acción, me parece una opción natural y nutritiva que se debe tener en cuenta para cuidar la fertilidad. Así que estaré muy atenta a todas las investigaciones que se lleven a cabo para que forme parte del tratamiento de mis pacientes. En el próximo capítulo encontrarás la receta de uno de mis tónicos preferidos con jalea real.

Suplementación

Hablemos del famoso ácido fólico, la vitamina B-9 o folato, y la importancia de la suplementación durante este periodo. Es curioso, porque hace años nunca imaginé mientras pasaba horas y horas en el laboratorio trabajando en mi tesina de doctorado, que recurriría a mis investigaciones para escribir el apartado de un libro. Recuerdo todo aquel trabajo tan intenso, duro y minucioso muy lejos de la fluidez actual que tan necesaria se ha hecho ahora en mi vida. Aunque sin duda no cambiaría nada de todo aquello, quizá cuidaría más mi salud. Mejor dicho, no modificaría nada de aquel momento porque, como te contaba en la introducción, la vida a veces se torna así de caprichosa y cuando parece que algunas cosas que has hecho en el pasado no terminan de tener sentido, de un plumazo lo tienen más que nunca, como sucede ahora con este capítulo.

Bien, hablemos del ácido fólico, la vitamina que desempeñó un papel tan importante en mi vida porque es un suplemento fundamental no solo para el embarazo, sino aún más para el periodo pregestacional en el que te encuentras ahora.

Recuerdo a la perfección cuando anoté esta frase en mi tesina[5]:

«El efecto preventivo del ácido fólico frente a los defectos del tubo neural es considerado el hallazgo nutricional más importante de las últimas tres décadas».

Tampoco olvido este fragmento que comparto ahora contigo para que entiendas por qué tienes que cuidar ya tu ingesta de ácido fólico:

5. González Rubio, E.: «Biodisponibilidad de dosis suprafisiológicas de ácido fólico en animales de experimentación». Facultad de Farmacia, departamento de Nutrición, Bromatología y Tecnología de los alimentos. Universidad CEU San Pablo, 2010. DEA.

«En 1991, el *Medical Reseach Council Group* del Reino Unido demostró que la suplementación periconcepcional con ácido fólico puede prevenir hasta el 70% de los casos de defectos del tubo neural. Desde entonces, ¡se han escrito más de 67 artículos por año sobre el ácido fólico y esta patología!».

Los defectos del tubo neural son un trastorno grave del sistema nervioso del feto que no llega a cerrarse con normalidad y ocasiona alteraciones como la espina bífida, la anencefalia y el encefalocele. Estas alteraciones causan verdaderos problemas en la columna vertebral, en la médula espinal y en el cerebro del bebé.

El asunto aquí es que el cierre del tubo neural ocurre al principio, durante los primeros 28 días de gestación, periodo en el que muchas mamás aún no saben que están embarazadas. Por eso, comenzar la suplementación de ácido fólico en la primera ecografía o visita al ginecólogo es hacerlo tarde.

El ácido fólico es una vitamina indispensable para que las células se repliquen, cosa que pasa a un ritmo más que acelerado mientras se forma la nueva vida. Por ello, las autoridades sanitarias insisten en que las mujeres en edad fértil cuiden la ingesta de ácido fólico mucho antes de quedar embarazadas.

¿Cuándo empezar entonces con la suplementación de ácido fólico?

La prestigiosa revista *Lancet*, y por unanimidad todas las sociedades científicas, expone que para alcanzar los niveles adecuados de ácido fólico y prevenir defectos en el tubo neural son necesarias un mínimo de cuatro a seis semanas de suplementación con 400 microgramos de ácido fólico antes de que comience la neurulación o formación del tubo neural, que ocurre tres semanas después de la concepción.

Sé que puede parecer algo difícil cumplir con esta recomendación porque efectivamente no sabes cuánto tiempo tardarás en quedarte embarazada. Por eso, mi consejo es que si este libro ha llegado a tus manos y todavía no te planteas ser mamá, empieces hoy mismo a mimar tu ingesta de ácido fólico usando las fuentes que te he propuesto al inicio de este capítulo. Que la suplementación con ácido fólico coincida con la decisión de quedarse embarazada. Y si ya estás intentando quedarte embarazada, hoy es el momento, tal y como advierten todos los comités de expertos, de comenzar la suplementación con 400 microgramos de ácido fólico al día.

¿Y el yodo?

En cuanto al yodo, en la actualidad está incluido en la mayoría de los suplementos de ácido fólico disponibles en el mercado. Es un mineral importante durante el embarazo y también después, durante la lactancia, así que hablaremos de él más adelante, pues participa en la síntesis de las hormonas tiroideas. Un déficit de yodo podría generar hipotiroidismo en la madre, afectando negativamente a la nutrición del feto. Además, es un mineral fundamental para el desarrollo y maduración del cerebro del feto. Un grado leve de deficiencia de yodo durante el embarazo se ha relacionado con un menor cociente intelectual en la descendencia.

Por este motivo, si la futura mamá no está tomando 2 gramos de yodo al día procedentes de las principales fuentes dietéticas como la sal yodada, los pescados de agua salada y los lácteos, cosa que efectivamente es difícil cuantificar, la recomendación según el Grupo de Trabajo de Trastornos relacionados con la Deficiencia de Yodo y Disfunción Tiroidea de la Sociedad Española de Endocrinología y Nutrición, así como de otras publicaciones científicas, es una suplementación de 200 microgramos de yodo diarios que se mantendrá a lo largo de todo el embarazo.

CAPÍTULO 5

Recetas y tónicos de fertilidad

Seis recetas para disfrutar del poder de los alimentos

Estas son algunas de mis recetas favoritas (y también de mis pacientes) para ayudarte a potenciar tu fertilidad mientras disfrutas del poder y sabor de los nuevos ingredientes que ya forman parte de tu despensa. ¡Buen provecho!

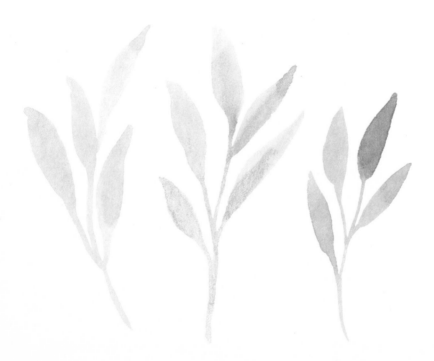

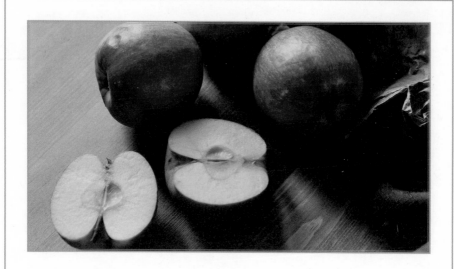

Tostada de manzana y tahini

INGREDIENTES

Tahini
Miel de lavanda
Pan de cereales
1 manzana roja
Semillas de sésamo sin tostar
Menta fresca (opcional)

PREPARACIÓN

En una taza, mezcla una cucharada sopera de tahini y una cucharada de miel de lavanda o de tu miel preferida. Pon a tostar una rebanada de pan, si es casero mejor (encontrarás la receta en la última parte del libro). Ahora, añade en la base la salsa de miel y tahini, coloca encima las láminas de manzana (recuerda que no tienes por qué quitar la piel) y, para terminar, espolvorea semillas de sésamo y menta fresca. *Voilà!*

DESTACA

Es un desayuno rápido y nutritivo, rico en fibra y vitamina C que, además, te permite disfrutar de las propiedades únicas de la manzana y del sésamo. También puede ser una opción fantástica para la merienda.

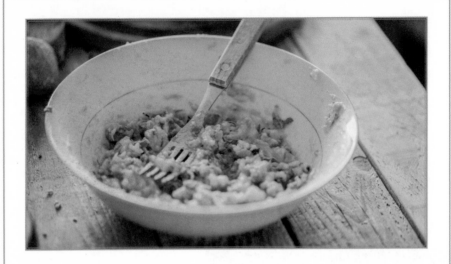

guacamole de uva morada

INGREDIENTES

6 uvas moradas
1 rama de cilantro fresco
2 aguacates bien maduros
El zumo de ½ lima
Sal gruesa rosa del Himalaya

PREPARACIÓN

Corta las uvas en dados y, si puedes, deja las pepitas. Tritúralas junto con la rama de cilantro. A continuación, corta los aguacates, quita el hueso y añádelos a la mezcla junto con el zumo de lima y la sal. Mezcla todo con la ayuda de un tenedor hasta que obtengas el sabor y la textura deseados.

DESTACA

Esta es una receta deliciosamente rica en grasa poliinsaturada de alta calidad y en antocianinas y resveratrol. Añade crudités de zanahoria para potenciar sus propiedades.

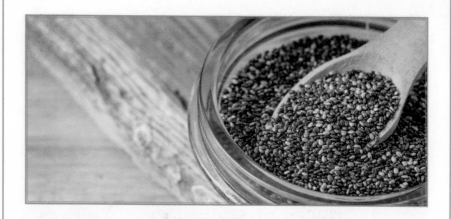

pudin de chía con mermelada casera de frambuesas

INGREDIENTES

300 mililitros de leche desnatada (o de tu bebida vegetal favorita)
40 gramos de almendras crudas
40 gramos de semillas de chía
1 puñado de frambuesas
El zumo de 1 limón
2 dátiles Medjool

PREPARACIÓN

Tritura la leche con las almendras en un bol y añade a continuación las semillas de chía. Deja la mezcla reposar en la nevera toda la noche. A la mañana siguiente, prepara la mermelada. Este proceso no te llevará más de 3 minutos: aplasta las frambuesas junto con un chorrito de zumo de limón. Deshuesa los dátiles y añádelos a la mezcla. Tritura con la ayuda de una batidora hasta obtener la textura deseada. A continuación, pon el pudin de chía en una taza y remuévelo ligeramente si lo notas apelmazado. Añade la mermelada y un puñado de bayas rojas o manzana.

DESTACA

Aquí tienes un maravilloso y delicioso cóctel para tu fertilidad que combina las propiedades de la grasa saludable y el zinc de las semillas de chía y la almendra con la gran capacidad antioxidante de los frutos rojos y la manzana.

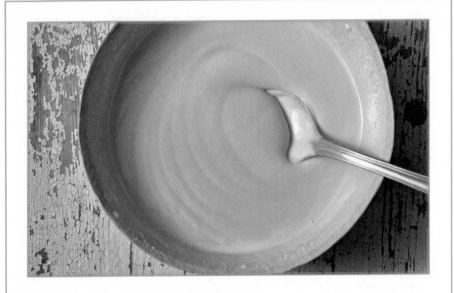

Tahini

No olvides esta nueva forma de hacer mermelada de temporada. Es una versión sencilla que permite utilizar la fruta fresca, evita las pérdidas nutricionales producidas durante la cocción, no tiene azúcar y es muy rica en antioxidantes. ¿Qué puede haber más rico que una mermelada de frambuesas de temporada?

INGREDIENTES

2 cucharadas de semillas de sésamo crudo

2 cucharadas de aceite de oliva virgen extra

1 chorrito de limón

PREPARACIÓN

Comienza por tostar las semillas de sésamo en una sartén hasta que queden ligeramente doradas. Deja que se enfríen. Después, bate las semillas junto con el aceite de oliva y el limón a máxima potencia, durante al menos 10 minutos hasta conseguir una textura homogénea. Puedes guardar esta preparación en la nevera durante varias semanas.

DESTACA

Esta salsa es muy preciada por su composición en grasas saludables y es rica en zinc gracias a las semillas de sésamo. Además, su sabor no te dejará indiferente, está deliciosa.

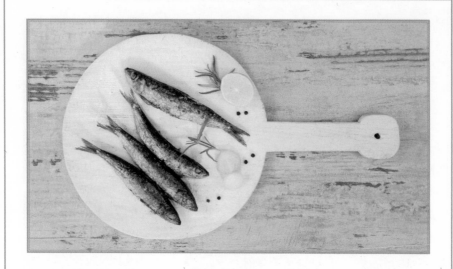

boquerones al limón

INGREDIENTES

1 kilo de boquerones (si estás embarazada, asegúrate de que antes de consumirlos hayan estado congelados)

1 chorrito de aceite de oliva

Limón

Tomillo

Perejil

Pimienta

PREPARACIÓN

Calienta el horno a 180°. En una bandeja, extiende papel de horno, echa un chorrito de aceite de oliva en la base y coloca los boquerones descongelados. Ahora, rocía los boquerones con otro chorrito de aceite de oliva virgen y también con un chorrito de zumo de limón, espolvorea pimienta al gusto y añade unas ramas de tomillo y perejil frescos. Hornea los boquerones durante unos 5 minutos hasta que estén en su punto.

DESTACA

Esta receta destaca por su alto contenido en grasas saludables omega 3 que protegen y potencian tu fertilidad. En cuanto al tomillo y el perejil, aportan un plus de calcio y facilitan tu digestión. Además, es un plato muy rápido de preparar.

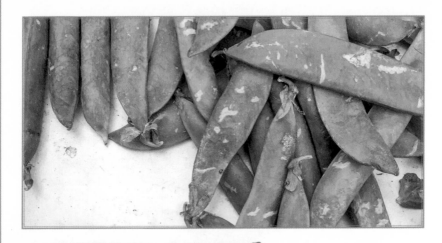

tirabeques con canela

INGREDIENTES

250 gramos de tirabeques frescos

1 chorrito de aceite de oliva virgen extra

1 cebolleta

1 ajete

La ralladura de 1 limón

Canela Ceilán

Hojas de menta fresca

Sal yodada

Pimienta negra

PREPARACIÓN

Comienza preparando los tirabeques, corta las puntas y el hilo que los recorre. A continuación, corta la cebolleta y el ajete. En una sartén añade aceite de oliva virgen extra y dora el ajete y la cebolleta. Cuando estén dorados, añade los tirabeques, la sal y la pimienta y deja que se cocinen aproximadamente durante 6 minutos a fuego medio-bajo hasta que queden crujientes. Después apaga el fuego, añade la ralladura de limón, la menta picada y el toque de canela al gusto y sírvelos.

DESTACA

Los tirabeques son uno de esos ingredientes que nos recuerdan el cambio de estación, en este caso el comienzo de la primavera. Una composición distinta y deliciosa que aporta fibra prebiótica que cuida del intestino, favorece la digestión gracias a la menta y al limón, también aporta antioxidantes y protege la salud reproductiva gracias a la canela y su efecto al mantener unos niveles de glucosa más estables. ¡Una delicia!

Mis tónicos, un extra seguro para tu alimentación

¿Qué son los tónicos? Tónico fue el nombre que comencé a darle a las preparaciones que diseñaba en mi consulta para ayudar a mis pacientes a obtener el extra de compuestos bioactivos, nutrientes, vitaminas y minerales que les permitiesen alcanzar sus objetivos. Aquellas preparaciones de diseño comenzaron a hacerse cada vez más conocidas y ahora estos tónicos forman parte de los planes de la mayoría de mis pacientes. También se han convertido en un elemento indispensable en el día a día de mi alimentación.

Quizá te preguntes el porqué de los tónicos. Para eso regreso de nuevo a mi época como investigadora y a aquellas largas jornadas en las que estudiaba la absorción del ácido fólico, la famosa vitamina de «las mamás» de la que hablábamos en el capítulo anterior. Mi trabajo consistía en analizar la biodisponibilidad de esta vitamina a diferentes dosis y para ello examinaba tejidos como el hígado y el intestino, y también las diferentes rutas metabólicas. Aprendí muchísimo entonces sobre este concepto fundamental de la biodisponibilidad, que podríamos explicar como «aquello que verdaderamente "cogemos" de lo que comemos».

Este concepto es realmente importante, sobre todo cuando hay determinados nutrientes en los que se ha de poner especial atención, como sucede en las diferentes etapas de la maternidad. Para optimizar su absorción debemos crear determinadas combinaciones, así como modificar su textura, por ejemplo, pasándolos por la batidora o tomándolos separados de las principales comidas. Esto facilitará no solo que los incluyas en tu dieta, sino que seas capaz de absorberlos y de aprovechar sus grandes beneficios.

Estos son algunos de los motivos por los que los tónicos me parecen una maravillosa herramienta para cuidar nuestra salud, además de aportarle un plus a la alimentación de una manera natural:

1. *Por su densidad nutricional.* En una sola taza puedes tomar ese extra de nutrientes que quizá no has podido ingerir durante el día. Si, por

ejemplo, necesitas asegurar tu dosis de selenio porque quieres potenciar tu fertilidad, solo tendrás que añadir una nuez de Brasil a tu tónico.

2. *Su biodisponibilidad.* Si trituras los vegetales, facilitas su absorción. Cuando están cocinados tienen una mayor disponibilidad que cuando están crudos, porque el tratamiento térmico «rompe» su fuerte estructura fibrosa y facilita su absorción en el intestino. Sin embargo, en su forma cruda disponen de todos los nutrientes que se pierden durante la cocción. Por ese motivo, en ocasiones puede ser especialmente importante mejorar su biodisponibilidad, por ejemplo, pasándolos por la batidora.

Esto también es fantástico a la hora de favorecer la biodisponibilidad de los nutrientes de las semillas que forman parte de tu despensa fértil. Su dura estructura dificulta su aprovechamiento, sin embargo al romperla, su biodisponibilidad y digestibilidad, como sucede cuando las remojamos, ¡aumenta!

Además, los tónicos pueden tomarse por separado o antes de las principales comidas para facilitar que los nutrientes que «nos interesan» tengan mayor competencia durante su absorción.

3. *Por su rapidez.* Apenas manchan, son muy fáciles de elaborar y no tienes que ser una experta en la cocina.

4. *Se pueden tomar con una sola mano y en cualquier lugar.* Esto será muy útil cuando tengas un bebé en tus brazos.

5. *Son superversátiles* y permiten combinar nutrientes que cuando se juntan potencian sus beneficios, como sucede con el hierro y la vitamina C o con la pimienta y la curcumina.

6. *Están muy ricos.* Es una manera sencilla de consumir vegetales crudos que *a priori* no parecen muy apetecibles, pero que en conjunto resultan deliciosos.

7. *Si combinamos frutas con vegetales y grasas saludables, creamos platos con un bajo índice glucémico* que te ayudarán a evitar una hiperinsulinemia y a mantenerte saciada durante más tiempo.

8. *Es una divertida actividad para compartir con los más pequeños* porque les encanta «dar al botón» y luego tomarse el tónico.

9. *Para su elaboración no necesitas disponer de utensilios sofisticados.* Pueden prepararse con una batidora común o, si lo prefieres, con una batidora «americana», aunque no es necesario.

Estos son algunos de mis tónicos de fertilidad favoritos:

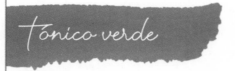

tónico verde

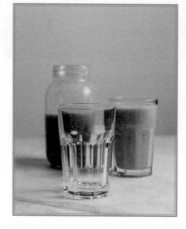

INGREDIENTES

1 puñado de espinacas frescas
1 nuez de Brasil
1 zanahoria
1 plátano maduro
1 cucharada de postre de semillas de chía.
1 taza de leche desnatada (o de tu bebida vegetal favorita)

PREPARACIÓN

Lava y corta los vegetales. En un vaso de batir añade las espinacas limpias, la nuez de Brasil, la zanahoria, el plátano y las semillas de chía. Echa la leche o la bebida vegetal hasta casi llegar a cubrir los sólidos. Bate hasta que en la parte superior se forme una textura espumosa.

DESTACA

Este tónico destaca por su contenido en ácido fólico, carotenos, omega 3, magnesio y selenio, que ayudan a proteger el sistema reproductor y a cuidar de la salud.

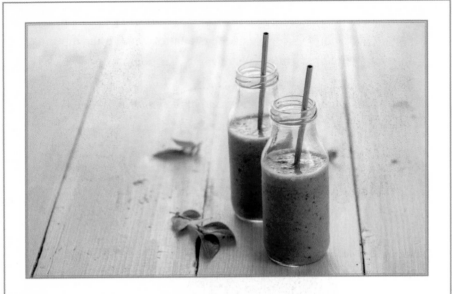

Tónico de frutos rojos

INGREDIENTES

1 puñado de kale
½ taza de frutos rojos
1 trocito de mango
1½ calabacín
1 cucharada de postre de semillas de sésamo
1 taza de leche desnatada (o de tu bebida vegetal favorita)

PREPARACIÓN

Lava y corta los vegetales. En un vaso de batir añade el kale, los frutos rojos, el mango, el calabacín y las semillas. Echa leche o bebida vegetal hasta casi llegar a cubrir los sólidos. Bate hasta que en la parte superior se forme una textura espumosa.

DESTACA

Este tónico destaca por su aporte en antioxidantes gracias a su contenido en vitamina C y antocianinas. También es una gran fuente de fibra, de vegetales de bajo índice glucémico y de grasas saludables.

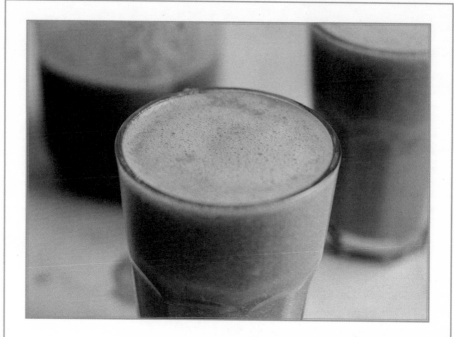

Tónico royal jelly

INGREDIENTES

1 manzana roja con piel

1 puñado de espinacas

1 taza de tu bebida vegetal favorita

Entre 300 y 500 miligramos de jalea real (la dosis puede variar según el prospecto del vial que hayas adquirido)

1 pizca de jengibre

PREPARACIÓN

Lava y corta los vegetales. En un vaso de batir añade la manzana cortada y las espinacas. Incorpora bebida vegetal hasta casi llegar a cubrir los sólidos. Después, echa la jalea y una pizca de jengibre en polvo. Bate hasta que en la parte superior se forme una textura espumosa.

DESTACA

Este tónico es fantástico: rico en ácido 10-hidroxil-2-decenoico, en ácido fólico y en catequinas. Una mezcla absolutamente poderosa.

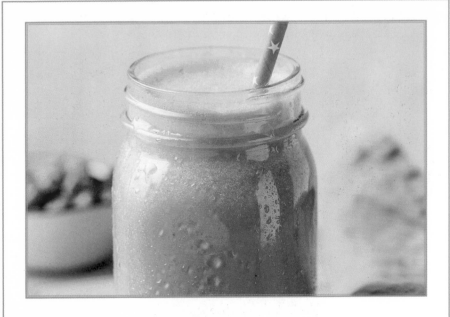

Tónico de cacao

INGREDIENTES

½ plátano
5 uvas negras
½ aguacate
1 cucharada de cacao
1 pizca de canela Ceilán en polvo
1 taza de leche desnatada (o de tu bebida vegetal favorita)

PREPARACIÓN

En un vaso de batir añade el plátano, las uvas negras con las pepitas, el aguacate, el cacao y la canela. Incorpora leche o bebida vegetal hasta casi llegar a cubrir los sólidos. Bate hasta que en la parte superior se forme una textura espumosa. Puedes espolvorear más canela antes de servir.

DESTACA

Es un tónico con un alto contenido en resveratrol, grasas saludables, vitamina E y magnesio. Resulta una opción ideal para potenciar tu fertilidad mientras disfrutas de un dulce, por ejemplo, durante la merienda.

Y ahora voy a contarte la primera historia de este libro. La historia de Ana. Estoy segura de que no te dejará indiferente.

CAPÍTULO 6

La historia de Ana

Esta es la historia de Ana, un relato a medio camino entre la fertilidad y el embarazo, donde a veces sucede algo de lo que apenas se habla. Por eso su historia merece ser contada. Gracias, Ana, por tu generosidad y por toda tu luz.

Todo empezó con una simple pregunta: «Ana, ¿quieres contar tu historia?». Y ella me respondió que sí.

Acudí nerviosa a esta cita. En realidad, yo no sabía qué iba a resultar de este encuentro. Ana seguía mis consejos de nutrición desde hacía un tiempo a través de las redes sociales porque «le parecía súper interesante encontrar pautas de alimentación tan reales, coherentes y con una base tan natural». Poco a poco, fuimos intercambiando mensajes. Creo que hay personas a las que te sientes unida sin apenas conocerlas y Ana es una de ellas. Después de un tiempo de conversaciones, por alguna extraña razón me pareció que detrás de nuestros mensajes furtivos, Ana tenía una historia que contar y que debía formar parte de este libro. Algo me decía que si quedaba con ella y me abría su corazón, de alguna manera, más allá de lo que entonces entendía, iba a poder ayudarla. Lo que aún no sabía era que la historia de Ana es tan inesperada como realmente asombrosa.

Ana y yo nos reunimos una tarde abrasadora del mes de junio. El asfalto desprendía un calor insoportable a las cinco de la tarde y nos refugiamos en un café. Su lugar favorito era también el mío. Ana es la mujer más dulce que he conocido. Tiene los ojos verdes, brillantes, y una sonrisa de niña capaz de hacer sentir bien a cualquiera a pesar de la dureza de nuestra conversación. Pidió agua con una rodaja de limón y empezó a contarme su historia: «Hemos tenido dos abortos en el último año. El primero fue a las seis semanas de embarazo. Es curioso, porque enseguida sentí que estaba embarazada. Recuerdo que me levanté una mañana y me miré el pecho y la tripa en el espejo. Entonces pensé: "Tengo cuerpo de madre".

»Efectivamente, estaba embarazada.

»En aquel momento dejé volar mi imaginación y la llené de sueños: de ropita de bebé y de cómo sería su llegada. A los pocos días comencé a sangrar y fuimos a urgencias. Recuerdo el frío. Allí todo era tan frío... Me exploraron y solo decían que era muy pequeño, que aún no se podía ver nada. "Será un aborto. Vete a casa con estas píldoras abortivas y haz vida normal", nos dijeron. Y nos fuimos. Y yo me quedé con ese frío dentro durante mucho tiempo.

»Volví para la revisión unas semanas después y esperé en la misma sala donde lo hacían las embarazadas. Una mamá se puso de parto, sin epidural, y pude escucharlo todo. Y quise ser ella. Quería sentir dentro su dolor en vez del mío.

»Llegó mi turno, me pasaron a monitores y me pusieron una cinta apretada, por error, como si fuese una de aquellas mujeres embarazadas que escuchan el latido de su bebé. "Yo he perdido a mi bebé", les dije. Son pequeñas cosas, muy duras».

De fondo, en nuestro café, sonaba *Forever and ever* en su versión acústica. En muchos momentos de nuestra charla, me emocioné e intentaba mantener la compostura como podía. A pesar de no haber vivido nunca un aborto, podía ponerme en su piel y sentir ese frío que Ana describía. Y ese miedo. Sin embargo, cuanto más me contaba, más podía sentir en su mirada que su historia terminaría de una forma muy distinta a como empezó.

«La vuelta a la "normalidad" después de un aborto es muy dura. Los abortos se viven en la sombra… No se habla de ello. Sientes vergüenza porque es como si ya no fueses una mujer tan válida. En aquel momento, yo tomé la decisión de hablarlo, aunque incomodara a la gente. Necesitaba poder hablar de ello.

»Nuestro segundo aborto fue en la semana once. En este segundo embarazo fuimos más prudentes. Justo era la semana once, el día 1 de enero y estaba toda la familia reunida, así que dijimos: "¿Lo contamos?". Lo contamos y lo celebramos. El día 2 fuimos a comprar ropa de premamá, mi primera ropa, y por la noche tuvimos nuestro segundo aborto. Fue muy simbólico ese primer pantalón de embarazada. Acudimos a urgencias y me subieron a una camilla, desnuda. Era la primera ecografía que me hacían. Yo llevaba toda mi vida esperando ver una. El ginecólogo giró el monitor y me dijo: "Mira, este es tu embrión".

»Y se paró todo mi mundo.

»Lo vi. Vi sus brazos y sus piernas. Era la primera vez que lo veía. Mi vida, mi todo. En ese momento, a la una de la mañana, en el hospital, fíjate, qué tonta… No caí en que en realidad me estaban dando una de las peores noticias. Entonces el ginecólogo me dijo: "No tiene latido. Has abortado". Yo estaba sin ropa en la camilla, con mi marido al otro lado de la cortina. Di un grito desgarrador.

»Me bajaron de la camilla para limpiarme y vestirme. Cuando me acerqué a mi marido, ambos estábamos pasando por una serie de sentimientos indescriptibles. Nos sentamos el uno al lado del otro, llorando, para escuchar el tratamiento de pastillas abortivas e irnos a casa.

»Y te vas a casa a perder a tu bebé.

»Tu bebé ya no va a volver a estar contigo.

»Y vienen las contracciones, fuertes, muy fuertes. Y tienes mucho miedo. No sabes cómo va a ser, le estás perdiendo y te aterra mirar... por si lo ves. Es muy complicado».

Mientras escuchaba a Ana hablar, sentí el gran silencio que hay frente al aborto. La forma tan fría con la que se trata a la familia o lo poco preparados que estamos para que una mamá se ponga delante de nosotros y nos diga que ha perdido a su bebé.

«Este es uno de los motivos por los que estoy hoy aquí, Elizabeth, por si esto ayuda a otras mamás que estén pasando por una situación parecida».

Para mi sorpresa, Ana continuó hablando y vi en ella algo muy especial. Me habló de agradecimiento, de oportunidad y de viaje. Y descubrí en ella toda la fuerza de la maternidad. Toda esa fuerza que te hace reencontrarte contigo misma. En aquel momento, en aquel café, pensé que quizá la llegada de un nuevo ser —esté nueve meses, solo unos días o se quede para toda una vida— te cambia por completo... Y Ana siguió: «Si te paras y miras atrás, yo solo puedo dar las gracias. Todo esto me ha hecho ver la suerte que tengo.

»Me he reencontrado conmigo misma y he ido eliminando capas que me impedían saber quién era. Todo esto me ha hecho revisar y cambiar mi estilo de vida, reencontrarme con la lectura, con ratitos para mí, aprender a cuidar mi alimentación de manera más consciente y devolverme todo lo que por mi exigencia me había ido quitando años atrás, todo lo que era mío.

»Había perdido mi esencia y aunque se hayan marchado, me han dejado este regalo.

»Puede parecer raro, pero lo que hemos pasado me ha ayudado a ser mucho más generosa y a ver las cosas desde otro lugar. Ahora pienso: "¿Cómo sé lo que le puede estar pasando a esta persona?". Y no la juzgo. Quién sabe lo que puede estar viviendo la persona que tenemos delante».

Ana y yo no nos conocíamos. Yo había imaginado su historia y cómo sería nuestra entrevista. Esperaba encontrarme a una mujer dura, fría y con mucho dolor dentro. Me equivocaba, delante de mí había una niña llena de luz, muy enamorada de su marido, de su vida, de sus alumnos y tremendamente espiritual, con la que conecté desde el principio.

«Este tipo de experiencias tan duras pueden separarte de tu pareja o unirte con más fuerza. En mi caso, mi marido ha sido mi pilar. Viví una parte muy importante de mi duelo con ira, yo estaba enfadada con el mundo. Pero él estuvo allí cada día. Juntos hemos apreciado la vida tan buena que tenemos, incluso sin tener hijos. Mi otra medicina son mis alumnos, mis chicos. El día que yo pedí el alta y volví, los vi y supe que estaba curada. Tengo que estar agradecida porque parte de mi curación tiene que ver con ellos, siempre se lo digo a las familias».

Ana adora su profesión. Su mirada se estremece cuando habla de su trabajo, de sus clases y de sus alumnos. «Ser maestra ha cambiado mi vida. Mi madre me decía: "Serás una maestra buenísima". La intuición de mi madre me ha salvado la vida. Supo ver lo que yo no veía». «Cómo son las madres y qué agudizada tienen la intuición», pensé. Y Ana siguió hablando, pero nuestra conversación estaba llegando a su fin y en sus últimas palabras, mientras terminaba el agua con limón, empecé a entenderlo: «Yo soy feliz, Elizabeth. Pero feliz de verdad. Toda esta experiencia, la manera en la que me ha traspasado, solo la puedo resumir en un acto de gratitud: doy las gracias por todo lo que tengo».

De repente, y en un momento grande e inesperado, la conversación dio un giro. Ana me miró a los ojos y me dijo: «Elizabeth, ¿puedo contarte algo?».

Vi que tenía algo muy importante que decir, importante de verdad, y se me aceleró el corazón. Veía que sus ojos ahora estaban distintos. Y pensé: «Elizabeth, prepárate porque este encuentro no es casual».

«Estoy embarazada. Aún no lo he dicho en alto, pero lo sé, lo siento».

Y se me pusieron los pelos de punta y entró tantísima luz en aquel café que estoy segura de que se formó un destello cegador, aunque nadie se diera cuenta.

Seguimos charlando unos minutos más y nos despedimos con un fuerte abrazo, con muchas ganas de volver a hablar, de volvernos a cruzar. No había sido una conversación fortuita, sino un verdadero encuentro inolvidable.

Me monté en el coche camino a casa sin poder dejar de pensar en todo lo que Ana me había contado, sus sentimientos, su noticia… Nuestra conversación había sido distinta a lo que yo había imaginado. Ana me había descrito con detalle un camino espiritual que yo misma había vivido con mis dos maternidades: sentirte completamente descolocada y volver a nacer. Ella también había vuelto a nacer en cada uno de sus embarazos y ahí lo entendí. De verdad que lo entendí. Comprendí que cuando un alma llega y se queda dentro de ti, en ese instante todo cambia.

Quizá si dejáramos que su energía nos atravesase y no tuviésemos miedo ni vergüenza ante un bebé que se va, permitiríamos que su llegada se convirtiera en un regalo, en el verdadero regalo que ha venido a traer. Sin taparlo, sin olvidarlo o hacer de esa experiencia dolorosa un «como si nada». Es posible que cuando un alma te roza por dentro, te cambie y lo haga por completo, se quede el tiempo que se quede.

Gracias, Ana, por tu historia. Tu hija tiene mucha suerte de que seas su mamá.

Emma nació el 14 de marzo de 2020… y es preciosa.

EMBARAZO

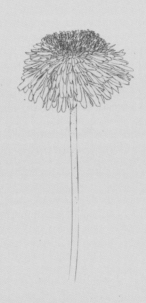

CAPÍTULO 7

El principio del viaje

Embarazada, em-ba-ra-za-da, ¡¿puedes creerlo?! Diez letras que se pronuncian a diario en todo el mundo y dos líneas rosas en un test que confirman lo que sospechabas: una nueva vida crece dentro de ti.

Hace tiempo leí un artículo[6] acerca del destello de luz que un óvulo y un espermatozoide producen cuando se unen. En ese instante, los átomos de zinc brillan creando chispas e incluso rayos de luz, el óvulo se activa y comienza la replicación de las células: se enciende la vida.

Es un acontecimiento tan extraordinario que viene literalmente acompañado de fuegos artificiales y que hará que no vuelvas a estar ni un segundo sola durante, al menos, las próximas 38 semanas de tu vida. *A priori*, quizá parecen muchas, pero es posible que necesites cada una de esas semanas, con sus 266 días y sus 6384 horas, para hacerte a la idea de lo que está pasando dentro de ti, aunque también puede que no llegues nunca a hacerte a la idea del todo...

Tengo muy presente la mezcla de sensaciones que acompaña el comienzo de un embarazo: esa ilusión difícil de disimular mientras guardas tu secreto; las ganas de notar algún síntoma, aunque sea molesto, solo para sentir que todo va bien; la emoción de ver asomar esa diminuta barriga

---

6. En este artículo se describe en detalle la chispa del zinc, *zinc spark*, como un marcador extracelular del desarrollo humano temprano y como la activación del óvulo humano. Duncan, F., Que, E., Zhang, N., *et al.*: «The zinc spark is an inorganic signature of human egg activation». *Scientific report*, 6 (24737), abril 2016.

que necesita por fin esos pantalones de embarazada; y el entusiasmo al sentir el latido (sí, cuando escuchas su latido y el mundo se para porque es el sonido más bonito que existe).

Me siento distinta, ¿es normal?

Es posible que así, de un plumazo, sientas que ya no eres la misma. Y te diré algo: tienes razón, ya no lo eres.

Muchas de las mamás que acuden a mi consulta tras enterarse de que están embarazadas, me describen una sensación que yo misma he experimentado en mis dos embarazos: un aluvión de sentimientos, emociones, miedos, dudas, alegrías e incertidumbres que se experimentan sin filtro y sin saber muy bien el porqué, y hacen que sientas todas tus personalidades en un mismo día. Normalmente, esta explicación suele ir acompañada de justificaciones como: «Pero si estoy embarazada de casi nada, apenas de cinco o seis semanas», «pero todavía no quiero hacerme ilusiones, no sea que pase algo», «aún es muy pronto para sentir nada», «aunque, a decir verdad, ya me noto distinta»… Creo que cuando una mujer descubre que está embarazada, más allá de lo evidente, empieza a sentirse diferente y esto es así por muchos motivos.

El primero se llama microquimerismo fetomaternal. Detrás de esta denominación tan larga se explica, o al menos se intenta, cómo las células fetales viajan a tu cerebro, piel, hígado y médula ósea para quedarse allí durante décadas. A partir de este momento, dentro de ti habrá células de tu bebé que han llegado para quedarse. Pero no solo eso, la parte más extraordinaria es que se ha encontrado una mayor presencia de células fetales en los tejidos enfermos de la madre que en los tejidos sanos, lo que sugiere que están ahí para repararlos.

Estas células también se han encontrado en mujeres que han tenido un aborto, lo que me hace pensar en la historia de Ana y en aquello que sentí mientras hablaba con ella: en cómo la llegada de un nuevo ser, se quede el tiempo que se quede, te cambia por completo.

Me gustó mucho descubrir que las células de mis hijos habían migrado hasta mi cuerpo para repararlo. Y además no de una forma hipotética, como ese dicho que dice que «los hijos vienen para cambiarte la vida», sino que realmente vienen a ayudarnos.

Más adelante, en los próximos capítulos, te hablaré de síntomas y cambios físicos, pero ahora centrémonos en uno de los órganos más importantes: hablemos del corazón, que no solo se desplaza dentro del tórax, sino que también aumenta de tamaño. Ahora no solo tienes un nuevo corazón lleno de vida que late dentro de ti, sino que además el tuyo es un 12% mayor. ¿Cómo una madre no va a ser todo corazón?

Otro de los motivos por los que también puede que de la noche a la mañana no te entiendas ni tú es tu placenta, ese órgano que compartes con tu bebé. La placenta es el órgano más especializado del embarazo; de hecho, muchas culturas lo consideran como un órgano milagroso, un ángel que protege a tu hijo. En cualquier caso, la placenta es un órgano endocrino que sintetiza una larga lista de hormonas[7] que aseguran que tu bebé crezca y se desarrolle, que reciba los nutrientes y el oxígeno necesarios, que se regule tu sistema inmunológico para no rechazarle y que todo esté listo para el parto y la lactancia materna. Pero esta cascada perfecta de

---

7. La placenta se forma durante las tres primeras semanas de gestación y será la encargada del transporte de nutrientes, de la respiración, de la eliminación de desechos, de la protección y de una importante función endocrina, fundamental para la evolución y el desarrollo del embarazo. Estas son algunas de las principales hormonas encargadas del desarrollo y cuidado de tu bebé, responsables también de los cambios que tú misma estás experimentando: la gonadotropina coriónica, el lactógeno placentario, la relaxina, la prolactina, la activina e inhibina y la hormona del crecimiento placentario.

hormonas cumple, además, una función muy importante: que estés más sensible y pendiente de las necesidades de tu bebé.

Supongo que ahora puedes entender por qué ya no eres la misma o por qué aunque intentes comportarte y sentirte como antes te resulta imposible. Todo se ha puesto en marcha para cuidar de vosotros, pero ¿qué tal si lo aprovechas?

Bajar el ritmo

Puede parecer que el embarazo llega para poner tu vida patas arriba. De repente, estás más cansada, te encuentras todo el día revuelta, no te agrada nada de lo que antes te gustaba, no te ves bien con tu ropa de siempre y no eres capaz de dormir, aunque lo hayas deseado durante todo el día.

Las sensaciones que provoca el embarazo son como los preliminares de una gran cita. Imagina los pasos: primero has ido a esa fiesta, habéis cruzado alguna mirada, aún no sabes ni su nombre ni habéis hablado, pero ya no puedes quitártelo de la cabeza. Durante los siguientes días quieres volver a cruzarte con él, que pase algo, y tu cuerpo empieza a secretar una larga lista de hormonas que se encargarán de que la gran cita que tanto esperas sea memorable.

En el embarazo sucede algo parecido, solo que como leí una vez, y no recuerdo dónde, tienes la certeza de que en esa primera cita conocerás al amor de tu vida, a tu bebé. También es cierto que no está muy bien visto, al menos para nosotras (mujeres multitarea, superactivas y ocupadas), dar rienda suelta a ese enamoramiento previo que va acompañado de esa tan larga lista de síntomas del embarazo.

El caso es que ahora, queramos o no, la naturaleza va a seguir su curso a gran velocidad y tendrá la más alta demanda posible mientras tu bebé crece dentro de ti.

Una parte de mi trabajo es acudir a hospitales que quieren acreditarse como «hospitales amigos de los niños»[8] para formar al personal sanitario. Una de mis compañeras, una matrona, siempre explica cómo las náuseas que acompañan el principio del embarazo son el símil de digerir una gran noticia. En los próximos capítulos encontrarás una bebida que te ayudará a manejar este incómodo síntoma.

Lo que quiero decir es que el embarazo te va preparando a su manera para el ritmo lento que acompañará la llegada de tu bebé: para caminar despacio con él en tus brazos, para susurrarle mientras duerme, para pasar largas horas descansando con él sobre ti, oliéndole y tocando su piel tan suave.

He visto cientos de veces en la consulta a mamás que vienen llorando con su bebé en un brazo o en el carrito mientras lo mueven vigorosamente. Ellas, inquietas, se sientan, se levantan, miran el móvil porque les suena en ese momento, me cuentan que no han podido hacer nada en todo el día, ni consultar el *e-mail*, ni recoger la cocina, ni pintarse... Siguen enumerando cosas y, mientras, el niño llora en el otro brazo sin que ellas apenas le hayan mirado. No se han dado cuenta de que el ritmo ha cambiado, que todo es distinto, que su hijo ha llegado.

Respira. Sé que no nos han preparado para esto, pero cuidar de tu bebé, fundirte con él, atender vuestra conexión por encima de todo y escuchar y valorar tu intuición es el trabajo más importante y valioso que has de hacer durante el embarazo.

8. La Humanización de la Asistencia al Nacimiento y la Lactancia (IHAN), llamada anteriormente Iniciativa Amiga de los Niños, fue creada por Unicef para acreditar a los hospitales cuyas maternidades satisfacen los siguientes requisitos: cumplir los diez pasos para una feliz lactancia natural, cumplir con el Código de Comercialización de Sucedáneos de leche materna y con las resoluciones posteriores de la Asamblea Mundial de la Salud (AMS) relacionadas con el mismo, ofrecer al menos un 75% de lactancia materna exclusiva (desde el nacimiento hasta el alta) y una asistencia al parto acorde con la Estrategia de Atención al Parto Normal del Sistema Nacional de Salud. Puedes consultar el listado de hospitales acreditados por la IHAN aquí: https://www.ihan.es/centros-sanitarios/registro-de-hospitales/.

Tus hormonas y síntomas te están ayudando. Por eso plantean muchas dudas, para que puedas buscar tus propias respuestas, y te hacen estar más alerta o desarrollar el gusto y el olfato… Por ejemplo, ese olfato que te permitirá identificar a tu bebé cuando le huelas sobre tu pecho tras atravesar el canal del parto. El cansancio te ayudará a que decidas tomarte la tarde libre, tus pies hinchados te invitarán a que los levantes para facilitar la circulación hacia tu útero (y esto os beneficiará a ambos) y las náuseas aparecerán para ayudarte a digerir la gran noticia. No te culpes por no llegar a todo porque, sin darte cuenta, ya lo estás haciendo.

Siempre les digo a mis pacientes que me gustaría, como si de una radiografía se tratase, que pudiesen ver todo lo que está pasando dentro de ellas mientras se toman una limonada de jengibre en el sofá con los pies encima de la mesa. Ellas creen que no hacen nada, pero mientras descansan, miles y miles de procesos encargados de crear esa nueva vida están trabajando en su interior.

Respira de nuevo. El embarazo ha venido para ayudarte a desarrollar tu intuición y a crear una valiosa conexión con tu bebé; una conexión necesaria para que ambos sobreviváis. De hecho, este vínculo no solo es «mental», sino que también lo es físico. Fíjate, por ejemplo, en cómo todo lo que come una madre le llega al bebé o en cómo las vacunas que le ponen sirven también para inmunizar a su hijo.

El embarazo, como los preliminares de vuestra gran cita, te prepara para el viaje que vais a vivir juntos durante los próximos meses, cuando os hayáis conocido. Y estoy segura de que agradecerás cada una de las, al menos, 38 semanas, 266 días y 6384 horas de cambios, dudas, sentimientos bipolares y extraños antojos… Porque este viaje va a ser el más extraordinario que has hecho en tu vida.

CAPÍTULO 8

Conectar con el embarazo

Vuestra supervivencia dependerá de la conexión que hayas conseguido establecer con tu bebé. Después de pasar mis últimos años compartiendo la maternidad con muchas mamás y de vivir la mía, me doy cuenta de que detrás de esta frase se esconde uno de los grandes secretos para el bienestar de las mamás y de los bebés: vuestro vínculo.

Ese hilo invisible tejido entre vosotros durante el embarazo os dará la confianza, la autoestima, la fuerza y la intuición necesarias para que vivas tu maternidad sintiéndote empoderada y sabia, y para que tu bebé vea atendidas todas sus necesidades sin tener que reclamarlas mediante el llanto u otros síntomas. Tienes ante ti unos meses muy valiosos.

En busca del tiempo perdido

Recuerdo el caso de Gemma, una mujer muy dulce que acudió a mi consulta para que la asesorase en lactancia cuando su pequeña tenía apenas 15 días. Me había conocido a través de una amiga que era una de mis pacientes y nos vimos por primera vez una mañana de diciembre. Venía agitada y bastante nerviosa. Me contó que su hija apenas soltaba el pecho durante todo el día y que eso provocaba que sus familiares hicieran muchos comentarios. Le decían frases como: «Se queda con hambre», «eso no es normal», «enfermará y se pondrá mala de la tripa», «deberías dejarla en la cuna para que pueda descansar», «si no lo haces bien desde el principio luego va a ser peor», «te usa de chupete...».

Gemma se sentía culpable porque pensaba que lo estaba haciendo mal y que algo estaba fallando. Venía realmente agobiada en busca de respuestas. Intenté que se calmara y le pregunté que cómo creía ella que estaba su niña. No supo responderme, a pesar de que la pequeña había recuperado, e incluso había ganado, peso tras el nacimiento, de que la lactancia sucedía sin problemas ni dolor y de que su bebé estaba sonrosada y dormía en su pecho plácidamente. Gemma no tenía respuestas, estaba perdida y se sentía débil, como si su opinión no fuese importante. Estaba totalmente desconectada de su bebé y desprovista de todo poder.

Seguimos hablando y le pregunté por qué sí pensaba que su hija estaba bien. Esta pregunta, que utilizo a menudo en las consultas, es muy valiosa para encontrar soluciones cuando nos sentimos bloqueados. Entonces Gemma comenzó a encontrar cada vez más respuestas, algo que fue un gran alivio para ella. Se dio cuenta de que a pesar de agradecer todos los comentarios que estaba recibiendo, se había ido quedando en una posición muy pequeña, por eso no estaba dando valor a todo lo que susurraban a gritos sus hormonas ni a lo que su bebé intentaba decirle. Apartada en un segundo plano, creía que todos sabían más de su bebé que ella misma, a pesar de que la naturaleza se esforzaba por mantenerlas más unidas que nunca.

Nuestra consulta terminó y Gemma se fue a casa para recuperar el tiempo que había perdido desconectada de su bebé primero durante el embarazo y, después, a su llegada. Pasaron la tarde juntas, tranquilas, «piel con piel» en una habitación. Habló con ella y le dio las gracias por no soltarse de su pecho, entendió que su hija había trabajado muy duro esos días para establecer su lactancia, cosa que había conseguido, y se sintió agradecida. Cerró los ojos, le pidió a su marido que comprara flores y, aliviada y poderosa, descansó junto a su hija durante el resto de la noche.

Volví a ver a Gemma seis meses después para preparar el inicio de la alimentación complementaria de su pequeña. Cómo me gustó que nos reencontráramos de nuevo. Me trajo un pan casero recién hecho y me confesó que nuestra consulta había cambiado su forma de ver la maternidad. Tanto es así, que me dijo: «Ojalá hubiese dedicado más tiempo a cuidar de nuestro vínculo durante el embarazo».

Crear el vínculo con tu bebé

Durante el embarazo llenamos con apremio nuestra maleta de «cosas por hacer»: decoramos la habitación del bebé, montamos la cuna, ponemos papel pintado en la pared y ordenamos los armarios. Hacemos la lista con la ropa indispensable y la lavamos: los *bodies*, los pijamas y los gorritos. Elegimos el mejor carro, la mejor trona, la silla para el coche y los complementos. Hacemos la lista de tareas que hay que cumplir antes de dar a luz, como dejar listo el *e-mail* o los papeles para la baja, y planificamos el trabajo para los que nos van a sustituir o para poder parar unos meses.

Pero te diré algo:

- Dormir es *hacer*.

- Sentir sus patadas es *hacer*.

- Comer es *hacer*.

- Bailar y cantar son *hacer*.

- Pensar es *hacer*.

- Empoderarte *es hacer*.

- Porque tu bebé necesita que duermas para desarrollarse.

- Necesita que le sientas cuando tiene hipo, cuando está agitado y cuando duerme demasiado.

- Tu bebé necesita que comas para él poder comer.

- Necesita tu movimiento que le acuna y escuchar tu voz mientras cantas, pues ese gesto le hace sonreír.

- Tu bebé necesita que piensen en él.

- Necesita que lo quieras para sobrevivir.

- Y los dos necesitáis que te sientas poderosa e intuitiva para enamoraros, para atender vuestras necesidades y para saber pedir ayuda[9].

Guía para conectar con tu bebé

Estas son algunas ideas que te ayudarán a conectar con tu bebé durante el embarazo:

🌱 *Escuchar música juntos.* Escuchar música también es *hacer.* La música tiene un efecto sanador. Escuchar música te relaja, te emociona, te ayuda a liberar endorfinas, te hace sentir felicidad y te ayuda a soñar. Busca momentos donde podáis disfrutarla juntos. Tu bebé también sentirá sus beneficios, fortaleceréis vuestro vínculo y si te animas a bailar, le encantará sentirse acunado. Es un plan maravilloso.

🌱 *Y hablando de música, este es un momento perfecto para cantarle una nana.* Puedes empezar hoy mismo a cantarle esa canción que te imaginas le susurrarás a tu bebé en brazos mientras duerme. Hacerlo reforzará vuestra conexión, le ayudará a relajarse en tu vientre mientras escucha tu voz y hará que le parezca una canción de lo más familiar cuando se la cantes para dormir dentro de poquitos meses.

9. Texto inspirado en «A los productivos», un fragmento de un libro que te recomiendo. Franco Borrell, P. y Azurmendi, E.: *Brava.* Madrid, Lunwerg Editores, 2020.

🌱 *Practicar ejercicio ligero como yoga prenatal, natación, estiramientos...* Tu cuerpo está cambiando con mucha rapidez, tu peso aumenta, los órganos se desplazan y el retorno venoso está retardado. El movimiento ligero ayudará a tu musculatura a adaptarse a este proceso y a vivir un embarazo saludable.

Estar en contacto con tu cuerpo y su movimiento resultará, además, muy útil para reforzar tu autoestima, interiorizar todos los cambios que están sucediendo, disminuir el estrés y mejorar la calidad del sueño. El ejercicio ligero también te ayudará a oxigenar los tejidos, a evitar la formación de edemas y sufrir dolores lumbares y pélvicos. Y, por supuesto, practicar una rutina de ejercicio te permitirá estar más ágil, flexible y fuerte durante el trabajo de parto y la recuperación posterior.

🌱 *Llamarle por su nombre.* La supervivencia de un bebé va a depender de lo importante que sea para las personas que le van a cuidar hasta que pueda valerse por sí mismo. Supongo que es más sencillo que te sientas importante cuando tienes nombre. He leído en varias ocasiones que cada bebé viene con el suyo propio bajo el brazo. Es bastante divertido cuando tratas de averiguarlo entre una de esas enormes listas de nombres y, de pronto, llega uno que sabéis que es el suyo.

🌱 *Empezar un álbum de fotos.* Quizá te apetezca guardar un recuerdo de cómo va creciendo tu barriga, comentar algunos síntomas o deseos que no esperabas tener, dejar alguna nota a tu hijo y guardar sus ecografías. Cuando nazca, tendrás menos tiempo para crear este tipo de recuerdos y en nada habrás olvidado cómo te sentías con esa enorme y preciosa barriga. Estoy segura de que encontrar el álbum dentro de unos años te despertará una bonita sonrisa. Y ya verás la cara que ponen tus hijos cuando lo vean: «Mamá, ¿yo estaba ahí dentro?».

🌱 *Hablar con tu bebé.* Si hay algo fundamental en una relación es la comunicación. No dudes en hablar con tu bebé o en acariciar tu barriga mientras le pides perdón por no haber podido descansar durante todo el día en el trabajo. Cuéntale tus miedos, explícaselos. Y pregúntale cómo quiere nacer o cualquier duda que tengas. Resulta muy liberador y es posible que te sorprendan los resultados.

🌱 *Meditar.* La meditación tiene grandes ventajas no solo para tu mente, sino también para tu salud. Durante la maternidad puede convertirse en una gran aliada. No es necesario que pases una hora al día cantando mantras y sintiendo que levitas, pero dedicar apenas unos minutos para conectar con tu centro, tus sensaciones y tu respiración será de gran ayuda para desarrollar tu intuición y encontrar tus propias respuestas. También durante el parto la meditación te ayudará a controlar la respiración y, créeme, a lo largo de tu maternidad te vendrá muy bien encontrar un pequeño espacio donde permitir que tu mente deje de pensar durante unos instantes. Si te cuesta parar, puedes empezar haciendo meditaciones guiadas[10], repitiendo mantras o simplemente mirando la llama de una vela o el movimiento de las nubes.

🌱 *Mimar tu alimentación.* Durante el embarazo cuidar de ti es cuidar de tu bebé. Es inevitable y creo que en ningún otro periodo esto es tan evidente. Lo tenemos tan interiorizado que nos viene a la cabeza en cuanto vemos a una mujer embarazada, pero te darás cuenta de que continúa siendo importante durante mucho más tiempo.

De lo que no cabe duda es de que durante el embarazo tu alimentación será fundamental para que ambos estéis bien. Cuídala y hazlo con intención, piensa en tu bebé mientras tomas una deliciosa dosis de frutas antioxidantes o cuando disfrutas de tu plato favorito, seguro que sentirás sus patadas indicando que a él también le gusta. En los próximos

10. En la actualidad puedes encontrar infinidad de portales donde disfrutar de meditaciones guiadas fascinantes. Estos son algunos que te recomiendo: *Mujer holística* (www.mujerholística.com) y los recursos creados por Deepak Chopra (https://deepakchoprameditacion.es/).

capítulos encontrarás todos mis consejos sobre alimentación durante el embarazo y las recetas que te ayudarán en cada etapa.

Un vínculo con todos tus hijos

Crear un vínculo con tu bebé en el segundo, tercer o cuarto embarazo sin duda puede parecer ¡una misión imposible! Además de todas tus obligaciones, ahora tienes uno o varios pequeñines por casa demandando toda tu atención, quizá estás agotada y encima puede que te sientas culpable por no haberte centrado aún en el bebé que crece dentro de ti. Sin duda la bi, tri o cuatrimaternidad es toda una aventura acelerada, pero estoy segura de que si estás en ese momento, ya sabes por experiencia que necesitas crear ese vínculo con tu bebé más que nunca. También es cierto que esta vez la conexión va a ser cosa de tres, cuatro o cinco.

Recuerdo nuestro segundo embarazo. Si te soy sincera, ¡fue una locura! En el mismo periodo hicimos una enorme obra en casa que nos obligó a vivir durante varios meses sin suelo, sin ventanas ni cocina en pleno invierno y con cuadrillas de obreros por todas partes. A la vez yo preparaba la web de *Slow Nutrición* y monté tres cursos *online* con un pequeño a mi lado de apenas dos añitos. Una noche, a las tres de la mañana, cuando la mayor parte de la obra estaba al fin terminada, escuché que llamaban al timbre de nuestra casa. Esa noche mi marido estaba de viaje, estábamos mi hijo y yo solos, y me sobresalté muchísimo. Lo peor es que seguí escuchando sonar el timbre a las tres de la mañana durante

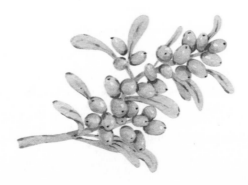

muchas semanas y era yo la única que lo oía. No sabíamos qué hacer. Mi marido se quedó haciendo guardia varias noches sin dormir, pero no vio que nadie se acercara a nuestra casa e, incluso, una noche dejamos una grabadora puesta para que registrase cualquier sonido. Esa noche, mientras el móvil grababa, yo me desperté sobresaltada de nuevo a las tres y media de la madrugada por el sonido de nuestro timbre. Pero en la grabación no se escuchó nada. ¡Pensé que me estaba volviendo loca! Recuerdo que en la revisión se lo conté a mi matrona y me dijo: «Tu bebé está reclamando tu atención». Y yo coincidí con ella.

Aún tenía muchas semanas por delante y las necesitaba todas para conectar con mi hija, así que eso hice. Y fue una experiencia increíble.

Estas son algunas ideas que te podrán ayudar a conectar con tu bebé en el segundo o tercer embarazo y a fomentar un bonito vínculo entre hermanos:

- *Escribe una carta.* Puede que en este momento tu hijo mayor sea aún pequeño para entender qué es lo que te está pasando. Será difícil explicarle que te sientes culpable por estar más cansada o por no poder seguir el ritmo. De la misma manera, quizá también sea un gran alivio contarle a tu bebé, aunque esté dentro de tu barriga, que sientes miedo por su llegada, que te asusta no saber cómo será tener más de un hijo o cualquier cosa que te preocupe. Recuerdo que una de mis pacientes escribía *e-mails* a sus hijos y esta actividad le resultaba liberadora, así que yo he estado haciéndolo a menudo. Es algo que, sin duda, te animo a probar.

- *Cread vuestro espacio tranquilo.* Cuando nazca el nuevo bebé, será difícil disfrutar de la tranquilidad que había en casa con la llegada de vuestro primer hijo; sin embargo, ambos la necesitaréis más que nunca. En uno de mis talleres de iniciación a la lactancia, una de las mamás nos contó que cuando estaba embarazada de su tercer hijo, creó una «habitación tranquila»; un pequeño templo que olía bien, bonito, silencioso, con flores frescas y con todo aquello que le hacía sentir bien. Acudía a esa habitación a menudo durante el embarazo para conectar con su bebé y le fue explicando a sus hijos mayores que aquel era un lugar importante y silencioso. Nos contó lo bien que esto funcionó y cómo acudía a descansar o a pasar ratitos cuando nació su bebé y cómo sus hijos pequeños respetaban aquel espacio.

🌱 *Leed cuentos.* Hay cuentos maravillosos que permitirán a los más pequeños de la casa entender qué está sucediendo dentro de tu barriga y cómo crece su hermanito. Los niños disfrutan mucho si conocen los detalles de algo que les resulta tan increíble y suelen estar muy atentos y quietos mientras se lo cuentas. Recuerdo cómo mi hijo con solo dos años me escuchaba cuando le leía nuestro cuento favorito para ilustrar la llegada de una hermanita. Pues bien, ahora se lo sigue contando a su hermana pequeña[11]. También es bonito que el hermano mayor le cuente a su manera un cuento al bebé. Le hará sentirse útil, partícipe e importante, y el bebé empezará a reconocer la voz de su hermano mayor como una de sus voces favoritas.

🌱 *Preparad juntos la llegada del bebé.* Es posible que con todas las tareas que tienes encima esta vez apenas dispongas de tiempo para pensar en la ropita y en aquellos detalles que tanta ilusión te hicieron hace unos años. Por eso te propongo algo: pide ayuda a tus hijos. Si hay algo fascinante en los niños es su ilusión, ellos son apasionados. ¡Y es tan contagioso! Seguro que a los mayores les hará mucha ilusión elegir uno u otro pijama, doblar la ropa o preparar cualquier detalle de la llegada del nuevo bebé. Esto os ayudará a todos a prestar atención al nuevo miembro de la familia.

11. *Un amor de hermanita* es un precioso cuento para niños que ayuda a reforzar el vínculo entre hermanos ante la llegada de un bebé. Resulta también precioso para contárselo cuando crecen. Desbordes, A.: *Un amor de hermanita*. Madrid, Kókinos, 2017. Otro libro muy especial para entender qué sucede dentro de tu barriga es *9 months: a month by month guide to pregnancy for the family to share*. Adamo, C. y Van de Paa, E.: *9 months: a month by month guide to pregnancy for the family to share*. Londres, Frances Lincoln, 2017.

🌱 *Si no te da tiempo a darte un baño, ¡prepara un baño de pies!* De este gran consejo, que es perfecto para cuidar de tu circulación, encontrarás más detalles en el capítulo 10. Como ya sabes, la maternidad viene para quedarse y, en ocasiones, resulta frustrante no poder llegar a todo o, más bien, a casi nada. Pero también es cierto que nos abre una ventana asombrosa para disfrutar del presente y de cosas en las que apenas habíamos reparado antes, como ¡un baño de pies! Es posible que en muchas ocasiones te mueras por darte un buen baño, uno de esos de película con música y velas. Pero, quizá, esto resulte complicado con más de un pequeñín por ahí. Así que siempre puedes preparar un agradable baño de pies que también podrás disfrutar dentro de unas semanas mientras vigilas a un precioso bebé dormido. Preparar un baño de pies es un ritual fantástico y durante el embarazo se convertirá en una opción ideal para aliviar la hinchazón y pesadez de los tobillos y los pies.

🌱 *Refresca tu cara.* De la misma manera que el baño de pies funciona, te recomiendo utilizar el agua termal DIY del capítulo 3 para cuando necesites relajarte, recibir un toque de aire fresco y cuidar tu piel. Si te encuentras agitada o te cuesta dormir, puedes prepararla esta vez añadiendo dos nuevos ingredientes: una cucharada de postre de espliego o lavanda y tres gotas de Rescue Remedy[12]. Puedes elaborarla en apenas cinco minutos, poner toda la mezcla en un pequeño difusor de color ámbar y ¡disfrutarla durante dos semanas!

🌱 *El día del parto.* Y hablando de la conexión con el resto de tus hijos, hay algunos detalles que podrán ayudarte a construir una bonita relación entre hermanos desde el principio.

---

12. Rescue Remedy o «Remedio de Rescate» es una combinación de esencias florales creada por el doctor Bach con la combinación de cinco plantas: star of Bethlehem (Ornithogalum umbellatum), rock Rose (*Helianthemum nummularium*), impatiens (*Impatiens glandulifera*), cherry Plum (*Prunus cerasifera*) y clematis (*Clematis vitalba*). Se utiliza como remedio de emergencia en momentos de ansiedad o angustia aguda.

Un bonito gesto es preparar un pequeño regalo para llevarlo en la maleta del hospital y decirle a tu hijo mayor que ese es «el regalo que le traía el hermanito». ¿Puedes imaginar su cara de felicidad mientras descubre cuánto lo quiere su nuevo hermano? Verás cómo durante mucho tiempo continuará contándole a todos: «Me lo regaló mi hermanito».

Otra de las cosas que resulta de gran ayuda es prever un espacio en la habitación del hospital para su primera visita, cuando vengan a conocer al bebé. Un espacio literal, donde le dejes un hueco para él en la cama. Parece sencillo, ¿verdad? Cuando Lucas vino a conocer a su hermana, yo le había hecho un espacio a mi lado en la cama para que se subiera. Además, me había llevado al hospital una foto suya que tenía en la mesilla. Estoy segura de que le gustó mucho saber que habíamos pensado en él, que seguía teniendo su sitio y que era importante. Cuando llegue el día, tendrás ideas preciosas para vuestra primera cita a tres.

🌱 *La tarta de bienvenida.* Si hay algo que nos gusta tanto a mayores como a niños es una fiesta ¡y una tarta! Este ritual podéis repetirlo tantas veces como queráis: para celebrar un nuevo mes de embarazo, al comienzo de cada trimestre y para la recta final. Una deliciosa tarta siempre es bienvenida y más si es una tarta ¡especial para mamás!

En el siguiente capítulo verás que las demandas nutricionales durante la gestación son muy altas y que aún lo son más cuando es el segundo, el tercero o el cuarto embarazo. Es posible que todavía no hayas podido restablecer todas tus reservas de nutrientes tras el parto y la lactancia anteriores. Por eso, este capítulo no puede terminar sin una deliciosa tarta para nutrirte y conectar con tu bebé. Esta tarta de jengibre y limón resulta de lo más fresca y digestiva durante el embarazo y se ha convertido en una de nuestras favoritas. Es el momento de hornearla y ponerle las velas. ¿Hay algo que les guste más a los hermanos mayores que soplar las velas?

En el capítulo 10 encontrarás también mis *brownies* favoritos para el posparto.

Tartaleta de bienvenida de mousse de limón y jengibre

INGREDIENTES

Para la tartaleta:

1½ taza de harina de almendras

4 dátiles Medjool

½ cucharada de postre del sal yodada

¼ de taza de mantequilla sin sal derretida

1 huevo grande ecológico

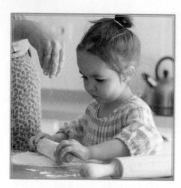

Para la mousse de limón:

4 huevos ecológicos

4 limones

3 dátiles Medjool (si te gusta muy dulce, puedes añadir un dátil más)

100 gramos de mantequilla sin sal

1 y ½ cucharadas de postre de jengibre en polvo

PREPARACIÓN

Comienza por preparar la crema de dátiles, para ello toma todos los dátiles, tanto los del relleno como los de la base, y sumérgelos en agua caliente durante 30 minutos. Mientras, desinfecta los limones si no lo habías hecho previamente y reserva. Posteriormente bate los dátiles, añadiendo el agua donde estaban sumergidos poco a poco, hasta obtener una textura similar a una crema, y reserva.

Para la tartaleta:

Mezcla la harina con la mitad de la crema de dátiles, la sal, la mantequilla y el huevo (es importante que por seguridad alimentaria no rompas el huevo en el mismo recipiente donde vas a batir, para evitar que pueda caer parte de la cáscara y con ello aumente el riesgo de contraer salmonelosis) y mezcla con la ayuda de una cuchara. Precalienta el horno a 180 grados. A continuación pon papel para hornear en un molde y presiona la masa hasta cubrir toda la base y los laterales con una capa fina de la mezcla. Hornéala durante unos 25 minutos a 180° hasta que quede dorada y con aspecto crujiente. Después retírala y déjala enfriar.

Para la mousse de limón:

Comienza por preparar la ralladura, el zumo de limón y reserva. En un bol bate los huevos y añade el resto de crema de dátiles, el zumo de limón, el jengibre y la ralladura de limón al gusto (si te gusta más ácida puedes añadir la ralladura de los 4 limones, si no con 3 estará perfecta).

Añade la mezcla a un cazo a fuego medio-bajo y remueve durante 12 minutos. Después cuela la crema y añade la mantequilla sin dejar de remover. Es el momento de dejar que se enfríe. Una vez fresca refrigérala al menos durante 1 hora y media antes de poner sobre la base para que no se ablande.

Ahora solo tienes que añadir la mousse de limón fresquita a la base cuando la vayáis a consumir. Puedes decorarla al final con un par de hojas de romero, con una flor o con una vela.

CAPÍTULO 9

Cuidar de ti, cuidar de él

Tu alimentación durante el embarazo es una herramienta muy poderosa para cuidar de tu salud y de la de tu bebé. Un instrumento con un gran potencial cuyos efectos viajarán desde este momento hasta las generaciones futuras. Y que como toda herramienta, funciona mejor con un buen manual de instrucciones.

En este capítulo emprenderemos un fascinante camino para que descubras su importancia. Trataré de hacerlo de la forma más sencilla posible. Las mamás embarazadas reciben mucha información y además lidian con bastantes preocupaciones, así que espero hacerte llegar lo más importante, la esencia de lo que debe ser tu alimentación durante este periodo: «la alimentación en el embarazo no consiste en comer por dos, sino en elegir por dos». ¡Allá vamos!

Elegir por dos

En las últimas décadas la nutrición perinatal se ha convertido en un jugador clave para la susceptibilidad de padecer trastornos metabólicos en la edad adulta. Es decir, tu manera de comer durante los próximos meses puede ayudar a tu hijo a expresar genes que le ayuden a ser un adulto más sano y feliz. Esta es una gran noticia, ¿no te parece? Se conoce como programación metabólica[13], y tras estas dos palabras se explica cómo tu alimentación desempeña un papel protagonista para que tu bebé tenga menos posibilidades de sufrir sobrepeso u obesidad, una sensibilidad reducida a la insulina y alteraciones en el páncreas y otras vías metabólicas. También para que desarrolle un mayor coeficiente intelectual, un menor riesgo de alergias y una mayor predilección por un estilo de vida y alimentación sanos.

Sin duda, tienes por delante unos meses muy valiosos para cuidar de tu bebé y también de ti. Porque la naturaleza es extremadamente inteligente y durante el embarazo le da a tu bebé todos los nutrientes que necesita, aunque para ello tú te quedes sin reservas e, incluso, te provoque un déficit. Y aunque es cierto que resulta complicado que llegues a sufrir un déficit energético, no lo es tanto si hablamos de micronutrientes; esos nutrientes pequeñitos como las vitaminas, los minerales y los compuestos bioactivos de los que te he hablado en capítulos anteriores y que son fundamentales para tu bienestar y estado de ánimo, y para asegurar tu vitalidad, tu recuperación durante el posparto y tu salud y fertilidad futuras.

Se estima que alrededor del 25% de las mujeres embarazadas padece alguna deficiencia de vitaminas. Entre el 40 y el 98% de las embarazadas a nivel mundial presenta niveles bajos de vitamina D y un 38,2% tiene anemia. Es curioso porque, a su vez, un 40% de las mujeres europeas

13. En la actualidad, investigadores de 36 instituciones de la Unión Europea, Estados Unidos y Australia colaboran en el Proyecto de Investigación de Nutrición Temprana, financiado por la Comisión Europea (http://www.project-earlynutrition.eu). En esta investigación exploran cómo la nutrición y el estilo de vida durante periodos sensibles de plasticidad temprana (antes y durante el embarazo, la lactancia y la primera infancia) demuestran tener efectos a largo plazo en la salud posterior del niño, incluido el riesgo de enfermedades no transmisibles comunes como la diabetes, enfermedades cardiovasculares y obesidad. Detrás de los títulos «programación metabólica temprana de salud y enfermedad a largo plazo» u «orígenes del desarrollo de la salud y la enfermedad del adulto» se observa cómo durante esta etapa sensible, la nutrición materna tiene un gran impacto en la modificación epigenética y en la expresión génica modulando así la posterior salud de su descendencia.

en periodo de gestación desarrolla diabetes gestacional y la mitad de la prevalencia puede explicarse por sobrepeso u obesidad.

Recuerdo una entrevista que me hicieron para los informativos de una famosa cadena de televisión. Era el día mundial de la obesidad y el reportero me preguntó: «Una persona con sobrepeso, ¿puede estar malnutrida? ¿Es eso posible?». Me parecieron unas preguntas muy interesantes y la respuesta a ambas es «sí». Una persona puede tener un exceso de masa corporal, padecer sobrepeso u obesidad y, sin embargo, presentar importantes déficits de hierro, vitamina D o folatos, por citar algunos ejemplos. En definitiva, puede presentar una deficiencia de aquellos nutrientes que desempeñan un papel fundamental tanto para el desarrollo de un bebé como para el bienestar de la madre, y que contribuyen a que el embarazo transcurra con normalidad.

Recuerdo el caso de Sonia, una mujer embarazada de veinte semanas que vino a mi consulta. Sonia era pediatra y llevaba un ritmo de trabajo muy acelerado, pero aun así no llegaba a entender el porqué de su enorme fatiga; una fatiga que le impedía cumplir con su jornada laboral y la hacía caer agotada por todos los rincones. Me senté frente a ella en la consulta y solo ver su cara — piel blanca algo grisácea y ojeras grises marcadas— ya me dio una pista. He visto a muchas pacientes lucir este aspecto tras una importante anemia o debido a un bajo nivel de ferritina. Comenzó nuestra conversación: me contó que todo iba bien, que las analíticas eran correctas y que empezaba a sospechar que su cansancio podía estar relacionado con su alimentación, a pesar de que, *a priori*, comía muy bien. Efectivamente, algo pasaba y para empezar sus analíticas estaban bien; bien incompletas, a decir verdad. Todo parecía estar dentro de los valores adecuados, pero habían olvidado incluir en sus análisis datos tan importantes como sus niveles y su reserva de hierro o sus niveles de vitamina D, justo los que yo empezaba a sospechar que podían estar «bajo mínimos». Además, durante nuestra sesión también nos dimos cuenta de otro detalle importante: Sonia llevaba exactamente dieciocho semanas sin tomar nada de pescado. Esto implicaba que su ingesta de DHA, grasa que su bebé necesitaba desde el primer día en altísima demanda y que formaría parte de la membrana de todas sus células, era absolutamente deficitaria en su dieta, y, viendo cómo se sentía, me atrevería a decir que también en sus reservas. Sonia se hizo una analítica completa que confirmó un déficit severo de vitamina D y una gran anemia. Tardó unas cuatro semanas en encontrarse bien, pero, por suerte, lo consiguió. Nos alegramos mucho de habernos conocido porque Sonia, por fin, recibía los cuidados que necesitaba, lo que le permitió llegar a la recta final de su embarazo y al parto con el estado nutricional adecuado para afrontar sus exigencias y evitar complicaciones mayores, como una depresión posparto o una gran inflamación y anemia. Además, estas pautas se convirtieron en el principio de una nutrición óptima para su bebé no solo mientras estuvo en su vientre, sino durante los meses siguientes a través de su nutritiva leche materna.

Recuerda que cuidar de ti es también cuidar de tu bebé y viceversa, que compartís hogar e, incluso, un gran órgano: la placenta. Recuerda que sus genes se expresan ahora en este instante y que cuidar de tu alimentación es uno de los mayores gestos de amor que le podrás regalar o, mejor dicho, que os podréis regalar jamás.

La esencia de la alimentación durante el embarazo no consiste en comer por dos, como le decían a nuestras abuelas. En realidad, les faltó añadir que lo realmente necesario es adquirir vitaminas, minerales, compuestos bioactivos y grasas antiinflamatorias para los dos. Ahí sí puede que estemos ante la verdadera clave de la alimentación en el embarazo.

Es hora de simplificar

Ahora que conoces la importancia y el grandísimo potencial que tiene tu alimentación puede que te sientas todavía más perdida y abrumada. A menudo en la consulta mis pacientes ven como si la alimentación durante el embarazo pareciese un Tetris. Una de esas pantallas de un videojuego donde han de encajar todas las cosas prohibidas, los exámenes de peso, las náuseas y los mil y un consejos, y tú estuvieses con el mando intentando hacer todo lo posible para que nada perjudique a tu bebé. Si sales a comer fuera y sabes elegir en la carta de un restaurante, creo que te pasan de pantalla, también que es posible que termines pidiendo lo más frito e insano de la carta solo porque te parezca lo menos peligroso.

Supongo que ha llegado el momento de simplificar. Por eso voy a ponértelo fácil, para que conozcas los alimentos que debes consumir y los que tienes que evitar durante este periodo. ¿Vienes conmigo?

Qué potenciar

A continuación encontrarás un listado de los nutrientes cuya ingesta es una gran idea potenciar durante esta etapa y de los alimentos seguros donde los vas a encontrar.

Grasa DHA. El DHA (ácido docosahexaenoico) es un ácido graso omega 3 esencial sumamente importante en este periodo: se trata de un componente estructural clave para el desarrollo normal del cerebro que forma parte de las membranas celulares y es vital para la creación de tejidos. Tu bebé necesita DHA para desarrollar su cerebro y su retina, y también precisa almacenar una buena reserva para después de su nacimiento. Tú se lo proporcionas a través de la placenta.

Durante los últimos meses de embarazo, alrededor de unos 7 gramos de DHA al día pasan de tu cerebro a tu bebé. Si tu ingesta no es suficiente, lo tomará de tus reservas, y si estas no son suficientes, no recibirá el DHA necesario para su desarrollo. Se ha observado que durante el transcurso del embarazo las concentraciones de ácidos grasos esenciales DHA en la madre disminuyen hasta quedar por debajo del 52% en el momento del nacimiento. Cuando tu bebé toma el DHA de tu reserva y tú no vuelves a restaurarla, es posible que en unos meses percibas una sensación de falta de memoria y de concentración nada agradable, parecida a la que me describen a menudo mis pacientes.

Veamos ahora cómo puedes conseguir la cantidad de DHA que tú y tu bebé necesitáis:

- Según las recomendaciones actuales, las mujeres embarazadas deben tener una ingesta promedio total diaria de, al menos, 300 miligramos de DHA. Para ello, has de consumir, como mínimo, dos porciones no muy grandes a la semana de pescado rico en grasa, como la caballa, el salmón, el arenque o las sardinas, o aceite de pescado.

- Para las mujeres embarazadas y en periodo de lactancia que no alcanzan esta recomendación, la Autoridad Europea de Seguridad Alimentaria aconseja consumir un suplemento de 100 a 200 miligramos de DHA preformado por día, además de una a dos porciones de pescado (en particular, pescado graso) por semana (la recomendación es la que se da para la población en general).

Vitamina D. La vitamina D es una hormona liposoluble conocida por su importante papel para el mantenimiento de la integridad ósea, el metabolismo de la glucosa, la formación de los vasos sanguíneos, la inflamación, el sistema inmunológico y la expresión génica. En el embarazo, el feto depende por completo de las reservas maternas de vitamina D para su desarrollo. Esto es fundamental porque la deficiencia de vitamina D en la madre se ha asociado con el raquitismo neonatal, con el nacimiento prematuro o con un mayor riesgo de preeclampsia. Asimismo, el déficit de vitamina D representa un problema de salud pública que, además de afectar a las embarazadas (entre un 20 y un 40%), es una de las principales causas de cansancio, de riesgo de infecciones y de bajo estado de ánimo durante el posparto. De hecho, encuentro a diario en mi consulta a mamás con estos síntomas.

¿Cómo puedes asegurar una adecuada reserva de vitamina D?

❧ La vitamina D se obtiene, principalmente, mediante síntesis subcutánea durante la exposición solar. Sin embargo, la edad, la pigmentación de la piel o los protectores solares pueden inhibir este proceso. Una crema solar con un factor de protección 30 reduce la síntesis de vitamina D hasta en un 95%.

Por ello se recomienda exponer al sol sin protección de 10 a 15 minutos y dos o tres veces por semana partes del cuerpo como las piernas, los brazos y la espalda a primera hora de la mañana o a última de la tarde, evitando las horas centrales del día. Pasear y meditar al aire libre siempre es una idea maravillosa para conseguirlo.

❧ La vitamina D también se encuentra en alimentos como los pescados grasos, la yema de huevo y en productos lácteos a los que se les ha añadido de forma artificial. Por suerte, ahora es sencillo encontrar leches y bebidas vegetales enriquecidas con vitamina D.

❧ Otra manera de conseguir la cantidad necesaria de vitamina D es mediante suplementos en forma de colecalciferol (vitamina D-3) o ergocalciferol (vitamina D-2). En la actualidad, en nuestro país no hay un consenso en cuanto a la suplementación de vitamina D durante el embarazo, cosa que sí sucede, por ejemplo, en el Reino Unido. Por lo tanto, es importante considerar de forma individual cada caso. Ten en cuenta esta vitamina y habla de ella con tu nutricionista para que pueda estudiar tus valores de 25 (OH) vitamina D y ver cuál es la mejor solución, no solo para recuperar tus reservas en caso de déficit, sino para introducir rutinas saludables que te ayuden a mantener unos valores adecuados[14].

Hierro. Más del 30% de las mujeres embarazadas en el mundo industrializado presenta déficit de hierro. Durante el embarazo, la demanda de este mineral aumenta para cubrir las necesidades del bebé y de la madre, y para preparar la pérdida de sangre durante el parto. Se estima que la demanda de hierro pasa de 0,8 a 7,5 miligramos al día de ferritina absorbida diariamente.

A pesar del fácil acceso que tenemos a alimentos ricos en hierro, en torno a un 38,2% de las embarazadas a nivel mundial padece anemia. Cuando recojo la historia clínica de muchas de mis pacientes, me dicen frases como: «Yo siempre he tenido el hierro bajito, ya estoy acostumbrada». En el embarazo no podemos quedarnos ahí: según las últimas investigaciones científicas, la anemia o déficit de hierro se asocia con un mayor riesgo de parto prematuro, de disminución de las defensas, con una función materna deteriorada y con un desarrollo psicomotor y una función cognitiva disminuidos en la infancia.

Veamos cómo prevenir y abordar el déficit de hierro durante el embarazo:

🌱 Para prevenir la anemia y asegurar una adecuada ingesta de hierro es fundamental utilizar ingredientes que sean ricos en este nutriente y, además, es importante que su absorción sea fácil y que la puedas potenciar eligiendo combinaciones clave que encontrarás a lo largo de este libro. Algo que todavía has de tener más en cuenta si sigues una dieta vegetariana o vegana.

14. Los niveles séricos de 25 (OH) Vitamina D (<75, <50 y <25 nmol/L) se utilizan para definir respectivamente la insuficiencia, deficiencia y deficiencia severa de vitamina D.

❦ Entre los alimentos e ingredientes más ricos en hierro encontramos algunas especias y condimentos como el tomillo, la albahaca y el orégano; opciones muy beneficiosas y digestivas para dar sabor a tus platos y evitar el exceso de sal.

❦ Los mariscos como las almejas, las chirlas y los berberechos son una importante y deliciosa fuente de hierro. En la consulta, las mamás me suelen decir que se mueren de ganas de comer berberechos cuando antes apenas los probaban, lo que nos da una gran pista para indagar cómo están sus niveles de hierro y ferritina.

❦ De origen vegetal, encontramos las lentejas, la soja, las judías pintas, la quinoa, las semillas de sésamo y las pipas de girasol. En este caso, ya que son de origen vegetal, la absorción de hierro es menor. Para potenciarla, te recomiendo que las tomes junto con alguna fruta o verdura rica en vitamina C, como el brócoli, un puñado de fresas, una naranja o unos deliciosos arándanos. Y lo más alejados posible de alimentos lácteos ricos en calcio y de bebidas carbonatadas, ya que dificultan la absorción de hierro.

❦ Muy ricos en hierro son las carnes, los pescados y el huevo. En el siguiente apartado te especifico algunos detalles que has de tener en cuenta durante su preparación para evitar riesgos durante el embarazo.

En el caso de mujeres embarazadas con antecedentes de déficit de hierro o con una analítica donde se confirme anemia, será necesario ingerir un suplemento de 30 a 60 miligramos al día de hierro, que ha de ser prescrito siempre por un nutricionista especializado o por un ginecólogo.

Calcio. El calcio es el mineral más abundante en nuestro cuerpo y juega un rol destacado en la maternidad. Muchos huesos fuertes se forman dentro de ti en este momento, pequeños músculos aprenden a contraerse, el impulso nervioso sucede y los nuevos neurotransmisores se construyen. Por fortuna, a pesar de esta altísima demanda de calcio necesaria para crear todas las estructuras óseas del bebé, durante el embarazo y durante el periodo de lactancia se producen en la madre una serie de adaptaciones fisiológicas que hacen que la absorción, utilización y retención del calcio sea más eficaz. La absorción aumenta entre un 25 y un 40% hasta alcanzar un 60% durante este periodo. ¡Increíble!

Sin embargo, aun así nos seguimos topando con complicaciones derivadas de una baja ingesta materna de calcio, como osteopenia futura para la madre, parestesia, mayor riesgo de trastornos hipertensivos en el embarazo, calambres musculares y temblores. Por otra parte, el bebé puede sufrir un retraso en el crecimiento y padecer un déficit de mineralización ósea.

Veamos, entonces, cuáles son las recomendaciones actuales para asegurar una ingesta adecuada de calcio:

- Según el documento consenso de la Sociedad Española de Nutrición Comunitaria, se recomienda ingerir cuatro raciones de lácteos al día para cubrir las necesidades de calcio durante el embarazo: leche y derivados (yogures y queso pasteurizado). Los productos lácteos presentan la ventaja de que facilitan una absorción muy elevada del calcio.

- Como interesante fuente vegetal de calcio encontramos alimentos muy ricos en compuestos bioactivos que, a pesar de presentar una menor absorción (debido a su contenido en compuestos como los oxalatos), resultan muy recomendables para la dieta: verduras como las acelgas, las espinacas, el brócoli y la col, y legumbres como las lentejas, los garbanzos y la soja.

- Las sardinas, el salmón y las almendras también son alimentos muy ricos en calcio y en grasas saludables.

- Otra cosa imprescindible para la adecuada absorción y metabolismo del calcio es asegurar unos niveles saludables de uno de los nutrientes de los que ya te he hablado: la vitamina D.

- En cuanto a la suplementación, actualmente la Organización Mundial de la Salud solo recomienda entre 1,5 y 2 gramos de calcio al día durante el embarazo para las mujeres en edad de riesgo o para mujeres con bajo consumo de calcio en su dieta. Sin duda, lo más eficaz es que sea tu nutricionista quien valore tu caso.

Yodo. El yodo es un mineral necesario para la síntesis de las hormonas tiroideas. Pasa a través de la placenta para producir hormonas tiroideas fetales y desempeña una función clave para el desarrollo cognitivo y para el cerebro de tu bebé. Su déficit es la causa más común de trastornos cognitivos y cerebrales en todo el mundo. Además, resulta fundamental para evitar complicaciones como hipotiroidismo materno o aborto.

A pesar de que las necesidades diarias no superan los 150-290 microgramos al día, se estima que el 44% de la población europea presenta un déficit de este importante mineral.

Veamos cómo prevenir y abordar el déficit de yodo durante el embarazo:

- Como ya te he contado en el capítulo 4, una de las principales fuentes de yodo es la sal yodada. Si aún no la estás utilizando, ya es el momento de incluirla en tu despensa. Otras fuentes muy interesantes son los pescados y mariscos, así como los alimentos lácteos obtenidos de animales alimentados con pasto rico en yodo.

- Cabe destacar que las algas tienen un contenido en yodo muy por encima del nivel máximo de ingesta recomendada, lo que podría resultar perjudicial para la tiroides del bebé. Si bien es cierto que el consumo de algas forma parte habitual de la dieta de determinadas poblaciones, lo que les confiere una adaptación metabólica a altas ingestas de yodo, si no es este tu caso, este no es el mejor momento para aumentar o comenzar su consumo.

👣 Por último, recuerda algo importante: si tu ingesta total de yodo no alcanza los 2 gramos al día, se recomienda la suplementación con 200 microgramos diarios desde el periodo preconcepcional.

Folatos y vitamina B-12. El ácido fólico es la vitamina más conocida con relación al embarazo y el primer suplemento que se pauta a todas las mujeres en su primera consulta: 400 microgramos de ácido fólico al día protegerán a tu bebé de defectos en el tubo neural. Sus principales fuentes dietéticas son el germen de trigo, las especias, las verduras de hoja verde y las legumbres. Sin embargo, la demanda de esta vitamina durante el embarazo es tan elevada que para alcanzar con certeza los niveles requeridos es necesaria la suplementación.

Quiero hablarte de otra vitamina, quizá menos conocida, pero que también desempeña un rol destacado a la hora de prevenir estos defectos, la B-12. Un déficit de esta vitamina se relaciona también con un mayor riesgo de padecer defectos del tubo neural, incluidas la espina bífida, la preeclampsia y las anomalías fetales. La insuficiencia de vitamina B-12 afecta al 25% de las embarazadas a nivel mundial y hay que mirarla con especial atención, ya que en muchas ocasiones su déficit puede no detectarse debido a la suplementación de ácido fólico.

Estos son los alimentos más ricos en vitamina B-12:

👣 Sardinas asadas, mejillones, caballa, atún, huevo, almejas, pollo, pulpo, sepia… En general, se trata de alimentos de origen animal, por lo que las embarazadas que sigan una dieta vegana o vegetariana han de cuidar con especial atención sus niveles de vitamina B-12 durante este periodo.

En cuanto a la suplementación, si sospechas que tu ingesta de vitamina B-12 es baja, debes compartirlo con tu nutricionista para que pueda considerar y evaluar si es necesaria.

115

Antioxidantes. Las últimas investigaciones científicas recomiendan asegurar una ingesta adecuada de antioxidantes para evitar durante el embarazo el estrés oxidativo que se relaciona con conocidas complicaciones como la preeclampsia, el parto prematuro, la restricción del crecimiento intrauterino y la ruptura prematura de membranas. Afortunadamente, encontramos de manera natural en la alimentación las cantidades adecuadas de vitaminas C y E.

La vitamina C, además, facilita la absorción de hierro, lo que puede ayudar a prevenir la anemia megaloblástica durante el embarazo, y participa en la síntesis del colágeno, la proteína más abundante del cuerpo y un componente primario del tejido conectivo del que están compuestos la piel, los tendones y los huesos. El colágeno es muy importante para el desarrollo del bebé y también para cuidar de la piel, del cabello y de las articulaciones de la mamá durante el embarazo, así como para la recuperación posparto.

Durante el embarazo y también durante la lactancia se transportan a través de la placenta entre 60 y 85 miligramos diarios de vitamina C para cubrir las necesidades del bebé.

Por el contrario, la ingesta recomendada de vitamina E durante el embarazo no es superior a la aconsejada para adultos sanos, que se mantiene en torno a entre 7 y 10 miligramos al día de alfa-tocoferol. Eso sí, alcanzarla es importante, ya que ambas vitaminas funcionan de forma sinérgica; es decir, se potencian para promover esta defensa antioxidante y prevenir el estrés oxidativo.

Veamos cómo cubrir los requerimientos de vitaminas C y E durante el embarazo:

- Que nunca falten en tu despensa frutas y verduras ricas en vitamina C como el brócoli, los pimientos, los cítricos, la guayaba, los frutos rojos, el kiwi o las fresas.

🌱 Las principales fuentes de vitamina E son las avellanas, las almendras, las pipas de girasol, el aceite de oliva virgen extra y el orégano seco; alimentos todos ¡deliciosos!

Hidratos de carbono de bajo índice glucémico y altos en fibra. Tu bebé necesita un suministro constante de glucosa materna para apoyar su crecimiento y desarrollo, sobre todo a nivel cerebral. Este suministro de glucosa lo pueden aportar distintos tipos de hidratos de carbono de alto y bajo índice glucémico.

Los hidratos de carbono de bajo índice glucémico son siempre los más beneficiosos y, en particular, durante el embarazo, ya que incrementan en menor medida y a menor velocidad, la glucosa en sangre. Esto hace que tu glucosa se mantenga más estable a lo largo del día, mientras previene complicaciones como la diabetes gestacional, la preeclampsia o el parto prematuro y evita que tu bebé tenga un peso alto al nacer. Además, los hidratos de carbono de bajo índice glucémico, entre otras cosas, disminuyen la ansiedad y la ingesta compulsiva, reducen el colesterol en sangre y la inflamación, mejoran la calidad del sueño y evitan el sobrepeso y el aumento excesivo de grasa corporal.

En mujeres embarazadas diagnosticadas de diabetes gestacional, los hidratos de carbono de bajo índice glucémico reducen la necesidad de recurrir a la insulina, ya que mejoran la glucemia después de las comidas.

Es espectacular comprobar cómo la ingesta de uno u otro tipo de hidratos de carbono puede llegar a repercutir en una mujer embarazada. Recuerdo el caso de Elena, una paciente de cuarenta años y con dos niños que había sido diagnosticada de diabetes gestacional en su tercer embarazo. Elena me hablaba de su necesidad compulsiva de consumir alimentos dulces de manera constante. Me explicaba algo que escucho demasiado a menudo a mis pacientes durante nuestras primeras entrevistas: que cuanto más alimentos dulces comen, más necesitan. Se sienten como en una montaña rusa de felicidad y negatividad constantes y de energía y agotamiento, y no pueden creer que todo eso sea consecuencia del consumo de hidratos de carbono de alto índice glucémico. No lo creen hasta que ellas mismas lo experimentan: la ingesta de hidratos de carbono de bajo índice glucémico tiene el poder de mantener la glucosa más estable; es decir, de evitar que se produzcan ni grandes aumentos ni grandes descensos de glucosa, que son los culpables de que se sientan como en una auténtica montaña rusa.

Este es el motivo por el que se están prescribiendo dietas altas en fibra e hidratos de carbono de bajo índice y carga glucémica a mujeres embarazadas con riesgo de diabetes gestacional. Estas dietas son preventivas y se recomiendan durante el periodo preconcepcional y al inicio del embarazo, pues dan muy buenos resultados.

El siguiente es un listado de alimentos ricos en fibra y de bajo índice glucémico:

- Las frutas no excesivamente maduras, los vegetales, las legumbres, los lácteos sin azúcares añadidos, los frutos secos y los cereales en su versión integral. Todos ellos forman parte de tu despensa fértil y te ayudarán a cuidar de ti y de tu bebé.

Qué evitar

A continuación te apunto los alimentos que puede ser peligroso consumir durante esta etapa.

Pescados de gran tamaño. La Autoridad Europea de Seguridad Alimentaria recomienda consumir de una a cuatro porciones de pescado o marisco por semana durante el embarazo, ya que su ingesta se asocia con una mejor función del neurodesarrollo en los niños. No obstante, advierte que hay que evitar cuatro especies de pescado por su alto contenido de metilmercurio: pez espada, emperador, tiburón, atún rojo y lucio. El metilmercurio es un contaminante que afecta al sistema nervioso central y tiene efectos inmunotóxicos. El feto y los niños son los más sensibles a este metal.

Alimentos crudos de origen animal, ahumados y no completamente cocinados. Se deben evitar durante el embarazo los alimentos crudos de origen animal y los que no están cocinados por completo porque pueden transmitir toxoplasmosis y listeriosis, enfermedades que causan daño fetal severo, parto prematuro y muerte fetal. También transmiten otras infecciones con riesgos particularmente altos para el embarazo, como la salmonela, la bacteria *E. coli* o la *Campylobacter*.

Evita los siguientes alimentos: carne cruda o no cocinada por completo, salami, salchichas crudas, jamón, pescado ahumado, pescado crudo, mariscos crudos, leche no pasteurizada y derivados como el queso no pasteurizado, huevos crudos (también salsas y mayonesas caseras), *mousses*, merengues, pasteles caseros, tiramisú, helados caseros, ponches de huevo y patés refrigerados.

Frutas y verduras sin lavar y crudas. Las frutas y verduras, así como la lechuga y ensaladas de hoja verde, deben lavarse bien antes de su consumo. En el caso de los zumos, si son envasados, asegúrate de que estén pasteurizados. Evita tomar alimentos cultivados en el suelo sin lavar y pelar, así como brotes crudos de cualquier tipo. En caso de cocinar los vegetales, no los dejes a temperatura ambiente durante mucho tiempo e intenta consumirlos poco después de la preparación.

Cómo lavar las frutas y verduras durante el embarazo.

Una de las preguntas que con mayor frecuencia me hacen las embarazadas es cómo se deben lavar los vegetales. Según la Organización Mundial de la Salud, el lavado de frutas y hortalizas es una de las rutinas que se debe poner en práctica con mayor rigor para evitar la propagación de parásitos, bacterias y virus. Durante el embarazo es imprescindible llevar a cabo esta acción higienizante.

A pesar de que disponemos de mucha información sobre fórmulas milagrosas para lavar vegetales, la única forma segura de desinfectar las frutas y verduras es hacerlo con soluciones de hipoclorito en concentración de 100 a 200 partes por millón, lo que equivale a una cucharada por litro de agua. Sumerge tus vegetales y frutas en esa solución durante 15 minutos y después enjuágalas a conciencia con agua. Procura no dejarlas más tiempo para evitar que se marchiten y tengan gusto a hipoclorito.

En el caso de las verduras de hoja, primero se deben eliminar las hojas externas que contienen la suciedad y después lavarlas. Una vez limpias, un truco para conservarlas es guardarlas en la nevera dentro de una bolsa de tela húmeda. Mantendrán mejor su turgencia y seguridad.

Y hablando de cómo almacenar tus vegetales, guarda por separado los alimentos cultivados en el suelo o cerca del suelo que estén sin lavar o cocinar para evitar la contaminación cruzada.

Comida preparada y envasada como ensaladas y sándwiches. Evita el consumo de lácteos sin pasteurizar y de comida preparada como ensaladas preenvasadas, sándwiches como los que se suelen encontrar en las máquinas de *vending* y que contienen vegetales, huevo, carne, fiambres, pescado o derivados, y comida para llevar. La listeria puede multiplicarse a temperaturas frías en un refrigerador.

Las comidas precocinadas y las aves listas para el consumo no deben tomarse frías. Si vas a hacerlo, asegúrate de que se han calentado por encima de los 75°.

Hígado y suplementos con vitamina A. La vitamina A es importante para la vista, para fomentar la función inmunitaria y para favorecer el crecimiento y el desarrollo fetal. Es sencillo alcanzar las cantidades recomendadas con una alimentación saludable que incluya alimentos como leche y yema de huevo, vegetales como espinacas, zanahorias y rúcula, y especias como pimentón y orégano. Al ser una vitamina liposoluble es capaz de almacenarse en el hígado y en el tejido adiposo, por lo que las reservas maternas suelen ser suficientes durante el embarazo y no es recomendable su suplementación de manera generalizada. De hecho, una ingesta excesiva puede resultar perjudicial para el bebé, sobre todo durante el inicio de la gestación[15]. En países donde su déficit es poco común se recomienda evitar el consumo de suplementos con vitamina A preformada (retinol) y el de hígado por su alto contenido en esta vitamina. Si vives en una zona donde es común el déficit de vitamina A, como en África y Asia Sudoriental, consulta tu caso con tu nutricionista[16] para que pueda valorarlo.

Alimentos ultraprocesados, azúcares y grasas de baja calidad. Los alimentos ultraprocesados se definen como productos alimentarios compuestos en su mayor parte, o por completo, de azúcares (en forma de sacarosa, fructosa, glucosa, hidrolizados de almidón como jarabe de glucosa o jarabe de alto contenido de fructosa), aceites, grasas y otras sus-

---

15. El exceso de retinol en embarazadas debido al mal uso de suplementos vitamínicos o a un consumo excesivo de hígado puede tener efectos teratogénicos, observándose anomalías fetales derivadas como exencefalia, labio leporino o paladar hendido y defectos de visión, anomalías cardiacas y alternaciones del sistema nervioso.

16. Un nutricionista es un profesional sanitario con titulación universitaria (Diplomado o Graduado Universitario en Nutrición Humana y Dietética), reconocido como un experto en alimentación, nutrición y dietética, y cualificado y legalmente reconocido para poder prescribir una buena alimentación, tanto para grupos de personas o de individuos en buen estado de salud como para los que necesitan un régimen terapéutico. A la hora de elegir a tu nutricionista hazlo con responsabilidad, asegúrate de su formación y de poner tu salud en manos de un profesional colegiado. Sin duda, el nutricionista es una pieza clave para cuidar de tu salud.

tancias que no se suelen utilizar en preparaciones culinarias, como conservantes, edulcorantes, aceites hidrogenados, almidones modificados y aislados de proteínas. El consumo de este tipo de productos se relaciona con un aumento del peso materno, así como un mayor peso gestacional y con un incremento de la grasa corporal del bebé, en comparación a si se sigue una dieta basada en hidratos de carbono de bajo índice glucémico, rica en granos enteros y vegetales.

La exposición materna a un exceso de nutrientes de baja calidad durante el periodo intrauterino también podría afectar a una serie de vías metabólicas en los órganos aún en desarrollo del bebé, como el hígado, el músculo esquelético, el tejido adiposo, el cerebro y el páncreas, y favorecer modificaciones epigenéticas, lo que podría provocar obesidad en la edad adulta, homeostasis anormal de la glucosa y una menor sensibilidad reducida a la insulina en la descendencia. Por otra parte, podría derivar en un aumento de la prevalencia de la diabetes gestacional, en un parto prematuro y en que el peso del bebé al nacer esté fuera de los rangos de normalidad.

Un peso bajo o alto en el recién nacido se asocia con una mayor prevalencia de obesidad en la edad adulta. Además, un peso corporal bajo al nacer se relaciona con múltiples patologías que definen el síndrome metabólico: hipertensión, dislipidemia, hiperinsulinismo e intolerancia a la glucosa en el adulto.

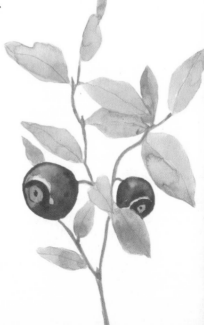

Otro de los factores en los que influye de manera decisiva la dieta materna es en algo fascinante de lo que cada vez sabemos más: la microbiota y su papel fundamental en nuestra salud. Para explicárselo a mis pacientes, les digo que la microbiota son los bichitos buenos que hay en nuestro intestino; todas esas especies que lo colonizan —más de cien billones de microorganismos con los que compartimos hogar— y que están sumamente implicadas en nuestro bienestar y salud.

Y te cuento esto porque se ha observado que, con independencia del índice de masa corporal materno, cuando las embarazadas se alimentan con una dieta alta en grasas de baja calidad o padecen diabetes gestacional, el microbioma del intestino neonatal aparece alterado. Esto puede afectar a la colonización intestinal inicial del bebé, lo que le hará más propenso a contraer infecciones y a padecer enfermedades en un futuro, como pueden ser un mayor riesgo a desarrollar dermatitis atópica o a ser más sensible a los alérgenos.

Plantas medicinales. Se estima que entre el 40 y el 58% de las embarazadas europeas consume plantas medicinales para, entre otros, paliar síntomas comunes del embarazo como náuseas, vómitos, acidez o calambres, para acelerar y acompañar el proceso del parto o para combatir el insomnio o el estreñimiento. A pesar de su procedencia natural, el consumo de hierbas medicinales no está exento de efectos que, en ocasiones, no solo no son los esperados, sino que pueden causar daño al bebé y alterar el transcurso del embarazo.

Además, es habitual consumir plantas medicinales junto con medicamentos, información que no siempre se comparte con los sanitarios que acompañan el embarazo. Esto puede causar importantes problemas como interacciones entre la hierba y el medicamento que conlleven un aumento o una disminución de los efectos y que, desde luego, puedan impedir que consigas los resultados deseados.

En la primera consulta que mantengo con mis pacientes siempre recojo una historia sumamente detallada acerca de su estado de salud, medicación, preferencias y aversiones alimentarias, estilo de vida, síntomas, enfermedades y signos a lo largo de su vida. También me informo sobre el autoconsumo de suplementos y hierbas medicinales. Nunca he llegado a realizar un estudio estadístico, pero podría estimar que nueve de cada diez de mis pacientes visitan su farmacia o herbolario de confianza cuando están cansadas o durante los meses de invierno para pedir suplementos vitamínicos, remedios para el estreñimiento o probióticos sin importar la cepa o la dosis. Los toman confiando en su seguridad, sin que se hayan estudiado sus síntomas, la dosis que hay que pautar y la compatibilidad con el resto de las cosas que ingieren. Además, en la consulta ni siquiera mencionan su consumo hasta que después de muchas preguntas se dan cuenta de que los están tomando sin darle apenas importancia.

Amo las virtudes de las plantas medicinales, conozco sus efectos realmente maravillosos y dedico gran parte de mi trabajo a estudiar su seguridad, su mecanismo de acción y su dosis-respuesta. Son eficaces y por eso es importante saber elegirlas, combinarlas, conocer su proce-

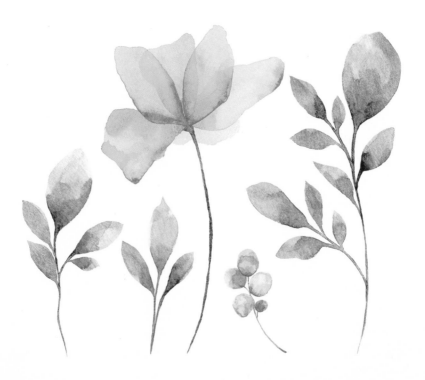

dencia y tomar la dosis adecuada. Si no, quizá te provoquen un efecto que no esperabas o llegues a pensar que no funcionan.

Y hablando de dosis, es importante tenerla en cuenta y todavía más durante el embarazo, porque la dosis cambiará su calificación de seguridad. Por ejemplo, el romero espolvoreado en una comida es completamente seguro y mejorará tus digestiones en esta etapa, pero una dosis medicinal o concentrada proveniente de suplementos dietéticos o de aceites esenciales, podría resultar peligrosa. Lo mismo sucede con muchas otras plantas medicinales. Mi consejo es que te sientas libre de pedir ayuda a un profesional. Aún queda mucho por estudiar en cuanto a sus efectos durante el embarazo, pero cada vez se investiga más sobre su consumo. Estoy segura, lo sé por experiencia, que algunas plantas medicinales pueden ser un gran apoyo durante la maternidad, pero es pertinente consumirlas de forma segura.

Cesta de la compra de una embarazada

Esta es la lista de la compra que cuidará de ti y de tu bebé durante el embarazo. Puede que con las hormonas a flor de piel, las náuseas y el agotamiento te sea de gran ayuda echar un vistazo a esta imagen para que puedas recordar todos los alimentos o pedir que te los traigan.

- *Pescados para comer al horno, a la plancha, al vapor o guisados:*

  Salmón

  Sardinas

  Caballa

  Berberechos

  Almejas

  Mejillones...

- *Lácteos pasteurizados:*

  Leche o bebida vegetal enriquecida con vitamina D

  Yogures y queso

- *Huevos para cocer o cocinar*

- *Lentejas, garbanzos*

- *Especias y condimentos*

  Tomillo

  Orégano

  Laurel

  Perejil

  Sal yodada

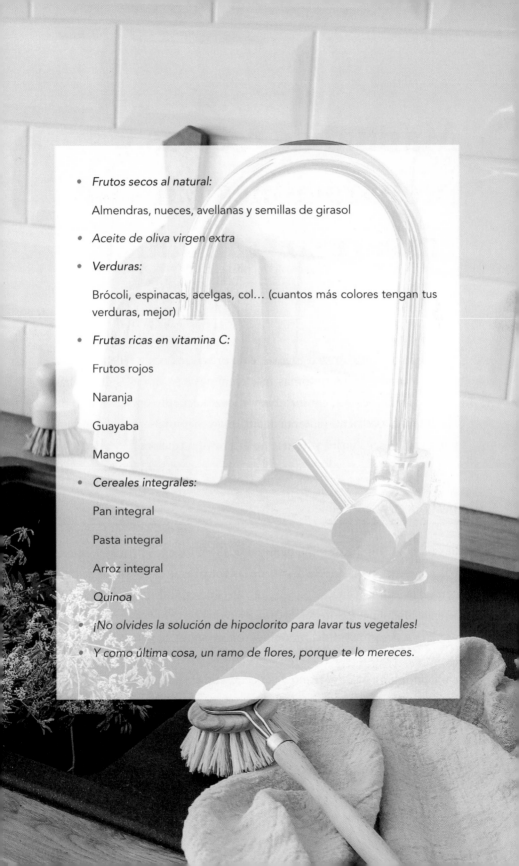

- *Frutos secos al natural:*

  Almendras, nueces, avellanas y semillas de girasol

- *Aceite de oliva virgen extra*

- *Verduras:*

  Brócoli, espinacas, acelgas, col... (cuantos más colores tengan tus verduras, mejor)

- *Frutas ricas en vitamina C:*

  Frutos rojos

  Naranja

  Guayaba

  Mango

- *Cereales integrales:*

  Pan integral

  Pasta integral

  Arroz integral

  Quinoa

- *¡No olvides la solución de hipoclorito para lavar tus vegetales!*

- *Y como última cosa, un ramo de flores, porque te lo mereces.*

CAPÍTULO 10

Manual de recetas y preparaciones para un embarazo tranquilo

A continuación te ofrezco una serie de preparaciones y recetas que te permitirán aliviar los síntomas más comunes e incómodos del embarazo de forma segura, confortable y eficaz. Recuerda que cada uno de los síntomas que sientes intenta decirte algo. Siempre será un buen momento para escucharlos y dejarte guiar por tu intuición.

Las incómodas náuseas

Las náuseas son un síntoma habitual durante las doce primeras semanas de gestación que afecta al 85% de las embarazadas[17]. Aunque se desconoce la causa exacta, se baraja que sea el desequilibrio hormonal que se experimenta al inicio del embarazo lo que las provoca. Afortunadamente y a pesar de su incomodidad, son un signo de que todo sigue su curso dentro de ti. Además, pueden convertirse en un útil recordatorio para empezar a bajar el ritmo y conectar con esta nueva etapa.

17. Aproximadamente el 1% de las mujeres embarazadas pueden desarrollar náuseas y vómitos severos. Esto se conoce como «hiperemesis gravídica» (HG). En caso de tener vómitos repetidos e imparables, la orina muy oscura, imposibilidad de retener alimentos y bebidas a lo largo del día, debilidad severa o fiebre, acude a tu centro de salud para que te evalúe un profesional sanitario.

Te facilito algunas recomendaciones útiles para mitigar las náuseas y la pirosis del embarazo:

🌱 *Reparte tus comidas en cantidades pequeñas y frecuentes a lo largo del día.* Esto te ayudará por varios motivos: en primer lugar, evitarás la sensación de tener el estómago vacío, lo que contribuye a aumentar las náuseas. En segundo lugar, si comes tres veces al día y en dos de ellas apenas puedes ingerir nada, quizá no estés tomando la cantidad que necesitas de algunos nutrientes importantes. Por ello, si repartes la comida en más tomas con raciones más pequeñas y nutritivas, aumentarás la posibilidad de aportar lo que tú y tu bebé necesitáis. En tercer lugar, si eliges bien los alimentos, te será más sencillo mantener la glucosa estable, algo que es fundamental para ambos. Y para finalizar, repartir la comida en varias tomas también te evitará comer de manera compulsiva y te permitirá controlar el apetito voraz que causa la hipoglucemia.

Mis aperitivos favoritos durante el embarazo

- Fresas con leche o con bebida vegetal enriquecida en calcio y vitamina D.

- Un puñado de nueces y arándanos.

- Pipas de girasol y calabaza.

- Pan integral con aguacate y huevo.

- Tiras de zanahoria y hummus.

- Berberechos y limonada de jengibre fresca.

- Tónico de jengibre y manzana.

🌱 *En ocasiones, es de gran ayuda que te preparen la comida.* Los alimentos crudos tienen un olor que quizá ahora te resulte desagradable e, incluso, puede que hasta te moleste su textura, pero una vez cocinados formarán parte de un plato muy apetecible. Además, es el momento perfecto para dejarte mimar, ¿no te parece?

❧ *Los cítricos.* El consumo de alimentos cítricos como la limonada que te propongo a continuación, aliñar las ensaladas con un toque de lima, o la deliciosa tarta de bienvenida con crema de limón y jengibre, suelen ser una gran herramienta para la alteración del gusto, frecuente durante el embarazo, llamada disgeusia. Muchas pacientes la definen como la desagradable sensación de haber chupado una moneda durante todo el día.

limonada de jengibre

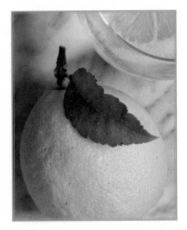

Esta es la receta favorita de mis pacientes para calmar las náuseas durante el embarazo. Confieso que también lo fue para mí.

INGREDIENTES
(Para una taza grande)
El zumo de ½ limón
Un chorrito de vinagre
2 hojas de menta
1 pedazo de jengibre de 2 centímetros o ¼ de cucharada de postre de jengibre en polvo
1 taza de agua
Estevia (opcional)

PREPARACIÓN
Exprime el zumo de medio limón y junto con el vinagre, añádelo a una taza. A continuación, vierte agua hasta llenar la taza y echa la menta y el jengibre. Remueve. Para endulzarlo puedes añadir cinco gotitas de estevia*.
Deja la limonada en la nevera para tomarla bien fría, que es como ayudará a calmar mejor las náuseas. Puedes preparar 1 litro y guardarlo en la nevera durante cuatro días.
Si utilizas jengibre en raíz, lava y pela un pedazo de unos dos centímetros, introdúcelo en un cazo con agua caliente y deja que hierva a fuego lento durante 5 minutos. Cuando se enfríe, sigue el resto de los pasos hasta terminar la receta.

* La estevia se suele consumir en forma de glicósidos de esteviol purificado. Se trata de un edulcorante seguro durante el embarazo, aprobado por la Food and Drug Administration (FDA) y por la European Food Safety Agency (EFSA). Sin embargo, y como en todo, su consumo es seguro si es moderado y no se superan los 4 miligramos por kilo al día, de acuerdo con la recomendación del Comité Mixto FAO/OMS de Expertos en Aditivos Alimentarios (JECFA) de 2008. La FDA advierte, sin embargo, que no se deben consumir durante el embarazo la hoja cruda de estevia, así como sus infusiones o los extractos de la hoja completa.

Tónico de jengibre y manzana

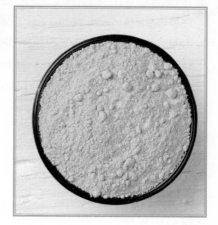

Este nutritivo y delicioso tónico es rico en calcio, en grasas protectoras y en fibra. Es una forma ideal para disfrutar de los beneficios del jengibre durante el embarazo.

INGREDIENTES

1 manzana tipo Golden

1 trocito de apio de unos 5 centímetros

1 taza de leche (o de tu bebida vegetal favorita)

2 almendras naturales

¼ de cucharada de postre de jengibre

PREPARACIÓN

Lava y corta los vegetales. En un vaso de batir añade el kale, los frutos rojos, el mango, el calabacín y las semillas. Echa leche o bebida vegetal hasta casi llegar a cubrir los sólidos. Bate hasta que en la parte superior se forme una textura espumosa.

DESTACA

Desinfecta la manzana y el apio, y aclarálos con abundante agua. A continuación, trocéalos y échalos en un vaso de batir junto con la leche o la bebida vegetal, dos almendras sin tostar y el jengibre. Bate hasta conseguir una mezcla homogénea y espumosa.

🌱 *Incluye jengibre.* Añade una pequeña dosis de jengibre a tus tónicos, bebidas, cremas o guisos. Gracias a su contenido en gingerol y a sus compuestos homólogos, no solo le darás un sabor distinto a tus preparaciones, sino que adquirirán propiedades antiácidas, antiinflamatorias, estimulantes de la digestión y de protección gástrica. El jengibre ha demostrado ser una alternativa segura y eficaz para aliviar los vómitos y náuseas del embarazo. Utilízalo en polvo o corta directamente un pequeño pedazo de esta raíz lavada y pelada. Con un cuarto de cucharada de postre o no más de dos centímetros de raíz tendrás suficiente para disfrutar de su sabor y de todos sus beneficios de forma segura.

❦ *Recuerda incluir grasas antiinflamatorias en tu dieta.* En los capítulos anteriores te he hablado de lo importantes que son las grasas antiinflamatorias para cuidar de vuestra salud y del desarrollo del bebé. Pues bien, también son unas grandes aliadas para proteger tu estómago y para evitar el estreñimiento y la desagradable sensación de estómago vacío, lo que también aliviará tus náuseas. Cuando estas aparezcan, prueba a tener cerca un pequeño puñado de almendras naturales.

❦ *Evita alimentos irritantes.* Durante el embarazo, el vaciado gástrico se ralentiza, lo que puede traducirse en una sensación muy desagradable de ardor o quemazón que asciende desde el estómago hacia la garganta, sobre todo si te recuestas al poco tiempo de comer. Te será de gran ayuda no tumbarte durante, al menos, dos horas después de las comidas, así como evitar la ingesta de alimentos irritantes como el cacao, el chocolate, los dulces, las grasas de mala calidad, el café, las bebidas con gas, la cebolla y las comidas muy especiadas.

❦ *Descansa.* Si las náuseas te indican que tienes que descansar más de lo habitual, hazles caso. Descansar es uno de los remedios más eficaces que conozco para que las náuseas mejoren e incluso desaparezcan.

Alteraciones del sueño

Gran parte de las mujeres embarazadas tienen dificultades para dormir, sobre todo durante la recta final, cuando las patadas del bebé se sienten más fuertes, el parto está cerca y hay que levantarse varias veces para ir al baño en mitad de la noche.

Estos son algunos consejos que pueden ayudarte a descansar mejor:

❧ *Comer saludable y a la misma hora.* Los ritmos circadianos son adaptaciones al medioambiente de tu organismo que funcionan en ciclos de veinticuatro horas, como un reloj. Este reloj interno, que está ubicado en el núcleo supraquiasmático del hipotálamo, les confiere a tu sistema nervioso central y sistemas periféricos la capacidad de sincronizar el organismo con cambios medioambientales predecibles como la luz y la oscuridad, la disponibilidad de alimento y las variaciones de temperatura y humedad.

Tu reloj interno regula tu actividad hormonal, el metabolismo de nutrientes, la temperatura corporal y la presión arterial, así como la sensación de hambre, la motilidad intestinal y el ciclo de sueño y vigilia.

La crononutrición es una disciplina que estudia cómo, de forma recíproca, tu alimentación juega un rol muy importante a la hora de sincronizar tus ritmos circadianos. Por eso, mantener unos horarios de comida regulares y elegir una alimentación de calidad son determinantes para que tu ritmo circadiano sea saludable.

Los puntos que te detallo a continuación te permitirán dormir y descansar mejor, además de cuidar de tu salud y metabolismo.

❧ *Dejar el móvil a un lado.* Parece obvio, pero dejar de mirar el teléfono móvil al menos una hora antes de ir a dormir te ayudará a mejorar la calidad del sueño. Siempre puedes sustituirlo por un buen libro o, incluso, por una meditación guiada. Te recomiendo que en las últimas semanas de embarazo escuches la meditación guiada que incluye el libro sobre hipnoparto[18] te será de gran ayuda durante el parto.

---

18. Me refiero al libro autopublicado por Carmen Moreno, *Hipnoparto: preparación para un parto positivo.*

❧ *Apagar las luces.* El estímulo sincronizador más importante que influye en tu reloj circadiano es la exposición a la luz. A través de las neuronas fotosensibles de la retina, el núcleo supraquiasmático sincroniza órganos como el hígado, el tejido adiposo, las glándulas suprarrenales, el páncreas, el riñón, el corazón y el músculo esquelético, y regula tu equilibrio de sueño y vigilia.

La exposición a la luz artificial induce a desajustes circadianos que alteran y dificultan la sincronización interna con el medioambiente e impiden el descanso.

Apagar la luz temprano te ayudará a regular tu ritmo de sueño y a estar más descansada, lo que, a su vez, mejorará tu salud, el metabolismo de la glucosa y te ayudará a evitar una ingesta excesiva de alimentos. Puedes atenuar la luz mientras meditas o escuchas tu meditación guiada, haces unos estiramientos ligeros o te sientas a ver las estrellas y a sentir a tu bebé.

❧ *Evita las cenas demasiado copiosas.* Siguiendo con la idea de lo importante que es tu alimentación para favorecer el descanso, prueba a hacer una cena más ligera y a tomar un pequeño aperitivo antes de ir a dormir. Si eliges alimentos de bajo índice glucémico, mantendrás tu glucosa estable a lo largo de toda la noche. Los alimentos ricos en magnesio y triptófano también te ayudarán a regular los ciclos de sueño y vigilia.

❧ *Prevenir los calambres.* Y hablando de magnesio, para aliviar los calambres en las piernas, habituales sobre todo durante la noche, la Organización Mundial de la Salud recomienda asegurar una ingesta adecuada y suficiente de calcio y magnesio. También es importante mantener una buena hidratación. Si padeces muchas náuseas y te cuesta beber grandes cantidades de agua, reparte tu ingesta de líquido en pequeñas tomas muy frecuentes. Aunque por separado no parezcan suficientes, te ayudarán a estar bien hidratada.

agua floral de lavanda

El hidrolato de lavanda es una fórmula maravillosa que les encanta a mis pacientes porque les ayuda a descansar mejor. Si bien muchos aceites esenciales no son recomendables durante el embarazo por su alta concentración de sustancias insolubles, no sucede lo mismo con los hidrolatos, que son seguros e ¡increíblemente agradables!

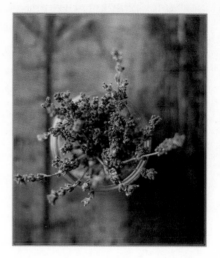

INGREDIENTES

2 puñados de espliego o un par de ramilletes de lavanda fresca

Agua

Hielo

PREPARACIÓN

En el centro de una olla grande, pon un recipiente de vidrio bocabajo. Alrededor del recipiente, en el fondo de la olla, reparte el espliego o la lavanda. A continuación, añade agua hasta alcanzar más o menos la altura del recipiente de vidrio.

Después, coloca boca arriba y sobre el recipiente un cuenco de vidrio de un diámetro algo menor que el de la olla.

Enciende el fuego a temperatura media hasta que empiece a hervir.

Una vez el agua hierva, baja el fuego a temperatura media-baja y mantenlo así durante unos 30 minutos. Cubre la olla con su tapa. Un truco es poner la tapa hacia abajo sin el tirador. Cuando el agua empiece a hervir, el vapor ascenderá y se condensará en la tapa. Es el momento de añadir hielo en la parte superior de la misma (hay que hacerlo varias veces) para conseguir que el hidrolato gotee y quede almacenado en el recipiente de vidrio.

Pasada la media hora, retira la olla del fuego y deja enfriar. Una vez esté templada, es el momento de abrirla. Seguro que ya estarás disfrutando de su magnífico olor.

Para utilizar el hidrolato solo tienes que introducirlo en un frasco de vidrio ámbar con pulverizador y conservarlo en la nevera.

DESTACA

La lavanda, rica en flavonoides, fitosteroles y ácido rosmarínico, es conocida por sus propiedades sedantes, antiinflamatorias, relajantes y cicatrizantes.

Rocía tu agua floral de lavanda en la almohada y en la habitación. También puedes refrescar tu rostro con ella, es muy agradable. Si lo haces cada noche como parte de tu ritual, ayudarás a tu cuerpo a relacionar su uso con el descanso. Seguro que ambos lo disfrutáis.

Estos son algunos aperitivos ricos en calcio y magnesio ideales para tomar antes de ir a dormir: plátano, yogur pasteurizado con canela y jengibre espolvoreados, cuatro o cinco almendras, un pequeño puñado de pipas de calabaza o un pedazo de queso blanco pasteurizado.

Favorecer la circulación y aliviar el edema

Otro de los síntomas más comunes durante el embarazo es la aparición de venas varicosas y edemas en las piernas. A medida que la barriga crece, los tobillos empiezan a desaparecer y las piernas se vuelven cada vez más pesadas, surgen pequeñas arañas vasculares e, incluso, venas varicosas. Esto se debe a la presión que ejerce el útero, que cada vez es mayor, en la vena cava inferior y también al aumento del flujo plasmático.

Los siguientes consejos pueden ayudarte a sentir las piernas más ligeras y a favorecer el retorno venoso:

- *Eleva las piernas.* Mientras descansas o durante tu jornada de trabajo, eleva las piernas siempre que te sea posible sobre una silla, sobre la mesa o incluso sobre tu pelota de Pilates. Además, puedes hacer pequeños movimientos circulares con los tobillos en ambas direcciones, hacia delante y hacia detrás, para favorecer el retorno venoso. Si tienes una gran pelota de Pilates, coloca las piernas encima y acércala y aléjala.

- *Practica una actividad física ligera.* Como te he comentado en capítulos anteriores, para disfrutar de un embarazo saludable es recomendable practicar una actividad física moderada y agradable. La práctica moderada de actividad física favorece la circulación y el retorno venoso, reduce los edemas y mejora el drenaje linfático.

Puedes dar un agradable paseo que te ayude, además, a sintetizar la importante vitamina D o puedes practicar yoga prenatal, hacer unos largos en la piscina o realizar la actividad que más agradable te resulte.

❧ *Protege tus capilares gracias a la alimentación.* Los capilares son vasos muy delgados de paredes finas formados por colágeno, fibras de elastina y células de musculatura lisas. El colágeno desempeña un papel fundamental para tu piel y cabello y también para tu circulación. No olvides tomar alimentos ricos en vitamina C para favorecer su absorción.

Alimentos que favorecen el tono venoso son la uva negra y los arándanos. De hecho, cada vez se utilizan más sus extractos para formular cremas y geles porque ayudan a sentir las piernas más ligeras. No olvides contar con ellos en tu despensa para cuidar de tu sistema circulatorio desde dentro.

❧ *Consumir menos sodio e hidratarse más.* Otro factor importante para disminuir el edema es evitar una ingesta excesiva de sodio. Según datos de la Agencia Europea de Seguridad Alimentaria, has de evitar ingerir cantidades superiores a 2 gramos de sodio al día. Un consumo excesivo aumentará tu presión arterial y te hará sentir más hinchada.

Evita tomar alimentos ricos en sal como los ultraprocesados, las cremas y los caldos ricos en sal, los cubitos para caldo, los *snacks* salados o algunas conservas y quesos con alto contenido de sal.

Para intensificar el sabor de tus platos puedes utilizar con moderación especias y condimentos deliciosos como el perejil, el orégano, la albahaca y el jengibre, que además tienen propiedades fabulosas para cuidarte durante esta etapa.

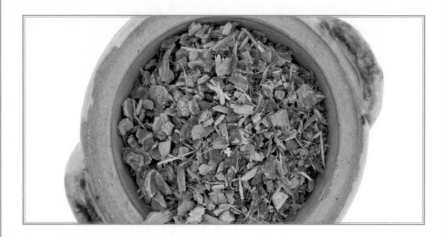

baño de pies de hamamelis

Como te adelantaba en el capítulo 10, otra medida eficaz y muy agradable para favorecer la circulación es preparar un baño de pies. Creo que es uno de mis remedios favoritos para disfrutar durante el embarazo. Es muy sencillo y el alivio se nota pronto. ¡Te encantará!

INGREDIENTES

Agua

Hoja seca de hamamelis virginiana. Es fácil encontrarla empaquetada

PREPARACIÓN

Calienta agua en una olla grande hasta que hierva. A continuación, añade 10 gramos de hoja seca de hamamelis por cada 250 mililitros de agua, baja el fuego y mantén la cocción durante 5 minutos. Déjala enfriar. Después, vierte la mezcla en un barreño y llénalo hasta arriba con agua fría para favorecer tu circulación. Siéntate en un lugar cómodo, pon tu música favorita o cántale a tu bebé una nana mientras introduces los pies y disfrutas del momento.

DESTACA

El hamamelis tiene una larga tradición terapéutica por sus efectos hemostáticos astringentes, antiinflamatorios y locales en el tratamiento de las venas varicosas. Es particularmente rico en compuestos antioxidantes como taninos y proantocianidinas que protegen los glóbulos rojos y evitan la degradación del tejido conectivo. Sumergir los pies en agua fresca con hamamelis es un remedio eficaz, seguro y muy agradable para tratar el edema y las venas varicosas durante el embarazo.

Para prevenir el edema recuerda hidratarte tomando en torno a dos litros y medio de agua u otras bebidas saludables al día[19]. No solo es fundamental durante el embarazo para cuidar de tu salud y de la de tu bebé, sino que además te ayudará a sentir tus piernas más ligeras.

Combatir el estreñimiento

Durante el embarazo se producen cambios en la motilidad intestinal. Se estima que el 25% de las mujeres padece estreñimiento durante el embarazo y que lo seguirá padeciendo hasta, incluso, tres meses después del parto.

El aumento de la progesterona disminuye el tono de la musculatura lisa del tubo digestivo, lo que retarda el vaciamiento gástrico y hace que el tránsito intestinal sea más lento, produciendo estreñimiento y, en ocasiones, pirosis.

Estas son algunas de las pautas que te ayudarán a favorecer y a cuidar la motilidad intestinal, así como a mantener un ecosistema intestinal sano:

- *Hidratación*. También por esto es importante que no olvides estar bien hidratada. Para que las heces desciendan con normalidad por el intestino, han de tener una consistencia no demasiado dura y una buena hidratación. No olvides tomar agua o bebidas saludables con frecuencia durante el día y hazlo antes de tener sed. La sensación de sed es una señal de que ya hay deshidratación.

19. La European Food Safety Agency (EFSA) en su *Dietary Reference Values* para la Unión Europea recomienda una ingesta media de 2,3 litros al día de líquido, lo que incluye bebidas de todo tipo, agua potable y mineral, y el agua que contienen los alimentos. Puedes consultarlo en: http://www.efsa.europa.eu/en/interactive-pages/drvs.

❦ *Una alimentación rica en fibra.* En el capítulo anterior te comenté lo importante que es escoger alimentos con un bajo índice glucémico y ricos en fibra para cuidar de ti y de tu bebé, y prevenir complicaciones durante el embarazo. Pues bien, incluir alimentos ricos en fibra es también importante para prevenir el estreñimiento y desempeña un papel fundamental en la microbiota intestinal, un factor crítico durante el embarazo y que influirá en la salud de la descendencia.

La fibra acorta el tiempo de tránsito, aumenta el volumen de las heces y la frecuencia de evacuación. Además, tiene un efecto prebiótico, ya que protege el colon de metabolitos carcinogénicos y sirve de sustrato para las bacterias gastrointestinales de la microflora del colon, las bifidobacterias, muy importantes para la salud.

Las principales fuentes de fibra son las frutas, las verduras, las hortalizas, las legumbres y los cereales integrales.

A pesar de que es fácil acceder a este tipo de alimentos, la ingesta de fibra en España se sitúa muy por debajo de la recomendación de la Autoridad Europea de Seguridad Alimentaria de consumir 25 gramos al día. Recuerda que si incluir alimentos ricos en fibra a diario en tu dieta es esencial, durante el embarazo lo es todavía más.

❦ *Grasas saludables.* El consumo moderado de grasas saludables cuida tu tránsito intestinal y lubrica las heces. Muchas veces vienen pacientes a mi consulta que han consumido suplementos dietéticos a base de fibra, en ocasiones de forma exagerada, y sin embargo, no solo no han conseguido ir al baño, sino que además sienten muchísimas molestias e incomodidad y tienen gases y la tripa muy hinchada. Las heces han crecido dentro de su intestino, pero ahora son duras y cuesta aún más defecar. Necesitan que estén lubricadas, por eso dentro del abordaje del estreñimiento, la grasa y su efecto lubricante tienen un papel primordial.

Pero, como siempre, no sirve cualquier grasa: han de ser las grasas antiinflamatorias y protectoras de las que hemos hablado en capítulos anteriores; grasas monoinsaturadas y poliinsaturadas que protegen tu salud y también tu tránsito intestinal.

Recuerda incluir en tu día a día alimentos como pescado, frutos secos, aceite de oliva virgen extra, aguacate y semillas.

Infusión de frambuesa para tonificar el útero

La infusión de hoja de frambuesa *(Rubus idaeus L)* se ha utilizado durante siglos para tonificar el útero, frenar el sangrado y facilitar el parto. A pesar de que el número de publicaciones recientes es escaso, las existentes relacionan su ingesta con una menor tasa de cesáreas y de partos instrumentados, y con menos casos de ruptura artificial de membranas.

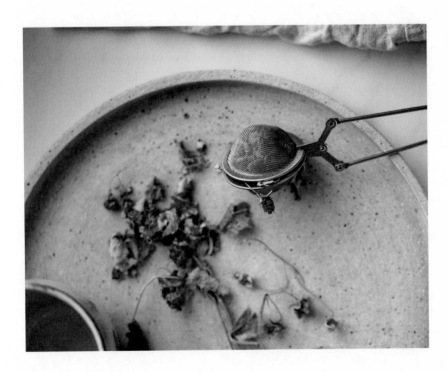

Puedes comenzar a tomar esta infusión a partir de la semana treinta y siete de embarazo, cuando la gestación ha llegado a término, pero sobre todo cuando sientas que tú y tu bebé ¡estáis listos para conoceros!

Disfruta del ritual de beber una infusión de hojas de frambuesa durante las últimas semanas de embarazo. Aprovecha ese momento para tomarla con calma y quizá charlar y sentir a tu bebé.

Elige una infusión de frambuesa que venga empaquetada en lugar de a granel, para evitar su contaminación. En cuanto a la dosis, la cantidad ideal es una taza al día preparada con una cucharada de postre de hoja de frambuesa. No obstante, lo más eficaz será siempre pedir consejo a tu médico o nutricionista especializado para que puedan atender tu caso de forma individual[20].

---

20. Algunos autores recomiendan aumentar una taza por semana el consumo de infusión de hoja de frambuesa hasta llegar a un litro pasada la semana cuarenta de embarazo. Sin embargo, un estudio reciente observó cómo el consumo de hojas de frambuesa puede conducir a la reducción de los requisitos de insulina en mujeres con diabetes gestacional (Cheang, K. I., Nguyen, T. T., Karjane, N. W., Salley, K. E.: «Raspberry leaf and hypoglycemia in gestational diabetes mellitus». *Obstetrics and Gynecology*, 128(6), diciembre 2016: 1421-1424). Pide siempre consejo a tu médico o nutricionista para obtener el máximo beneficio.

La primera cita

Esta es la historia de la primera cita: ese acontecimiento que se escapa a nuestra razón y que tiene lugar entre el embarazo y el posparto. Creo que lo conoces como «el parto», aunque a mí siempre me ha parecido en realidad una cita.

Lo cierto es que las primeras citas, por norma general, lo marcan todo. Esto no quiere decir que no haya segundas y terceras oportunidades preciosas en las que conoces a alguien, aunque no en el momento adecuado, y luego se convierte en el amor de tu vida. Pero no hay duda de que la chispa del primer encuentro, la que te hace vibrar por completo, será siempre insuperable.

En esta historia no hablaré en tercera persona porque es la mía y la de las citas en las que conocí a mis hijos Lucas y Olivia. Jamás pensé que el parto pudiese convertirse en la experiencia más transformadora e intensa de mi vida o que sus lecciones pudiesen ser tan valiosas. Para serte sincera, los partos de mis hijos lo cambiaron todo. Pero para que lo entiendas, antes tengo que contarte muchas, muchas cosas.

Empezaré por el principio, cuando me quedé embarazada de mi hijo Lucas. Como ya te he contado en la introducción, hace algunos años sufrí una trombosis profunda en la vena subclavia. Este «accidente» me ha acompañado en mi maternidad y, a pesar de que, como un milagro, mis embarazos han sido maravillosos, tuvo en realidad grandes consecuencias para nuestras vidas.

Mi primer embarazo fue precioso, aunque estuvo bastante marcado por mi tratamiento de heparina y por las visitas semanales de control al hospital. Supongo que a todos les parecía un embarazo de gran riesgo, aunque la realidad es que yo me encontraba de maravilla. Recuerdo las analíticas para ajustar la dosis, mi barriga llena de moratones y las camisetas con aquellas marcas de sangre. No me olvidaré de un día en el que la dosis era tan alta que empecé a sangrar por la nariz y no podía parar: mi marido y yo estábamos en el baño de nuestra antigua casa, habíamos quedado fuera para desayunar y no pudimos ir porque me pasé gran parte de la mañana sangrando. Nos asustamos tanto que incluso fuimos al hospital. En realidad, esta es solo una pequeña anécdota que refleja cómo me sentía: a pesar de que me encontraba realmente bien, fuerte y sana, y de que mi bebé estaba genial, estaba siguiendo un tratamiento que me «hacía sentir enferma». Pero entonces llegó un día, en la semana treinta de gestación y durante una de aquellas visitas semanales al hospital, en que algo cambió el rumbo de nuestro embarazo, el futuro parto de mi hijo Lucas y creo que, en parte, también nuestras vidas.

Estas visitas al hospital eran algo muy rutinario. Yo las solía aprovechar para ir acompañada de una amiga, leer algún libro sobre maternidad, hacer llamadas o charlar con el resto de las embarazadas. Era un gran alivio coincidir con caras conocidas e ir viendo cómo nuestras barrigas cada vez eran más grandes. Aquel día había ido acompañada de mi amiga Lourdes, que se quedó fuera. Siempre me recuerda que cuando salí, mi cara era «un poema». Y no era para menos: acababan de preguntarme que qué día me parecía el mejor para programar mi parto o cesárea para mi semana treinta y seis de gestación. Al fin y al cabo, «si teníamos todo controlado, evitaríamos todos los riesgos».

Creo que fue ahí, en ese momento, cuando todo dio un giro, me atrevería a decir que de muchísimos grados. No sé si te ha pasado alguna vez que has escuchado algo y entendido perfectamente que ese no era tu camino. Dentro de ti lo sabes. Pues a mí me ocurrió en aquel momento, así que salí de aquella sala, cogí aire, llamé a mi marido, fui a casa y acaricié mi barriga mientras intentaba dejar la mente en blanco. Hice algo que me había dicho mi matrona: hablé con Lucas y le pregunté: «¿Cómo quieres nacer?». No sé cuál fue su respuesta, pero guiada por mi intuición sabía que, desde luego, no sería como nos lo acababan de proponer. Después decidimos buscar una segunda opinión y ponernos de nuevo en contacto con mi antigua hematóloga. Nunca más volví a aquella sala de espera tan fría.

A partir de ese momento, todo parecía impregnado de aire fresco: la dosis de heparina bajó, los controles se espaciaron (creo que solo hubo dos más) y el parto podría suceder cuando Lucas estuviese preparado. Cuánta paz sentí entonces. Pero no solo eso cambió. Creo que este giro lo movió todo, incluso a nosotros, que sin saber muy bien cómo, nos mudamos a la casa de campo con la que fantaseábamos en nuestro antiguo sofá y que, además, estaba cerca de la consulta de nuestra hematóloga y del hospital donde queríamos que naciese nuestro hijo Lucas. Quizá fuese una de esas perfectas sincronías de las que te hablé en la introducción.

Las semanas que siguieron mientras nos aproximábamos al parto fueron tranquilas, entre cajas de mudanza y plantas de lavanda y romero en el jardín. También transcurrieron con esa sensación de incertidumbre y emoción que acompaña a una mamá primeriza que se acerca a su primer parto. Y hablando de parto, en esta historia hay una condición que aún no te he contado: debido a mi tratamiento de heparina era muy probable que no pudiese inyectarme anestesia epidural para dar a luz. Tenía entonces que ir preparada para vivir un parto de forma natural, cosa que me asustaba e ilusionaba a partes iguales. Creo que si me hubiesen preguntado hace años cómo quería vivir mis partos, hubiese soñado hacerlo sin pinchazos y con la menor medicalización posible; al fin y al cabo, yo ya había aprendido que la vida era un gran regalo y quería vivirla con toda su intensidad.

La realidad es que entonces solo tenía una opción: estar preparada para dar a luz sin anestesia epidural. Así que me convencí: lo haría, saldría bien y sería una de las experiencias más intensamente románticas de mi vida. Y eso hice, o al menos lo intenté la primera vez. Experimenté un primer parto precioso. Fueron muchas las decisiones que tuvimos que tomar para poder vivirlo y me alegro de cada una de ellas. Me siento muy agradecida de haber notado las primeras contracciones a las dos de la madrugada que me hicieron no pincharme mi dosis de heparina de las siete, de ver la cabecita de mi hijo asomar a través de aquel espejo durante el parto y de haber podido sacarlo con mis manos, gracias a la ayuda de nuestra matrona. También del momento en que su mirada se encontró con la mía; el momento en que me enamoré y sentí en mi estómago todas las mariposas que hay en este planeta. Qué bonita fue esa primera mirada: él me reconoció a mí y yo le reconocí a él. Y luego mi marido nos abrazó. Mi hijo no lloró al nacer, pero nosotros sí y no estoy segura de durante cuánto tiempo.

Pero te confieso que durante el parto también me asusté. Hubo un momento, cuando ya tenía una dilatación de más de siete centímetros, en que me pidieron que «fuera racional», lo que luego entendí como la verdadera locura dentro de un parto. Pero yo no lo sabía y aún intentaba mantener las formas, hacer las cosas «bien» y me desconecté de la intimidad y del lado salvaje que hay en un parto. Fue ahí cuando el dolor se convirtió en algo inexplicable para mi razón y pedí, supliqué, que me pusieran anestesia epidural. Habían pasado más de treinta y seis horas desde mi última dosis de heparina, así que el riesgo de sangrado era bajo. Sentí como si lo normal fuera que hubiera llegado ese momento y que todos lo estuviesen esperando para tomar las riendas de nuestro parto. No me arrepiento de ese pinchazo, pero sí de haber pensado durante unos minutos que necesitaba ser guiada y que mi cuerpo y mi bebé no podíamos hacerlo. La realidad es que la anestesia no funcionó porque la dilatación estaba muy avanzada y apenas unos minutos después, ya recostado en mi pecho, abrazaba a mi hijo. Cuánta paz hay en ese momento. Si te soy sincera, me alegré de que la anestesia no funcionase y de haber podido vivir toda esa intensidad. Yo quería volver a ser madre y me gustó poder dar respuesta a una de mis grandes dudas: ¿hasta dónde puede llegar el dolor? Ahora, después de todo, entiendo que no es en el dolor donde hay que poner el punto de mira en un parto, sino en el miedo.

Mi primer parto me enseñó muchas cosas. Aprendí que dar a luz es un acontecimiento íntimo, una cita romántica a la luz de la luna acompañada de oscuridad y silencio, donde dos personas se enamoran. Ellos, los protagonistas, tienen que entender que su conexión con ellos mismos y con el momento, es decir, el estar presentes «aquí y ahora», no es algo irrelevante, sino la parte más importante de la historia. Y comprendí que el parto es algo muy distinto a lo que me habían contado: no tiene nada que ver con una sala de hospital, un foco y material quirúrgico; todo eso es el atrezo. Lo importante es la confianza que los protagonistas depositan el uno en el otro, la confianza en su historia y en lo que están viviendo. Más allá de los detalles médicos, las cuestiones técnicas y lo distinto de cada caso, aprendí que el parto es una historia de amor, ¡y qué historia!

También aprendí que a pesar de que cada una de nosotras iniciamos nuestro camino hacia ese momento desde un lugar diferente, cada una desde nuestra propia experiencia, hay dos cosas que nos pueden ayudar a vivir una gran primera cita o, al menos, a mí me ayudaron: estar informadas y anteponer siempre nuestra poderosa intuición.

Mi segundo embarazo fue algo distinto. Lejos de todos aquellos controles, pinchazos y salas de espera, esta vez lo vivimos como un oasis. Mi tratamiento de heparina no empezó hasta el último mes de embarazo, algo que me permitió disfrutar, pero que también me empujó a conectar muchísimo con nuestro bienestar y cuidados. No estaba recibiendo ningún tratamiento, así que en parte dependía de mí que todo saliera bien. Bueno, de mí y de mi niña. Esto en realidad fue un gran regalo.

Durante el embarazo cuidé con mimo la parte física. Conseguí mantener mi rutina de yoga previa al embarazo casi al completo. Me sentía muy ágil. Recuerdo que practiqué yoga para acompañar las contracciones y que durante el parto la matrona me dijo: «¿Practicas yoga? Estás muy ágil...». Vete tú a saber qué debía estar haciendo en aquel momento.

También me preparé para nuestra primera gran cita, pero no solo ensayando aquellos pujos y respiraciones de las clases de preparación al parto, sino dando la importancia que merece a aquello que yo ya había aprendido: la conexión y fuerza de un parto. Me ayudó mucho ver vídeos y leer historias de mujeres que habían disfrutado y vivido un parto natural. No creo que un parto con anestesia sea mejor o peor que uno sin ella o que un parto sea mejor o peor que una cesárea. Pero en mi caso, debido a mi tratamiento, tenía que volver a estar preparada para vivir un parto sin anestesia, así que ver a mujeres que lo habían hecho antes me empoderó muchísimo. Vi partos de todo tipo: en el hospital, en casa, en el agua, en una camilla... Cada vez que veía un vídeo de un parto, no podía evitar llorar. Así que, para serte sincera, lloré mucho.

Cada día buscaba ratitos para conectar con mi bebé. Me encantaba cantar el «ohm» y sentir cómo todo mi cuerpo vibraba. Me imaginaba cómo lo hacía también su pequeño cuerpo y cómo ella también lo estaba disfrutando. O me las ingeniaba para tomar una taza de infusión de frambuesa en el porche mientras acariciaba mi barriga y disfrutábamos de un momento para nosotras. Leí muchos libros, hablé de ello con mis amigas más cercanas y en la semana treinta y seis de embarazo, como un regalo, vi el anuncio de un libro sobre hipnoparto que incluía una meditación que hice cada noche y que me permitió encontrar una nueva acepción al sentido de las contracciones: a pesar del significado que tiene la palabra «contraer», cada contracción permite que se abra el canal y que haya más espacio. Sentí que cada una de ellas me acercaría a mi bebé. Pensé mucho en esa apertura durante toda la dilatación y, como indicaba el libro, visualicé una bonita flor que abría sus pétalos.

En mi móvil tenía un vídeo con flores que se abrían y florecían, y me concentré en ellas durante un buen rato cuando las contracciones empezaron. Fue un ejercicio que me ayudó mucho. Esta idea también ha sido muy útil para muchas de mis amigas; de hecho, no sé en casa de cuál de ellas está ahora el libro, pero me encanta pensar que ha pasado por las manos de tantas amigas, cerca de sus barrigas.

Mi segundo parto comenzó la mañana del 23 de julio. Fueron muchos los sucesos asombrosos que tuvieron lugar ese día: el primero es que semanas antes, mientras acariciaba mi barriga, le pregunté a mi hija cuándo nacería. De mi primer embarazo aprendí que preguntarle a mi barriga era siempre una buena idea. Escuché en mi cabeza el número veintitrés. Recuerdo que se lo conté a mi marido y, como es natural, no me creyó. Yo tampoco quise hacerme demasiadas ilusiones, así que el 23 de julio me levanté como cualquier otro día.

Había un gran silencio. Mi marido ya se había ido al trabajo, lejos de casa, y me senté en el sofá con un té de jazmín en mis manos, mientras Lucas aún dormía. En cuanto se despertara, le daría el desayuno, le llevaría a la escuelita y yo trabajaría el resto de la mañana. Pero ese día tenía otros planes preparados para nosotros. Me senté en el sofá y pensé que era 23 y que yo estaba de una pieza todavía. Pero un instante después, para mi sorpresa, sentí una enorme contracción. Después vino otra y pensé: «Estoy de parto».

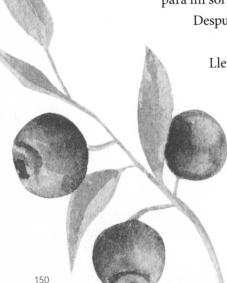

Llevé a mi hijo a la escuela y después llamé a mi madre, le pedí que diésemos un paseo juntas y así lo hicimos. Más tarde, creo que guiada por un enorme «síndrome del nido», esa necesidad imperiosa que sentimos muchas mamás cuando se acerca la fecha del parto de tener todo preparado para la llegada del bebé, pensé que era el momento perfecto para que decorásemos el porche. Pusimos unas macetas con flores como las que florecían en mis vídeos, cambiamos la posición de la gran mesa central de madera e, incluso, pusimos una alfombra que guardaba en la buhardilla. Fue un gran momento. Más tarde me quedé en casa tranquila, practiqué yoga y disfruté de un ratito para mi. Horas después llamé a mi marido y le dije: «Estoy tranquila, pero no quiero hacer esto sola». Volvió a casa del trabajo y me preparó mi plato de comida favorito para dar a luz: pasta con brócoli, nata y jamón. Me sentó de maravilla.

Yo siempre había visto aquellos partos con prisas que salen en las películas, en los que la mujer siente la primera contracción y da a luz. Pero muy pocas veces es así y yo agradecí que, en realidad, no fuese de esa manera.

Después de comer, dimos un paseo por nuestro camino preferido en el campo. La verdad es que estaba disfrutando muchísimo de ese momento: sentía que mi hija venía y que yo la estaba ayudando a descender. Fue bonito. Después fuimos a buscar a nuestro hijo para pasar un rato con él en casa. Al fin y al cabo, iba a ser la primera vez que nos separaríamos de Lucas tanto tiempo.

Estuvimos los tres en casa, en el jardín, jugando con el arenero y el agua de la manguera. Recuerdo que pisé una abeja y que luego, durante el parto, sentía el dolor que me producía su aguijón clavado en el pie. A ratos venían las contracciones. Entonces me apartaba, apoyaba mis manos en una pared y permitía que se quedaran, no intentaba que pasaran rápido esta vez. Luego empezaron a venir más y más juntas, dimos de cenar a nuestro hijo y llamamos a mis padres para que viniesen a por él. Me despedí de Lucas y lloré mucho porque sabía que todo sería distinto a partir de ese momento. Le abracé muy fuerte sabiendo que la próxima vez que lo viese sería para presentarle a su hermana.

Cerca de las diez de la noche me senté con mi marido en el jardín. Nos reímos de mi ocurrencia de colocar las macetas con flores. De pronto, las contracciones empezaron a venir más y más fuertes, tanto que nos fuimos corriendo al hospital. Apenas me podía sentar ya en el coche, pero incluso eso nos resultaba divertido.

Ya en el hospital me exploraron y respetaron mi decisión de querer, por el momento, un parto natural. No me pusieron gotero y me dejaron andar con libertad por el pasillo. Me acuerdo perfectamente de aquel pasillo: yo llevaba puesta una bata y un lazo rosa con rayas blancas sostenía mi pelo, pero apenas pude recorrerlo entero porque enseguida necesité ir a la habitación, ya que sentía una presión intensa. En la segunda exploración vieron que la dilatación era completa.

Cuando escuchas que la dilatación es completa, lo que sientes es indescriptible. Tu bebé todavía está en la tripa, pero piensas: «Ahora saldrás y te tendré en mis brazos». Aún no he llegado a entender cómo es eso posible, cómo el cuerpo —ahora, ya, en este mismo momento— se divide en dos o se multiplica por dos o, quizá, ambas cosas a la vez. En parte agradecía aquel trance que estaba viviendo, toda aquella intensidad y fuerza que me alejaba de mi parte racional, porque la razón no podía ayudarme demasiado en esos instantes. Ahí me encontraba yo, en aquella habitación y solo tenía una opción, rendirme. Creo que un parto te acerca a la vida tanto como a la muerte. Es una verdadera transición. Toda la fuerza del universo tiene lugar en un instante. Cuando ya no puedes más, cuando crees que no es posible, cuando te fallan las fuerzas y abandonas, tu cuerpo lo hace: se mueve, empuja, se abre y sucede. Mientras, yo gritaba su nombre, «Olivia», y me rendía. Y mientras agarraba con todas mis fuerzas los brazos de mi marido, mi cuerpo empujó y mi hija nació.

Y entonces la vi. Era ella y me acababa de hacer el mayor regalo: esa cita a tres a las doce y media de la noche. Después de todo el camino que nos había llevado hasta aquí, después de las decisiones, los pinchazos, el miedo, después de las veces que había escuchado que no podría tener hijos y de la desconfianza de muchos... Después de todo o, mejor dicho, gracias a todo, acababa de vivir la experiencia más animal, intensa y maravillosa de mi vida. El parto de mi hija Olivia me enseñó que cuando crees que has perdido todo el control, te encuentras con todo el poder. Siempre le estaré agradecida.

Pienso que el parto, sea de la naturaleza que sea o suceda donde suceda, es un verdadero viaje de transformación; una experiencia salvaje capaz de mostrarte que eres poderosa, valiente y mucho más fuerte de lo que jamás habías imaginado. Te revela también que tú y tu bebé estáis conectados más allá de lo que la razón pueda explicar, que sois un gran equipo y que juntos podéis con todo. Un parto no es una experiencia horrible, un parto es intenso y su intensidad no es más que el reflejo de la intensidad de la maternidad.

Antes de ser madre supongo que creía que el parto solo era algo por lo que había que pasar, un trámite o algo así. Ahora sé que el parto puede convertirse en la experiencia más poderosa de tu vida y también que agradecerás todo ese poder para dar la bienvenida a la maternidad.

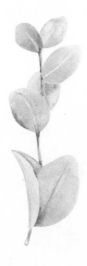

3

POSPARTO

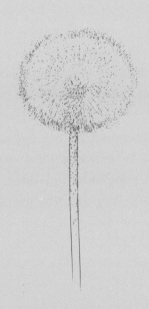

CAPÍTULO 12

El posparto y su metamorfosis

Cuando pienso en la mujer durante el posparto, no puedo evitar compararla con la increíble metamorfosis que experimenta un diminuto gusano al convertirse en mariposa. Cómo debe de ser para él tener de repente unas enormes alas y poder volar sobre todas esas cosas que le quedaban tan grandes ahí abajo. O cómo debe de sentirse mientras espera dentro de la crisálida la llegada de su metamorfosis. ¿Tendrá miedo? ¿Se sentirá inseguro? Quizá los gusanos han aprendido a confiar en la naturaleza lo suficiente como para permitirse fluir y esperar.

La mujer en el posparto también vive una intensa metamorfosis; una gran y desconcertante transformación de la que apenas se habla y para la que no se nos ha preparado. Pero, sin embargo, tras esta transformación podrá salir con unas alas enormes que le permitirán volar por encima de muchas dudas y miedos, y la harán sentir más segura, más intuitiva, más bella, más fuerte y ¡más ella de lo que nunca había imaginado!

Pero al igual que la mariposa, antes también tendrá que pasar algún tiempo en su crisálida, esta vez compartida con su hijo, con el pecho descubierto, con un perfecto olor a bebé y con las hormonas a flor de piel; un lugar necesario para dos recién nacidos porque cada vez que un bebé nace, una mujer vuelve a nacer en la misma habitación. Y es posible que a veces te cueste estar en esa crisálida. Es posible que, como el diminuto gusano, no entiendas demasiado lo que está pasando ahí

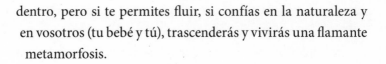

dentro, pero si te permites fluir, si confías en la naturaleza y en vosotros (tu bebé y tú), trascenderás y vivirás una flamante metamorfosis.

Y así como la mariposa ama esas nuevas alas que le permitirán volar y posarse en las flores y no querrá ir otra vez a ras del suelo ni que la pisen, la mujer que se deje atravesar por el posparto desplegará sus alas para volar.

Una etapa olvidada

Cuanto más sé del posparto, más estudio sobre él y, sobre todo, cuantas más mujeres tengo el honor de acompañar durante esta etapa, más corroboro que es uno de los periodos (y me atrevería a decir «el periodo») más intensos e importantes para la salud, la fertilidad, el bienestar y la vitalidad futura de una mujer.

Cuanto más conozco el posparto, también con mayor desconcierto me pregunto por qué, a pesar de su importancia, pasa tan desapercibido. Trato de entender por qué se espera que enseguida vuelvas a ser la de antes. O por qué a los bebés se les pide que sean independientes y dejen de necesitar a sus papás con tanta rapidez. Me cuestiono por qué hay protocolos de alimentación para el acompañamiento de casi todos los procesos fisiológicos, pero para el cambio más intenso, rápido, inexplicable y espectacular que la mujer experimentará en toda su vida no hay más que un inmenso vacío.

Trato de entender por qué apenas unas horas después de que una mujer haya hecho el esfuerzo físico más animal y desgarrador, mientras trata de interiorizar que sostiene en sus brazos la vida que ha permanecido durante nueve meses en su interior y mientras su cuerpo aún trabaja con toda su intensidad y en perfecto equilibrio, vuelve a su habitación —sí, solo apenas unas horas después del momento más sagrado y conmovedor— y recibe un analgésico y un plato de comida de menú básico, se le pide que sonría a las visitas y que mantenga una conversación al uso. Me pregunto por qué la «vuelta a la normalidad» empieza a colarse tan rápido para la mujer en el posparto.

A partir de ese instante, la mujer a la que hace unas horas halagaban por su preciosa barriga y a la que todos acariciaban y preguntaban cómo se encontraba, está ahora sentada con la ropa manchada de leche, con aspecto cansado y escuchando algunos comentarios, cuanto menos desafortunados, sobre si su leche alimenta, si hace muchas o pocas tomas o si coge demasiado en brazos a su bebé y las terribles consecuencias que eso puede acarrear. En esos momentos en los que parece que todos saben más de su hijo que ella misma, mientras agasajan con regalos al bebé que atrae todas las miradas, la mujer en silencio trata de experimentar, o de evitar a regañadientes, una enorme metamorfosis que, incluso, hace que se sienta mal por vivir. Quizá sus sentimientos son distintos a la felicidad absoluta que se supone que debería estar experimentando; quizá cree que no sentirse abrumadoramente feliz significa que no se está entregando al cien por cien a su bebé. Lo que todavía no sabe es que solo si se abandona a esa transformación podrá entregarse por completo a su pequeño.

Pero como los regalos más asombrosos de la naturaleza, las flamantes transformaciones y los finales felices necesitan tiempo, cuidados y confianza; la misma confianza que deposita el gusano en su crisálida, la que le permite esperar y dejarse fluir.

Así la mamá y el bebé que viven y honran su posparto, que se permiten ese espacio para conocerse sin juicios y sin prisa ni demasiadas distracciones, construyen un lugar en el que se sienten seguros; un lugar donde el bebé tiene todo lo que necesita —amor, calor y alimento para sobrevivir por sí mismo— y donde la madre encuentra también todo lo que necesita que, según mi experiencia, es casi siempre lo mismo que necesita su bebé: amor, la mirada de quien la ama, calor y buena alimentación. Entonces, y solo entonces, la mujer vivirá su metamorfosis y esas grandes y preciosas alas de vivos colores la acompañarán durante toda la maternidad para ayudarle a brillar el resto de su vida.

A menudo pienso que todo sería distinto si a la mujer se le dedicase un gesto de profundo respeto y admiración después del momento sagrado que acaba de vivir. A veces creo que todo sería diferente si al llegar a la habitación le ofrecieran una taza de caldo de hueso templado, un pequeño plato antiinflamatorio compuesto de arroz con cúrcuma o una sencilla taza de infusión de ortiga; si le tomaran la mamo y le dijeran: «Lo que has hecho ha sido increíble, eres brava, eres fuerte» o si le recordaran que es la mamá perfecta para su bebé. Porque de verdad y sin ninguna duda lo es.

Una nueva oportunidad

A pesar de lo que pueda parecer, estoy convencida de que el posparto es una maravillosa oportunidad: es como esa tecla de *reset* que todas hemos buscado apretar alguna vez para poder volver a formular todas aquellas preguntas importantes acerca de nuestra vida, de nuestros valores, del estilo de vida que nos gustaría vivir, de la mujer que soñamos ser o de cómo nos gustaría alimentarnos. En el posparto se nos brinda la oportunidad de contestarlas, esta vez sin importar lo que respondimos, lo que creímos e, incluso, lo que juzgamos en el pasado, como un recordatorio de que hemos vuelto a nacer y de que tenemos ante nosotras una nueva y preciosa oportunidad con forma y apariencia de piel suave de bebé para volver a responderlas y dirigirnos hacia el estilo de vida y la mujer que siempre hemos anhelado.

Todo esto sucede en el posparto. Conozco a muchas mujeres que, tras convertirse en mamás, se han sentido mucho más fuertes y seguras para emprender el negocio de sus sueños. Muchas que, después de años de dolor y relaciones muy complicadas con la comida, han sido conscientes de su problema y han hecho todo lo posible por solucionarlo. Sé que otras durante este periodo han podido sanar heridas familiares pasadas, comprender así algunas de las decisiones que tomaron sus padres y que nunca habían entendido, y encontrarse frente a frente con una inmensa dosis de paz. Y también he acompañado a mujeres que en el posparto descubrieron que sufrían déficits nutricionales y que habían cargado con molestos síntomas durante años como fragilidad en las articulaciones, problemas de cabello, reacciones inmunológicas o dolores musculares. También he descubierto a mamás a las que el posparto les ha regalado una mirada mucho más amorosa hacia sí mismas, una mayor autoestima, una valiosa intuición y una mano más amable y con menos juicios hacia ellas y hacia los demás.

Veo en la consulta y experimento por mí misma cómo el posparto es un periodo importante y muy valioso para la mujer; un gran regalo que nos traen nuestros hijos y que, como esas bonitas sorpresas que no esperábamos recibir, nos asusta un poco cuando llega. Pero puede que si te muestras receptiva, tu vida se transforme para siempre.

No tengas miedo a volver a plantearte algunas cosas, a pensar de manera distinta, a no reconocerte o a cambiar de opinión. Recuerda que empiezas a ser una mariposa y que todo se ve de forma asombrosamente distinta desde ahí arriba.

Cuando dudes

Siempre me he preguntado quién eligió a quién. Cuando estoy en la consulta y tengo frente a mí a una mamá que entre lágrimas me relata angustiada todo lo que se supone que hizo mal para su bebé —si le dio mucha o poca leche, si le lleva muy abrigado o demasiado poco, si está nerviosa y eso le puede perjudicar, si está probando un método que no

les funciona o si se siente abrumada por todos los consejos contradicto-
rios—, lo miro a él y siempre me inunda la misma sensación de paz y la
misma respuesta a la pregunta: ¿quién eligió a quién?

A veces las mamás asumimos un papel que no nos corresponde; un
rol que nos hace sentir responsables de todo, por el que soportamos
una enorme carga sobre nuestros hombros y que nos lleva a pensar que
nuestro bebé nos pertenece. Creemos, entonces, que todo dependerá de
nosotras y esa es una gran carga. Lo que no sabemos es que los bebés
son las personitas más conectadas con sus necesidades, más sabias, in-
tuitivas y listas que he visto en mi vida. Saben lo que necesitan y harán
todo lo que esté en sus manos para conseguirlo, para recibir la comida,
el calor, el amor y la seguridad que precisan.

Puede que te sorprenda, pero en tu bebé encontrarás muchas de las respuestas que buscas. Para descubrirlas quizá solo te hagan falta dos cosas:

- *Dejarle hacer.* Bríndale tu amor, tu calor y tu pecho, y ten tus brazos
  disponibles para que pueda cubrir todas sus necesidades por sí mismo y satisfacerlas como lo ha hecho en tu vientre durante muchos
  meses.

- *Y seguir tu valiosa intuición.* La que se esconde detrás de todo ese
  ruido, detrás de desafortunados y amorosos comentarios, de libros y
  de métodos; ahí, en ese lugar donde te sientes segura y donde sabes
  que eso es para vosotros. A veces las mamás pensamos que todo se
  solucionará haciendo muchas cosas, como siempre hemos hecho. Sin
  embargo, ellos, los bebés, vienen para enseñarnos grandes lecciones
  como la paciencia, la confianza, la espera y la presencia; algo a lo que
  no solemos estar demasiado acostumbradas y que a menudo resulta
  difícil poner en práctica.

Sé que el posparto quizá es algo distinto a lo que esperabas y que no
se parece a tu vida de hace apenas unos meses, cuando hacías muchas

cosas a la vez y lo resolvías todo. Puede que el posparto no vaya de hacer sino de ser, y esto cuesta un poco. Y también puede que no sea lo que esperabas porque quizá sea todavía mejor y que ahí, en vuestra crisálida compartida, se albergue la bonita oportunidad de conoceros, de conocerte, de soñar y de crear, esta vez juntos, la vida que deseas.

Cuando dudes, recuerda que fue él quien decidió que tú eres perfecta, que eres la mamá diseñada para él y que es a tu lado, con tus decisiones y tu forma de ser, donde tenía que estar. Quizá tú pediste un bebé pero fue él el que vino hasta ti. Quizá tu papel ya no resida en hacer las cosas como se supone que se deberían hacer, en saber hacerlo todo o en responsabilizarte de lo que ocurre. Creo que quizá tu papel radica ahora en ser tú misma, en ser esa mamá que tu bebé ha elegido, en ser tan tú como puedas y en permitiros ser tan vosotros como podáis.

En busca del posparto perdido

A veces no se puede vivir el posparto en su completa intensidad y quizá se pase por él de puntillas. Entonces es posible que el posparto aparezca más adelante en forma de síntomas sin explicación, de sentimientos no resueltos o de metamorfosis que no han terminado. Pero nunca es tarde para resolver, vivir y sanar. La alimentación podrá ser entonces un buen y necesario punto de partida.

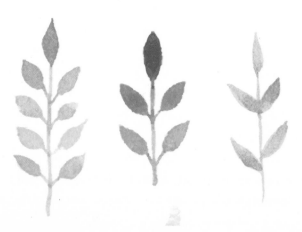

Recuerdo con mucho cariño a Mónica, una paciente rubia de ojos increíblemente verdes que acudió a mi consulta y que, como muchas otras madres, tardó un tiempo en entender lo importante que es el posparto. Mónica llevaba muchos meses queriendo quedarse embarazada, pero aún no le había vuelto la menstruación tras el parto de su primer hijo, hacía ya más de dos años. Es habitual que tarde un tiempo en volver cuando una mujer está amamantando, algo que, como te contaré más adelante, ejerce un efecto protector de la salud, pero Mónica había dejado de dar el pecho cuando su hijo tenía seis meses. Lo hizo siguiendo la recomendación que le hizo la enfermera durante la revisión del sexto mes: «Te está consumiendo, estás muy delgada y si continúas con su lactancia, tendrás los huesos "hechos polvo"».

Mónica dejó entonces de dar el pecho a su hijo, pero, como me explicó en la consulta, su figura no mejoró, no le volvió la menstruación y no se sentía en absoluto al cien por cien.

Después de ver sus analíticas y recoger todo su historial, me di cuenta de que Mónica padecía una gran fatiga posnatal que no había resuelto desde hacía dos años. Presentaba un déficit de vitamina D para el que no recibía tratamiento y una inflamación crónica de bajo grado que le provocaba, entre otros síntomas, dolores articulares y de cabeza. Su alimentación no cumplía con los requerimientos de grasas protectoras ni de proteínas ni de aminoácidos esenciales, déficits que no son muy comunes.

Entonces empezamos por ahí, por restablecer todas las reservas de nutrientes que Mónica no había recuperado durante el posparto para devolverle a su cuerpo la energía necesaria y acabar con el cansancio que arrastraba desde hacía más de dos años y que, además, había acompañado de un destete temprano que, según decía, no había elegido. A los tres meses recibí un mensaje: «¡Me ha bajado la regla!». Nos vimos en la consulta y estaba radiante: su composición corporal estaba cambiando, volvía a tener más pecho, su menstruación había vuelto y al fin había recuperado su vitalidad.

He atendido muchos casos similares en los últimos años, muchas lactancias que han finalizado porque no se le ha dado importancia a lo que comía la madre ni a su estado nutricional. También he atendido a mujeres que no han vuelto a quedarse embarazadas hasta que no se han ocupado de parar, de hacer las paces con su posparto, de darse cariño y de cuidar su alimentación.

Asimismo, he conocido a mujeres que han arrastrado durante muchos años esa fatiga posnatal. Como Imma, que diez años después de tener a su tercer hijo, mejoró de forma espectacular sus problemas de concentración y de memoria, y sus dolores en las muñecas, síntomas que arrastraba desde su último posparto. Y todo gracias a recuperar sus reservas de magnesio y DHA.

Como ves, me enfrento a muchos casos, a muchas historias de mamás e, incluso, a mi propia historia, que me recuerdan que el posparto es un periodo muy importante. Y también me encuentro con otras muchas que me recuerdan a diario que esta etapa es una gran oportunidad. Tu oportunidad.

Me encanta esta famosa frase de Ysha Oakes[21]: «Después del nacimiento hay una ventana de tiempo sagrado; un tiempo para completar la recuperación física, mental y espiritual de la mujer. Un tiempo profundo de unión con su nuevo nacimiento. Los primeros cuarenta y dos días después del nacimiento establecerán el escenario para los próximos cuarenta y dos años».

---

21. Ysha Oakes fue la fundadora de la *Sacred Window School*, un famoso portal de atención ayurvédica a la mujer durante el posparto. Consultar en: https://sacredwindow.com/.

CAPÍTULO 13

La sintonía perfecta. Qué sucede en el interior de una mujer tras el parto

¿Te has hecho alguna vez las siguientes preguntas?: ¿qué pasa en el interior de una mujer tras dar a luz?, ¿qué ocurre cuando descansa «piel con piel» con su bebé tras el mágico acontecimiento?, ¿cuál es la experiencia que viven mientras se miran, se huelen y permanecen juntos como si nada estuviese pasando?, ¿cómo se reorganiza el cuerpo para que los órganos vuelvan a su lugar y llenen el espacio que antes ocupaba el bebé?, ¿cómo se sincroniza en tan poco tiempo el pecho de la madre para producir el alimento que nutra a su hijo?

El posparto es una sintonía perfecta de hormonas, amor, cambios y miles de engranajes que suceden entre los dos a hurtadillas, mientras todos ensimismados miran al bebé. Algo así como los pasajeros de un tren del Viejo Oeste que disfrutan del paisaje verde y montañoso a través de la ventanilla, ajenos al ritmo frenético de la locomotora. Las palas echan carbón, el personal toma miles de decisiones y la maquinaria funciona a todo gas en un tren que viaja a su máxima potencia.

La verdad, cuántas cosas fascinantes pasan en el interior de una mujer durante el posparto.

A menudo, en la consulta, las mujeres me preguntan con vergüenza y miedo a ser juzgadas y con un «ya sé que esto ahora no es importante», si su cuerpo volverá a ser el de antes, si recuperarán su peso y si volverán a ser ellas mismas. Creo que es completamente normal que se pregunten qué pasará con su gran tripa o con su pecho duro y lleno de leche y que se cuestionen si ya nunca volverán a dormir y si lo resistirán, si es natural tener miedo, hasta cuándo se les caerá el pelo y si hay alimentos que les podrían ayudar a recuperarse mejor. También, que reflexionen sobre qué pasará con su piel, durante cuánto tiempo tendrán dolores y si sus órganos volverán a su sitio. Lo que me desconcierta es que apenas se hable de ello.

Creo que si una mujer piensa que cuando vuelva a casa después de dar a luz será «la de antes», se va a asustar mucho al regresar con la tripa que tenía cuando estaba embarazada y con un bebé entre sus brazos. Entiendo su intranquilidad si ha escuchado que tras la cuarentena estará completamente recuperada y desvinculada de su bebé, tendrá la piel de hace once meses, ganas de retomar unas apasionadas relaciones sexuales y se sentirá descansada porque su hijo ha logrado ya dormir toda la noche en la cuna.

Ese salto al vacío durante el posparto, ese silencioso e interno salto cargado de miedos, dudas y falsas expectativas impide a la mujer puérpera (a la fascinante, preciosa, fuerte y llena de luz mujer puérpera) hacer algo sumamente importante y necesario para el resto de su vida: honrar, venerar, agradecer, admirar y alabar todo lo que está sucediendo en su interior. También sería maravilloso que los que la rodean se parasen a hacerlo y le permitiesen ese espacio en el que volver a ser la de antes no tenga por qué suceder tan deprisa.

Estoy segura de que si todos supiéramos qué esperar y entendiéramos cuántas cosas increíbles pasan en una mujer durante el posparto, nos mostraríamos más amables, cariñosos y respetuosos ante los cambios físicos, emocionales y espirituales que está experimentando.

¿Cuánto dura?

El posparto se define como el periodo de cambios fisiológicos y ana-tómicos que se produce desde que la mamá da a luz —en concreto, desde el alumbramiento de la placenta— hasta que vuelve al estado de no embarazo. Se divide en tres fases: el posparto inmediato, durante las primeras seis o doce horas; el posparto subagudo o cuarentena, que dura de dos a seis semanas; y el posparto retrasado, que puede durar hasta seis meses. La bibliografía nos recuerda que el cuerpo de una mujer no llega a estar recuperado hasta, al menos, seis meses después de dar a luz, aunque esto varía en cada una en función del parto que haya vivido, de su alimentación y descanso, del número de hijos que tenga, etcétera. Según mi experiencia, por si te sirve de ayuda, me atre-vería a decir que la recuperación no se produce hasta, al menos, un año después del parto. Puede, incluso, que pase más tiempo. Así ha sido en el caso de muchas de las mujeres que he conocido y así me ha ocurrido a mí misma.

Recuerdo que con mi primer hijo me sentí «en posparto» hasta que nació mi segunda hija. Durante todo ese tiempo, había tratado de asi-milar si era normal el vínculo tan bonito que tenía con él y la sensación de que me gustase tanto que estuviésemos juntos. Físicamente tampo-co estaba como antes del embarazo, a pesar de tener el mismo peso, utilizar la misma ropa y no tener ninguna marca en mi piel. Me notaba muy distinta. Fue al comienzo de mi segundo posparto cuando, para mi sorpresa, dejé de sentirme puérpera de mi hijo mayor. Experimenté una sensación muy buena, como cuando coges mucho aire, y entendí que durante todo ese tiempo no había sido la misma porque me había convertido en una nueva versión, una nueva y flamante versión de mí misma, y me alegré de no haber vuelto a mi estado previo al embarazo.

¿Recuerdas cuando te hablé del microquimerismo maternofetal y de aquellas células de tu bebé que migraban hasta tus tejidos y permanecían en ellos durante décadas? Es probable que por este y por otros muchos motivos, nunca vuelvas a sentirte como antes de estar embarazada. Si esto es así, no te asustes. Aprovecha la oportunidad. Es posible que a partir de ahora te sientas ¡mucho mejor!

Los cambios físicos

Echemos un vistazo a todo lo que pasa dentro de ti durante el posparto:

Inflamación. Durante el posparto te encuentras en un estado de inflamación elevada permanente. Debido a la naturaleza inflamatoria inherente al trabajo de parto, al propio parto y a la posterior recuperación, los marcadores inflamatorios permanecerán elevados hasta diez semanas después del parto y, de forma más moderada, hasta un año después.

Esta respuesta inflamatoria, que actúa para protegerte frente a los cambios inmunológicos que se producen durante este periodo y para dar respuesta a la importante oxidación celular y al gran esfuerzo físico que has realizado durante el parto, también es consecuencia de la producción de leche materna y de la recuperación de los tejidos.

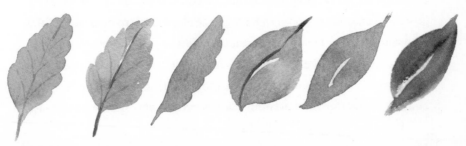

Es posible que la inflamación pueda hacerse visible en forma de dolor, la involución del útero, en la inflamación de las heridas o con el calor y enrojecimiento del pecho. Pero también hay una inflamación de menor intensidad que acompaña a este periodo y que a pesar de no verse a simple vista puede llevar a la mujer a cambios crónicos futuros y enfermedades como diabetes tipo dos, trastornos metabólicos, una mayor acumulación del tejido graso y obesidad y un mayor riesgo de osteoporosis y fracturas óseas.

Reducir la inflamación es un objetivo clínico, fundamental para mantener una buena salud a largo plazo. Afortunadamente te esperan alimentos muy ricos que te ayudarán a disminuirla.

Oxidación celular. A medida que avanza el embarazo, además de aumentar la respuesta inflamatoria, también hay un mayor estrés oxidativo. Durante el parto, esta oxidación aumenta debido a la gran demanda de energía y a la intensa actividad metabólica provocadas por la contracción del músculo liso uterino y del músculo esquelético, al igual que sucede durante el ejercicio aeróbico submáximo prolongado y de corta duración. Sin duda, dar a luz es, cuanto menos, ¡un ejercicio salvaje!

También se ha observado estrés oxidativo en mujeres que dan a luz mediante cesárea programada. En este caso, lo favorecen la anestesia, las respuestas inmunológicas e inflamatorias y los procesos que tan deprisa suceden en esta etapa. Sin duda, tendremos muy en cuenta la ingesta de antioxidantes durante todo este periodo.

Sistema inmunológico. Tras el parto y el alumbramiento de la placenta entras en un nuevo estado inmunofisiológico deprimido que protege a las células microquiméricas fetales que se alojan dentro de ti (las células reparadoras de tu bebé) y a las células que favorecen el retorno a la aptitud reproductiva. Pero también es un estado inmune que te hace más susceptible a contraer infecciones como mastitis o endometritis, infecciones del tracto urinario o infecciones provocadas por heridas; patologías que experimentan el 10% de las mujeres durante los primeros dos meses de posparto. Recuperar el estado inmune previo al embarazo puede tardar hasta un año.

Recuerdo a Miriam, una mamá que hacía poco que había dado a luz y que contactó conmigo desesperada y me contó cómo durante las últimas semanas había padecido amigdalitis, hongos en la boca e infección de orina. «Necesito ayuda, me encuentro por los suelos», me dijo. Recuerdo muy bien su analítica: un déficit severo de vitamina D y la interleucina 6 (IL-6) elevada constataban su inflamación. Nos pusimos manos a la obra: le pauté una exposición solar moderada, una dieta sumamente nutritiva y antiinflamatoria que le ayudase a protegerse y a resolver las infecciones, un tratamiento probiótico con cepas específicas y ¡delegar una gran cantidad de tareas! Un mes después, Miriam estaba vital y plena, y disfrutaba de su posparto.

Corazón. Seguro que has podido notar que durante el posparto el corazón late con más fuerza y rapidez. Después del parto aumentan la frecuencia cardiaca y el gasto cardiaco, que pasa del 60 al 80%, y también el volumen de sangre circulante. La frecuencia cardiaca volverá a la normalidad unas seis semanas después del parto y la presión sanguínea necesitará unas dieciséis. Pienso en las mujeres que vuelven al trabajo a la semana o a las dos semanas después de dar a luz con su corazón latiendo deprisa y sin el mayor antídoto para calmarlo que es sincronizarlo con el de su bebé. Al fin y al cabo, llevan demasiado tiempo sintiéndose el uno al otro y es normal que se echen muchísimo de menos.

Cambios hematológicos. Según los últimos estudios, se necesitan de cuatro a seis meses para restablecer los valores normales de hemoglobina, que han disminuido durante el embarazo. El hematocrino o la leucocitosis también precisarán de varios días para recuperarse y serán necesarias de ocho a doce semanas para revertir el estado hipercoagulable del embarazo y del posparto temprano que protege a la mamá del sangrado.

Recuerdo la visita de mi hematóloga a la mañana siguiente de nacer mi hijo Lucas, muy temprano, aconsejándome que me levantase y diera un pequeño paseo para evitar el riesgo de trombosis. La probabilidad de tromboembolismo es alta tras el parto, sobre todo en mujeres de riesgo. No te olvides de dar pequeños paseos con tu bebé, de estar en contacto con la naturaleza y de recibir algunos rayos de sol que te ayuden a sintetizar la vitamina D.

Cambios endocrinos. Por lo general, la función tiroidea vuelve a la normalidad cuatro semanas después del parto. Es frecuente encontrar a mamás con hipotiroidismo durante el embarazo y ver cómo sus valores se recuperan en pocos días. Si estás en tratamiento, no olvides acudir a tu médico para que pueda revisar si hay que ajustar tu medicación. Por otro lado, hasta un 16,7% de las mamás puede desarrollar tiroiditis tras el parto. En este caso, es importante echar un vistazo a los niveles de vitamina D por su interesante relación con la autoinmunidad tiroidea. Además, las hormonas tiroideas desempeñan un papel relevante en la lactancia materna; desajustes en las mismas podrían retrasar la lactogénesis o «producción de leche».

Otro de los cambios endocrinos importantes es la normalización de la resistencia a la insulina. Esta adaptación fisiológica de la madre que trata de asegurar un buen suministro de azúcares para el bebé, se suele restablecer dos o tres días después del parto, excepto en mujeres obesas, que pueden tardar hasta dieciséis semanas.

Sistema digestivo. Durante este periodo, el sistema digestivo se ve especialmente (o claramente) alterado. Para empezar, durante el embarazo se desplaza para dejar espacio al bebé que está creciendo. De este modo, el esófago, que se ha acortado; el estómago, que recibe una presión mayor; y el intestino grueso y delgado, que se han desplazado hacia arriba, tardarán algunas semanas en recuperar su posición, motilidad y tono habituales. A su vez, algunas cuestiones como los altos niveles de progesterona del embarazo, la interrupción de la ingesta de comida durante el trabajo de parto, las hemorroides, el miedo a ir al baño cuando se ha sufrido una episiotomía, los hematomas en el perineo, la alimentación irregular en el posparto, la deshidratación y la reducción de la actividad física hacen que un 25% de las mujeres sufra estreñimiento (esta cifra aumenta hasta un 41,8% si nos basamos en los síntomas que refiere la mujer sin una evaluación profesional previa). El dolor y la incomodidad en la defecación pueden convertirse en un motivo de preocupación que afecta a la calidad de vida de la mamá que se está recuperando.

Otro de los factores que se ve alterado es la microbiota intestinal, que durante el embarazo sufre cambios que se mantendrán durante varios meses después del parto. Es interesante tener en cuenta su relación con la recuperación de la figura, la obesidad y la salud en este periodo, ya que tiende a transformarse en una microbiota de carácter obesogénica.

Son muchos e importantes los motivos por los que durante el posparto debes cuidar con especial mimo tanto tu aparato digestivo como el de tu bebé. Los alimentos que tomes y la temperatura y el momento en que lo hagas desempeñarán un papel muy importante en tu bienestar y recuperación. Encontrarás cómo hacerlo en el próximo capítulo.

Sistema reproductor. Tras el parto, el útero y el espacio que ocupaba la placenta se contraen para evitar la pérdida de sangre. Esta contracción se produce gracias a la fuga de oxitocina, una hormona que libera la hipófisis tras el estímulo que produce el olor y la cercanía del bebé, el roce del pezón y el espacio seguro que rodea a la mamá y a su hijo. Así, el útero que tras el parto pesa 1000 gramos, al final de la primera semana pesará 500 gramos, y seis semanas después, unos 50 gramos.

Esta contracción uterina puede causar dolor y calambre, por eso es posible que la sientas con mayor intensidad cuando amamantas a tu bebé, ya que mientras lo haces se libera oxitocina y eso favorece la contracción.

También tras el parto, el endometrio se va restaurando y se produce un flujo vaginal, conocido como «loquios», que se origina en el útero. Compuestos por sangre y membrana uterina, durante los primeros días serán abundantes y de color rojizo. Entre cinco y diez días después se volverán amarillentos y estarán formados principalmente por moco, sangre y leucocitos. Al final, su aspecto será más blanquecino y estarán compuestos, sobre todo, por moco. Su expulsión puede durar hasta cinco semanas después del parto[22].

En cuanto a la vuelta de la menstruación, varía mucho en cada mujer. Si no estás amamantando, es de esperar que regrese a las seis u ocho semanas. Y si lo estás haciendo, la anovulación, que está provocada por los altos niveles de prolactina asociados a la succión del bebé, puede durar hasta veinticuatro meses. Ten en cuenta que la ausencia de menstruación no indica si la ovulación ha vuelto o no y, por tanto, puedes quedarte embarazada durante este periodo. Si no lo deseas, asegúrate de utilizar métodos anticonceptivos.

Peso y fluidos. Inmediatamente después del parto se pierden entre cinco y seis kilos, debido al alumbramiento de la placenta y a la pérdida de sangre que la acompaña. Después se pierden otros dos o tres kilos durante las dos primeras semanas tras el parto por la rápida eliminación de líquido a través de la orina. Esta diuresis suele coincidir con la cantidad de líquido que se haya retenido durante el embarazo, provocada por una mayor retención de sodio. Sin embargo, hay mujeres que pueden experimentar dificultad para orinar durante los primeros días tras el parto, debido a la laxitud abdominal, a un edema o al tono del suelo pélvico. Asimismo, un 30% de las mujeres presenta en el posparto una incontinencia de urgencia que se atribuye al estrés. Por lo general, el trauma que sufre la vejiga tras el parto no

22. La presencia de un olor desagradable, de grandes piezas de tejido o de coágulos de sangre en los loquios o la ausencia de estos podrían ser signos de infección. Por este motivo, si tienes alguno de estos síntomas es conveniente que acudas a tu ginecólogo para que pueda valorarlo.

suele durar más de setenta y dos horas, y la pelvis renal y los uréteres dilatados regresan a su estado anterior al embarazo en cuatro u ocho semanas.

En cuanto a la figura, el periodo del posparto es crítico para el aumento de peso a largo plazo y para el desarrollo de la obesidad. Un 10% de las mujeres retiene de cinco a diez kilos un año después del parto y un 3%, más de diez kilos. Se estima que solo el 40% de las mujeres regresa a su peso anterior al embarazo.

El aumento de peso durante este período resulta especialmente dañino, en comparación con otros periodos de la vida, ya que el tejido graso tiende a distribuirse en la zona central, en la zona abdominal y alrededor de los órganos, aumentando el riesgo de enfermedades crónicas en la mujer. Cuidar el peso y la composición corporal en el posparto, más allá de la razón estética que se le suele atribuir o que es juzgada en muchas ocasiones, se convierte en una gran ventana de oportunidad para prevenir la actual epidemia de obesidad y una importante cuestión de salud. Una enorme pista tras la que se esconden complicaciones como una resistencia a la insulina, trastornos de ansiedad y dificultad para controlar la ingesta de alimentos o una inflamación crónica de bajo grado que impiden la adecuada recuperación de los tejidos, el bienestar emocional y la salud a largo plazo.

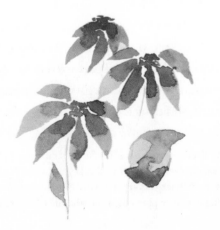
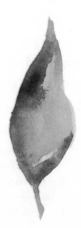

Piel y musculatura, l. Tras el parto, tu cuerpo trabaja con intensidad para restaurar el tono muscular y el tejido conectivo. La piel comienza a recuperar su elasticidad tras la gran distensión producida durante los meses anteriores y los músculos abdominales, que se habían estirado durante el embarazo y tensado en el parto, recobrarán su tono y elasticidad en los siguientes meses. También es importante valorar la musculatura del suelo pélvico, en ocasiones la gran olvidada de este proceso. Se ha observado que las mujeres que no recuperaron la integridad del suelo pélvico tras el parto, pueden volver a experimentar problemas de suelo pélvico durante la menopausia, debido a los cambios hormonales y la disminución del colágeno[23].

Para recuperar los tejidos se debe mantener un peso saludable y seguir una dieta antiinflamatoria que, además, favorezca la absorción del colágeno, así como el soporte del colágeno intrínseco anterior a la gestación. Sin duda, la recuperación de los tejidos es fundamental para tu bienestar durante el resto de tu vida.

En cuanto a la hiperpigmentación de la piel que quizá hayas observado en forma de manchas en la cara y de una línea oscura que recorre el centro de tu barriga, llamada «línea nigra», desaparecen en el 85 o 90% de las mujeres entre las seis y ocho semanas después del parto. También la hiperpigmentación de las uñas.

Los edemas y las varicosidades de las extremidades inferiores suelen regresar a la normalidad cuando el útero recupera su tamaño y desaparece la dilatación venosa semanas después del parto. Recuerda que te será de gran ayuda dar ligeros paseos, un baño de pies (en esta ocasión, con agua templada) y seguir una alimentación antioxidante.

---

23. La disfunción del suelo pélvico puede ocasionar desagradables síntomas, como incontinencia urinaria, dolor sexual, prolapso uterino, cistocele y rectocele. No dudes en solicitar una valoración del suelo pélvico tras el parto a un fisioterapeuta especializado para la prevención de alteraciones y para cuidar la salud de tu musculatura pélvica.

Cabello. Entre los dos y cuatro meses después del parto tiene lugar una pérdida de pelo fisiológica que forma parte del ciclo natural del cabello y que, sin embargo, genera mucho pánico en la mujer que no sabe hasta cuándo durará y con qué intensidad.

Por lo general, la pérdida de cabello continúa de seis a veinticuatro semanas, pero rara vez dura hasta los quince meses. Por suerte, casi todo el cabello se reemplaza después de varias semanas. La causa habitual de esta pérdida es que durante el embarazo, el ciclo del cabello se detiene, de ahí que las embarazadas sintamos el pelo más bonito que nunca. Más adelante, durante el posparto, este ciclo vuelve a la normalidad y compensa la caída de pelo que no se había producido durante el embarazo.

La verdad es que el posparto, al contrario de lo que pueda parecer, es una gran oportunidad para rejuvenecer y cuidar del cabello. He visto a muchas mujeres que durante años habían tenido el cabello débil, desvitalizado y que en el posparto comenzaron a cuidar su pelo proporcionándole cuidados desde el interior, incluyendo en su dieta micronutrientes específicos y también mayores cuidados externos con productos naturales y respetuosos, consiguiendo lucir una melena más bonita que nunca ¡gracias al posparto! También he visto casos en los que la pérdida de cabello dejó al descubierto importantes marcadores para la salud como un déficit de hierro, ingestas deficitarias de vitaminas del grupo B, insuficiencia de minerales como el selenio o el zinc o altos niveles de estrés y cortisol. Será importante echar siempre un vistazo al cabello de la mamá durante el posparto y proponerle opciones que cuiden de él y de su salud.

Pecho. Cuando el pecho de una mujer se vuelve funcional, siempre me ha parecido algo asombroso. Este proceso comienza durante el embarazo, aunque, en ocasiones, apenas nos damos cuenta de la primera fase de la lactogénesis. Quizá has podido notar semanas antes de dar a luz cómo tus alvéolos mamarios secretaron calostro de color amarillento a través de tu pezón.

Luego, tras el parto, inmediatamente después del alumbramiento de la placenta, sucede un gran cambio hormonal que da paso a la segunda fase de la lactogénesis y que dura unos diez días hasta que la producción de leche se estabiliza.

Entonces, la progesterona cae y comienza un baile precioso orquestado por las hormonas prolactina y oxitocina. La primera de ellas viaja desde la hipófisis a las células de los alvéolos mamarios para impulsar la síntesis de las proteínas lácteas que alimentarán a tu bebé. También es la responsable de tu sentimiento maternal y te ayuda a estar calmada y a descansar mejor, a desarrollar el sistema inmune de la glándula mamaria y, además, se secreta a tu leche, lo que hace que tu bebé se sienta tranquilo. En cuanto a la oxitocina, la hormona del amor, se encarga de la contracción de las células de los alvéolos para la eyección de la leche. También favorece las contracciones uterinas, disminuye el sangrado y te protege.

Para que todo esto suceda en el pecho, el flujo sanguíneo a nivel mamario aumenta y se mantiene así durante toda la lactancia hasta dos semanas después del destete total. Las mujeres pueden sentir el pecho duro, ingurgitado, caliente y enrojecido por el aumento de flujo durante los primeros días, lo que se corresponderá con la primera subida de leche y el increíble proceso que está sucediendo en su interior en ese momento.

Cambios emocionales. Después de conocer todo lo que sucede en el interior de una mujer durante el posparto no es de extrañar que, en ocasiones, sus emociones sean como una montaña rusa. Pero ¿cómo podría sentirse ante el cambio más rápido y, quizá, más milagroso de su vida? Después del parto, la reciente mamá ha de reencontrarse poco a poco con ella misma, con su bebé, con sus rutinas tan distintas a hace unos meses, con su pareja, con sus amigos y con sus familiares. Y también deberá encontrarse con su cuerpo cambiante y con su nueva vida.

Durante todo ese proceso es posible que haya momentos en los que mires a tu precioso bebé mientras duerme y sientas que estallas de amor y felicidad. Y también habrá otros en los que sientas temor cuando, por ejemplo, tu bebé rechace el pecho o notes un intenso dolor al ir al baño o te encuentres fatigada o escuches quizá algún comentario desafortunado. Entonces, minutos después de sentirte feliz es posible que te sientas sola, desanimada y también triste. Todo esto es normal y comprensible durante el posparto mientras vives esta inmensa transformación.

Sin embargo, cuando una mujer presenta desesperanza, tiene mucho o poco apetito, no consigue dormir ni cuando su bebé descansa, siente agitación o enlentecimiento psicomotor, fatiga pronunciada, sentimientos de culpa e inutilidad, preocupaciones obsesivas por la salud del bebé o no quiere interactuar con él por un miedo exagerado a hacerle daño, hemos de sospechar que puede estar padeciendo una depresión posparto. La depresión posparto afecta en torno a un 15% de las mujeres del mundo desarrollado y hasta a un 40% en países en desarrollo.

El origen de la depresión posnatal se ha centrado durante décadas en el desequilibrio hormonal, pero estudios recientes han observado también que factores como la inflamación, un déficit de vitamina D, el hipotiroidismo y una baja ingesta de grasas protectoras omega 3 podrían estar relacionados o desencadenar la depresión posparto. Por lo tanto, durante esta época es importante mantener una nutrición adecuada para prevenir y tratar la depresión, así como para ayudar a que el estado de ánimo de la mamá sea saludable y le permita disfrutar de la intensidad y plenitud del momento.

MANUAL DE NECESIDADES DE UNA
MUJER DURANTE EL POSPARTO

Si estás leyendo este capítulo y quieres ayudar a una mujer durante el posparto, te diré algo: podrás descubrir sus necesidades mientras echas un vistazo a las de su bebé. Al fin y al cabo, ambos acaban de nacer y tienen muchas cosas en común. Es posible que mientras su bebé come, a ella también le apetezca tomar un delicioso tónico de posparto. O que cuando él descansa o recibe caricias o le arropan con su muselina, a ella también le reconforte recostarse, recibir un beso en la mejilla y que la tapen con una manta para descansar junto a él. Ella también necesitará recibir atención.

Este es un resumen de las principales necesidades de una mamá durante el posparto:

1. *Su bebé*. Sí, hasta donde yo sé, la principal necesidad de una mujer durante este periodo es su bebé. Ambos se necesitan mutuamente. Puede parecer que para que una mujer se recupere más rápido tiene que estar alejada de su hijo, pero en realidad él es una pieza fundamental para su recuperación. Como ya hemos visto, necesita la presencia de su bebé para que la contracción uterina sea posible, para evitar la hemorragia, para que su sistema nervioso esté más calmado, para sentirse segura, para enamorarse y, por supuesto, para vivir su preciosa metamorfosis.

2. *Necesita un lugar seguro*. Donde permitir que sus hormonas bailen y se secreten con normalidad y donde se evite un estrés que impida la recuperación de sus tejidos y dañe su sistema inmunológico. Un sitio donde fundirse con su recién nacido y disfrutar sin distracción ni preocupaciones de este momento. Es importante, además, que sea un lugar cálido, ya que el frío dificultaría la recuperación de la mujer.

3. *Nutrición*. Hasta que me convertí en madre jamás imaginé, a pesar de todos mis años de estudios, la gran importancia que tiene la alimentación y su papel sanador durante el posparto. Podía intuir lo vital que resultaba para el bebé, pues un recién nacido que no se nutre de forma adecuada no sobrevive, pero nunca pensé que esto pudiera extrapolarse a la madre. Y así es: la nutrición durante el posparto es una pieza clave para recuperar la salud, la plenitud,

la vitalidad, el descanso, la felicidad y el vínculo. Una importante pieza a nuestro alcance para hacer del periodo de posparto una gran oportunidad para ganar salud, autoestima, belleza y juventud. En los próximos capítulos podrás encontrar recetas nutritivas y sanadoras para ofrecer a una mujer durante el posparto y que, sin duda, agradecerá.

4. *Una gran dosis de amor, cariño, respeto y mucha confianza.* Así como un bebé necesita amor para sobrevivir, a la madre le sucede lo mismo. En culturas ancestrales, la mujer recibe durante el posparto masajes diarios durante cuarenta días como símbolo de amor. El masaje y las caricias le recuerdan que la aman, que no está sola y que es importante. Veneran su cuerpo y su alma como realmente se merece después de lo que ha hecho. Es una lástima que, por el contrario, en muchas partes del mundo la mujer durante el posparto se convierta en un fantasma. Acaríciala, abrázala y mírala con atención. Confía en ella, pero sobre todo házselo saber: que se dé cuenta de que sus sentimientos e intuiciones son importantes. Recuerda que está vinculada con su hijo y así como es fundamental confiar en la capacidad innata de los bebés para cubrir sus necesidades, será también primordial confiar en los agudizados instintos de una madre.

5. *El contacto con la naturaleza.* Estar en contacto con la naturaleza suele ayudar mucho a la mamá durante este periodo, pues le recuerda que todo sigue su curso ahí afuera. También le transmite la sensación de que algo más grande que ella la protege; algo que, a pesar de todo, continúa su curso y su ciclo. Puede estar en contacto con la naturaleza gracias a los alimentos de temporada y a la plantas medicinales que la nutrirán durante esta etapa. También puede conectar con la naturaleza cuando camina junto a su bebé por un jardín o una playa, disfruta de un paseo por el campo, recibe un bonito ramo de flores o la cuidan con gestos sencillos como vaporizar agua de lavanda sobre su almohada para ayudarla a dormir. Y también puede conectar mientras disfruta de un baño templado con alguna esencia floral o tan solo mientras observa a ratitos cómo crecen las macetas de su ventana.

CAPÍTULO 14

La fuerza de la alimentación

Nutrición durante el posparto y la lactancia

Durante el posparto de mis dos hijos sentí la poderosa sensación de que la alimentación podía hacer algo por mí que no estaba haciendo. En todos mis años como nutricionista e investigadora, había estudiado muchas cosas y había buscado de forma activa y en repetidas ocasiones recomendaciones sobre alimentación durante el posparto y la lactancia materna. En todas había hallado como respuesta: «No hay que modificar la alimentación de la madre que de por sí come sano». Esta fue quizá la afirmación más audaz que encontré.

En mi primer posparto intenté escuchar a mi cuerpo con atención pensando que, aunque no encontrara las recomendaciones que buscaba, él me iría guiando hacia unos u otros alimentos. Ahora, viéndolo en retrospectiva, creo que en parte fue así, como cuando me moría por cenar alimentos más grasos como una taza de caldo de cocido o me volvía loca por la quesada que preparaba mi madre.

Entre mi primer y segundo posparto hice mis estudios en lactancia materna y encontré el mismo tipo de respuestas que, a decir verdad, no lograban dejar mi mente en paz e, incluso, me entristecían. Estaba convencida de que había mucho más detrás de la alimentación en este periodo. Me preguntaba cómo podían existir tantas recomendaciones, nutrientes y dietas para todas las enfermedades y etapas de la vida, para preparar a cada deportista y para tantas situaciones y, sin embargo, no conseguía localizar recomendaciones nutricionales para la mujer tras dar a luz ni para una mamá que amamanta a su hijo durante todo el día.

También en aquella etapa compartí mi experiencia maternal con muchísimas madres en la consulta y me hice monitora de un grupo de apoyo a la lactancia. Cada lunes nos reuníamos en una enorme sala y allí escuchaba con atención y cariño a todas aquellas mujeres con historias maravillosas de superación. Fue un gran aprendizaje para mí en todos los sentidos. A su lado me di cuenta de que todas compartíamos síntomas similares, anhelábamos los mismos cuidados, recibíamos consejos que nos ayudaban poco y no utilizábamos el gran poder que la nutrición tiene en ese periodo. Pude comprobar cómo las mujeres que se cuidaban y que realmente se esforzaban, lo hacían con dietas al uso que se centraban en perder peso como parte de la recuperación posparto. Y cómo esos planes de alimentación las conducían a una mayor fatiga posnatal, a estar irritables y a perder la memoria, a una pésima recuperación de su piel y de sus tejidos, y a una mayor inflamación. Todos estos síntomas tantas veces compartidos respondían, en apariencia, a una explicación sencilla: lo dura que es la maternidad.

Cuando nació mi segunda hija, mi necesidad de obtener respuestas se convirtió en un impulso aún mayor, incluso salvaje. Me recuerdo con ella en brazos, dormida en mi pecho durante horas (aún puedo sentir todas aquellas mollitas sobre mí), mientras buscaba artículos científicos. Esto era algo que ya había hecho en muchísimas ocasiones, pero esta vez fue distinto. Ya no buscaba recomendaciones para la mujer durante el posparto, sino la relación que todos esos síntomas compartidos por mi experiencia y la de tantas otras mujeres tenían con el posparto.

Unir todos esos puntos tan valiosos me fue dando, poco a poco, la luz que necesitaba para mi posparto y para el de todas aquellas mujeres que venían en busca de consejo. No solo llegaron a mí las publicaciones científicas, sino que también lo hicieron las recetas y tradiciones de otras culturas que sí consideran el parto como algo sagrado; esas culturas donde preparan a sus mujeres «platijos» especiales y altamente nutritivos como ritual durante el posparto. Eso era justo lo que ansiaba encontrar, lo que mi cuerpo me pedía y, de alguna manera, lo que sé que también querían todas las mujeres que llegaron a mí durante aquel periodo.

Comencé a sumergirme en la fuerza de la alimentación durante el posparto, a mezclar recetas e ingredientes y a convertir toda aquella ciencia en recomendaciones nutritivas y deliciosas; preparaciones sencillas donde los compuestos se potenciaban y que estaban pensadas para una mamá con poco tiempo y que, en ocasiones, solo tiene un brazo para poder comer. Fue fascinante notar cómo todos aquellos ingredientes fueron clave para mi segundo posparto. Experimenté por mí misma una mayor vitalidad, una sensación de felicidad, mi cabello cambió —diría que ¡nunca había conseguido una melena tan larga y bonita!—, recuperé mi menstruación muchísimo antes que en mi primer posparto a pesar de la intensidad de la lactancia y mantuve en todo momento mi memoria y concentración. Me sentí sana, fuerte y, ¡sí!, realmente bien.

A partir de ese momento empecé a compartir mis aprendizajes y toda aquella ciencia con mujeres maravillosas que acudían a mi consulta. Pude observar cómo en ellas mejoraba tanto su figura como su estado de ánimo y su salud e, incluso, sanaban dolencias anteriores. Escuchaba a menudo la siguiente frase: «¡Qué pena no haberte conocido antes!».

Yo también lo siento así: ojalá hubiese sabido todo esto en mi primer posparto. Aunque estoy segura de que fueron ellos, mis hijos, su fuerza e intensidad y la enorme energía desplegada durante esta etapa los que me llevaron a buscar todas estas respuestas sin saciarme en ningún momento. Al final pude responder a una pregunta importante: ¿la mujer necesita una alimentación especial durante el posparto? Sin ninguna duda, mi respuesta es sí.

Los pilares de la alimentación en el posparto

Como te he contado, y seguro que así lo sientes si estás viviendo este periodo, durante el posparto suceden cambios de una enorme intensidad e innegable importancia. Es necesario que la alimentación te acompañe en todos esos procesos para que puedas prevenir problemas de salud futuros y para que te permitas algo que está esperándote ahí: desplegar tus preciosas alas y volar durante esta gran etapa.

¿Recuerdas el capítulo anterior y todos aquellos cambios de los que te hablé?

No se me ocurre mejor forma de resumir esta etapa que con uno de los dibujos de casas que suelo hacerles a mis hijos mientras se tumban en la alfombra y de los que siempre se terminan riendo por lo mal que lo hago.

En la cúspide del triángulo que forma el tejado se encuentra la inflamación, y en cada uno de los ángulos de su base, el sistema inmunológico y la oxidación; tres factores protagonistas y relacionados con muchos de los síntomas de este periodo. Dentro del tejado van todos ellos: mayor riesgo de infecciones, bajo y cambiante estado de ánimo, depresión posparto, fatiga posnatal, aumento de la grasa corporal, falta de vitalidad, dolores musculares, flacidez, alteración del tránsito intestinal, enfermedades crónicas y posible disminución de la masa ósea.

A los pies de la casa, que está pegada al jardín y que nosotros siempre solemos llenar de flores y acompañar de algún columpio, iría esa díada en la que la mamá y el bebé se mantienen unidos (y lo harán por mucho tiempo). En la esquina izquierda se encuentra el agotamiento de micronutrientes y sustancias protectoras para la mamá tras su transferencia al bebé durante el embarazo. Y en la derecha, la importancia que una alimentación materna sana tiene para cuidar de la salud del bebé, más aún si la madre está amamantando, ya que su leche será más nutritiva y protectora si también lo es su alimentación. Y si no da el pecho, también su alimentación es importante porque su patrón alimentario será el que adopte su hijo cuando sea adulto. Te hablaré de ello en detalle en el próximo apartado de este libro.

Haremos ahora que aparezca cada nutriente para apoyar todos esos procesos, cuidar de la casa, darle todo lo que necesita, embellecerla y hacerla resistente y ¡sumamente feliz! ¿Vienes?

El papel de las grasas

La calidad de los alimentos grasos nunca fue tan importante. Puede que sientas que lo mejor sería evitar las grasas, elegir alimentos *light* u optar por los que en su etiqueta pone «0%», pero no es así: necesitas consumir grasas de calidad. Las grasas recubren tu piel, las necesitas para recuperar su elasticidad, y forman parte de tu cerebro y también del de tu bebé. De hecho, le has transferido una gran parte de tu reserva esencial de grasas durante el embarazo y, si le das el pecho, seguirás haciéndolo durante la lactancia. Las grasas son el nutriente mayoritario de la leche materna y su composición (la que le llegará, le protegerá y determinará su salud) dependerá de cuál sea la grasa que tú elijas comer. Además, esto sucederá casi de forma simultánea porque la composición en ácidos grasos de la leche materna variará en función de los alimentos que consuma la mamá.

Las grasas también producen tus hormonas, por eso son importantes para tu estado de ánimo y, sin duda, desempeñan un papel protagonista para disminuir la inflamación.

Aceite de oliva virgen extra. Espero que este aceite ya sea uno de los protagonistas de tu despensa fértil de la que te hablé en el capítulo 4. Está demostrado que el aceite de oliva virgen disminuye los marcadores inflamatorios y es rico en la antioxidante vitamina E. Utiliza este aceite en tus recetas durante este periodo porque será un gran aliado para tu salud. Además, el aceite de oliva virgen extra está recomendado y funciona (sin duda, funciona) para cuidar los agrietados pezones durante la lactancia materna y prevenir la mastitis. También es una alternativa de oro para aplicar en las estrías de la piel.

Ghee o mantequilla clarificada. La medicina ayurvédica la utiliza con fines terapéuticos durante el posparto. Tiene un efecto antiinflamatorio por su contenido en ácido butírico y carotenos, y además no contiene caseína ni lactosa, lo que la hace apta para las mamás con intolerancia. Su punto de humeo también es mayor; es decir, soporta mejor que otras grasas las altas temperaturas sin generar productos nocivos. Es una opción ideal para tus sopas, cremas, guisos, infusiones y horneados durante este tiempo. En el próximo capítulo te explicaré cómo utilizarla, pero te adelanto que, como la mayoría de las grasas, produce mejores efectos y comporta más beneficios si utilizas poca cantidad.

Avellanas, almendras y pipas de girasol. ¿Qué tal este cóctel que puedes preparar tú misma y tomar de forma sencilla con una sola mano? No se me ocurre una opción mejor para disminuir tu inflamación y oxidación celular, gracias a su maravilloso contenido en vitamina E. Y es una opción ideal como *snack* mientras sales a pasear.

Aguacates. La forma del aguacate siempre me ha resultado muy maternal, probablemente porque cuenta con nutrientes clave para cuidar de ti y de tu bebé en este momento: grasas protectoras antiinflamatorias, vitamina E y fibra para proteger tu sistema digestivo. Además, son perfectos para tomar en crudo y para añadir a tónicos y recetas deliciosas.

Pescados, algunos fundamentales. Atún, salmón, caballa, anchoas, bacalao ahumado… El pescado en el posparto es muy importante. El 50% de tus reservas de omega 3 DHA se ha transferido desde tu cerebro al de tu bebé durante el embarazo. ¡Sí, la mitad! Y así seguirá siendo durante la lactancia, lo que, de hecho, protegerá de forma extraordinaria a tu bebé. El DHA cuida de ambos, disminuye la inflamación, te ayuda a mejorar tu estado de ánimo, reduce el dolor y mantiene tu concentración y memoria.

El pescado también es rico en nutrientes clave como la vitamina D, el yodo, el zinc, la vitamina B-12 y el selenio, y es una fuente maravillosa de proteína. Las proteínas derivadas del pescado ingeridas por la mamá lactante cumplen funciones inmunomoduladoras en el intestino del bebé y favorecen tanto la regulación como la sensibilidad a la insulina a largo plazo.

Más alimentos imprescindibles

Germen de trigo, pipas de calabaza y semillas de sésamo. ¿Recuerdas el papel tan importante que el zinc desempeñaba para la fertilidad? Pues también es fundamental para tu sistema inmunológico, deprimido en este momento, y para mantener el equilibrio entre las citoquinas proinflamatorias y las antiinflamatorias. El zinc, además, llegará a tu leche materna y de ahí a tu bebé para protegerlo de infecciones.

Además, el germen de trigo es también una interesante fuente de vitaminas B-6 y B-9, importantes para disminuir el proinflamatorio aminoácido homocisteína y para la síntesis de los neurotransmisores implicados en tu estado de ánimo y descanso: serotonina, dopamina y noradrenalina. A través de la leche materna, la vitamina B-6 contribuirá a evitar que tu bebé esté irritable y tenga dificultad para calmarse, y también disminuirá su respuesta al sobresalto.

Salvado de trigo. Añadido a tus tónicos, lácteos y preparaciones, el salvado de trigo es una alternativa sencilla para aportar selenio a tu dieta. La función principal del selenio es cuidar de tu sistema inmunológico. Es, además, un potente antioxidante y participa en la función tiroidea y en el metabolismo de la dopamina, un neurotransmisor que cuida de tu estado de ánimo y de tu sueño. Si estás dando el pecho, el selenio pasa a través de la leche materna para proteger a tu bebé. Ten en cuenta que la cantidad que le llega está directamente determinada por tu ingesta. Recuerda que también lo contienen alimentos como el bacalao ahumado, el atún, las anchoas, el bonito, la sepia, el mero o el mejillón. En los cereales integrales encontrarás tanto germen como salvado de trigo. También puedes hacerte con ellos por separado en forma de copos.

Levadura de cerveza. Es tan sencillo como añadir una cucharada cada mañana a una bebida vegetal con canela. La levadura de cerveza contiene muchas sustancias valiosas y bioactivas. Es una fuente de vitaminas del grupo B y aminoácidos como la lisina, que se complementa muy bien con los cereales que suelen carecer de este aminoácido, y de minerales como fósforo, calcio, magnesio y hierro, tan valiosos en este momento para cuidar tu piel y, sin duda, tu cabello.

Carotenos. Dentro de los carotenos tengamos en cuenta las zeaxantinas, que encontrarás en las zanahorias, las judías verdes, los aguacates, los pimientos, los nísperos, los melocotones y las mandarinas; y los licopenos, disponibles en el tomate, en la salsa de tomate, en el pimiento rojo, en la sandía y en las cerezas. Los carotenos son ¡indispensables en tu cocina! Tienen propiedades antioxidantes, antiinflamatorias e inmunomoduladoras fundamentales para tu bienestar y recuperación. Si estás amamantando, la cantidad de carotenos que pasa a través de la leche materna llega a tu bebé; por tanto, proteger su sistema nervioso, cuidar de su visión y favorecer su memoria dependerá directamente de tu ingesta. Un truco para mejorar tu absorción de carotenos: acompáñalos de una grasa cuando los tomes. ¿Qué tal una deliciosa salsa de tomate con aceite de oliva virgen extra o un tónico de zanahoria y naranja con ghee y menta?

Repollo, brócoli y coles de Bruselas. Conviértete en una amante del bró-coli. Dentro de poco es posible que a tu hijo le guste chupetear uno de esos arbolitos bajo tu incrédula mirada. En estas verduras llamadas «cru-cíferas» hay compuestos bioactivos (indoles) importantes para cuidar las lesiones de los tejidos y disminuir la inflamación y la oxidación celular. Si no eres muy amante de este tipo de verduras, puedes preparar un tó-nico de, por ejemplo, brócoli crudo con cacao y frutas... ¡Apenas se nota el sabor, pero sí sus propiedades!

Fibra no digerible. Para favorecer el tránsito intestinal recuerda añadir fibra no digerible a tu dieta. Algunas opciones son una cucharada de salvado de trigo al día, comer una manzana o una pera con piel (tras haberlas lavado), conservar la parte blanca de los cítricos e incluir le-gumbres en tus comidas. Además, es importante que consumas grasa de calidad, ya que ejercerá un efecto laxante y, junto con la fibra, te ayu-dará a conseguir un mayor volumen y menor dureza de las heces, y esti-mulará su disposición. El consumo adecuado de fibra también ayudará a que tu microbiota intestinal esté sana, lo que resulta indispensable para el correcto funcionamiento del sistema inmunológico.

Cúrcuma y jengibre. Se ha demostrado que ambos controlan la respues-ta a la inflamación y tienen amplias propiedades antiinflamatorias. Co-nocí la cúrcuma hace años cuando vino a mi consulta una mujer joven que padecía fibromialgia. Tras haber recibido diferentes diagnósticos y probado en balde muchos tratamientos, estaba convencida de que la ali-mentación le podría ayudar a recuperar la energía y las ganas de volver a jugar con sus dos hijas pequeñas. Empezamos por observar los resul-tados que le proporcionaban la curcumina y el resto de los componen-tes presentes en la cúrcuma. El cambio que se produjo en ella fue tan asombroso que la cúrcuma no solo pasó a formar parte de mi despensa, sino que se convirtió en una gran arma para combatir los momentos de inflamación y fatiga que se dan durante el posparto. Un truco para po-tenciar su biodisponibilidad e incrementar sus efectos antiinflamatorios y de protección celular es consumirla junto con una pizca de pimienta negra, ya que la piperina presente en la pimienta potencia el efecto de la curcumina.

En cuanto al jengibre, destaca por su importante actividad antimicrobiana que se debe a la presencia de compuestos como el pineno, el borneol, el canfeno y el linalol. En el próximo capítulo encontrarás cúrcuma y jengibre en platos, infusiones y tónicos que te ayudarán a disminuir el dolor, a protegerte frente a infecciones y, en definitiva, a encontrarte mucho mejor.

Ajo. El ajo posee compuestos bioactivos ricos en azufre como las poderosas aliína y alicina. Estos compuestos inhiben la inflamación y, debido a su poder antifúngico, antivírico, antibacteriano, antioxidante y antitrombótico, son clave para tu sistema inmunológico. Importante: para que se activen estos compuestos y puedas obtener todos sus beneficios, corta o tritura el ajo y déjalo reposar durante cinco o diez minutos antes de tomarlo o añadirlo a tus recetas. Esto favorecerá su oxidación y la activación de sus compuestos protectores. Añade ajo y cebolla morada a tu salsa de tomate rica en luteína. Pruébalo salteado con trocitos de apio y jengibre.

Cebolla roja. Estas cebollas son ricas en quercetinas. Si las incorporas a tu dieta, obtendrás maravillosos efectos antiinflamatorios y cuidarás de tu perfil lipídico y de tu presión arterial. También puedes encontrar el flavonoide quercetina en los cítricos.

Perejil. El perejil contiene flavonoides vegetales que disminuyen la inflamación, como la apigenina, un compuesto que se encuentra en altas concentraciones. También es rico en antioxidantes: en vitamina C y en carotenos. Recuerda que tiene un ligero efecto diurético. Puedes añadirlo en crudo a tus tónicos y ensaladas, y también a tus guisos y preparaciones. ¿Qué tal mezclar ajo y perejil en crudo como aliño para tus ensaladas y platos?

Reishi, shiitake y maitake. Son hongos medicinales ricos en compuestos bioactivos con actividad inmunomoduladora, antioxidante, antitumoral y antibacteriana (polisacáridos β-glucanos, polisacaropéptidos, compuestos fenólicos, proteínas, lípidos componentes y terpenoides), que se utilizan para estimular el sistema inmunológico, disminuir la inflamación y ofrecer protección frente a patógenos y toxinas. Un truco: el uso conjunto de los tres tiene un interesante efecto sinérgico. Puedes disfrutar de sus beneficios utilizándolos como parte de tus sopas y cremas. Encontrarás una receta riquísima en el próximo capítulo.

Té verde. El té verde contiene altas dosis de catequinas, un flavonoide con muchas propiedades antioxidantes. Después de una noche agitada, un delicioso tónico con té verde y jengibre te proporcionará los antioxidantes y la vitalidad que necesitas para pasear al sol con tu bebé.

Colágeno. ¿Recuerdas que el colágeno es la proteína más abundante del cuerpo? Es un componente de tu piel, tendones, huesos y cabello indispensable para que tus tejidos se recuperen tras los cambios que han experimentado en los últimos meses. También lo es para prevenir los dolores de muñecas cuando cojas a tu bebé y para que tu cabello luzca precioso. Puedes encontrarlo de manera natural, por ejemplo, en una reconfortante taza de caldo de hueso o añadirlo a tus tónicos y bebidas en su forma hidrolizada. Encontrarás ambas opciones en el próximo capítulo.

Saúco. Las bayas y extracto de flores y hojas de saúco poseen conocidas propiedades antiinflamatorias, actividad captadora de radicales libres y proporcionan una interesante protección frente a las infecciones. Esto se debe a su alto contenido en flavonoides como el kaempferol, la quercetina y el ácido ursólico. Puedes beneficiarte de ellos preparando sirope o vinagre de saúco e, incluso, añadiendo infusión de flores a tus recetas. Otras frutas muy interesantes por sus propiedades antiinflamatorias son las moras y la guayaba.

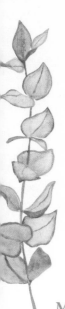

Açaí. La pulpa de açaí ha alcanzado una gran popularidad en los últimos años como alimento funcional por sus beneficios nutricionales y por su actividad antioxidante y antiinflamatoria. Es muy rica en compuestos polifenoles (cianidina 3-O-glucósido y cianidina 3-O-rutinósido) y flavonoides, y además tiene una gran capacidad para capturar radicales libres. Esto resulta realmente interesante tanto para prevenir el envejecimiento prematuro como para cuidarse durante este periodo. Puedes añadir extracto de pulpa de açaí a tus tónicos nutricionales, a tus *smoothies* de frutas e, incluso, a tu infusión favorita.

Más consejos útiles

Estos son consejos verdaderamente útiles para que sientas bienestar durante el posparto:

1. Exponerse al sol con moderación a primera hora de la mañana o a última hora de la tarde, incluir pescado en la dieta o añadir lácteos enriquecidos son gestos a tu alcance que te permitirán mantener unos niveles adecuados de vitamina D y evitar su déficit, que se asocia con inflamación, síntomas depresivos y disminución de tu masa ósea. Sus niveles siempre resultan importantes para el sistema inmunológico, y aún más en periodos de adaptación como este.

2. Asegurar una adecuada ingesta de calcio. Los lácteos bajos en grasa, pescados como las sardinas y el salmón, las almendras, el brócoli y las semillas de sésamo son alimentos que, además de ser ricos en calcio, deben estar en tu despensa debido a su alto contenido en vitaminas, proteínas y minerales. Si estás amamantando a tu bebé, es recomendable que incluyas cinco alimentos ricos en calcio a diario en tu dieta para cubrir tus necesidades durante este periodo. Son muchas las opciones y muy versátiles.

3. Este consejo es realmente eficaz: sirve tus alimentos templados y utiliza formas de cocinado suaves y sencillas, evitando el exceso de grasa, el picante y las especias. Como te contaba en el capítulo anterior, el sistema digestivo sufre importantes cambios durante el embarazo y el posparto. Es importante cuidarlo para que pueda volver a su posición y función habituales, y para que te permita recuperar, digerir y absorber todos los nutrientes que has transferido, y aún transfieres, a tu bebé. Esto es fundamental para tu recuperación. En muchas regiones de Asia hacen gran hincapié en evitar la ingesta de alimentos fríos durante el posparto para devolverle el calor a la mujer después de toda la sangre y energía que ha perdido durante el parto. Desde un punto de vista nutricional, evitar temperaturas extremas en tus platos, como sucede con la leche que le das a tu bebé en su perfecta temperatura en el pecho, es una interesante recomendación que mimará también tu estómago y favorecerá tu digestión y bienestar. En el próximo capítulo encontrarás recetas deliciosas y templadas para cuidar tu sistema digestivo.

4. Pedir ayuda, recordar que tu intuición es importante y confiar en tu bebé. El estrés ataca a tu sistema inmunológico. Si te sientes atacada y estás constantemente en modo lucha, el sistema inmunológico actúa para protegerte y, a la vez, te debilita. Abandona la lucha y pide que te ayuden, que te preparen una deliciosa receta de las que te propongo en el próximo capítulo y que te la sirvan con cariño. Te sentirás mucho mejor.

La alimentación de la madre lactante

Si estás dando el pecho a tu bebé es posible que todavía no te hayas encontrado con nadie que te haya preguntado cómo estás comiendo. Quizá no te hagan nunca esta pregunta. No lo harán ni en tus revisiones de salud ni tan siquiera en las de tu bebé, a pesar de que toda su alimentación depende de ti. Para ser más exactos, de lo que comes y de los nutrientes que le transfieres.

He leído en muchas ocasiones que todas las leches son de calidad. Y, sí, la leche materna sin duda es extraordinaria, por eso te hablaré en detalle de sus características y peculiaridades en los próximos capítulos. Pero también es cierto que la leche materna de las mujeres que reciben una buena alimentación es ¡aún más extraordinaria!

La leche materna es un vehículo para regalarle a tu bebé nutrientes únicos que no podrá conseguir en ningún otro lugar y que, además, le llegarán el mismo día que tú los tomes. Una alimentación rica en nutrientes, además de sanar tu cuerpo, tendrá en tu hijo el mismo efecto protector. Se ha podido comprobar, por ejemplo, cómo los carotenos que cuidan la piel y las células de una mamá para protegerlas de la oxidación celular, pasan a su bebé a través de su leche enriquecida para proteger su vista y mejorar su desarrollo cognitivo. Los carotenos (luteína y zeaxantinas) no se encuentran normalmente en las leches de fórmula, pero sí le llegan a través de la leche materna cuando preparas un tónico o una salsa riquísima con tomates y zanahorias. ¡Es algo increíble!

Cuando preguntamos a una madre lactante sobre su alimentación, esta pregunta se convierte en una preciosa y necesaria ventana de oportunidad para enriquecer su leche y dar a su bebé nutrientes que cuidarán de su salud actual y futura. También para transferirle con intención nutrientes que pueden ser deficitarios en algún momento e incluso cuidar de su microbiota intestinal o su sistema inmunológico.

¿Un bebé que apenas coge peso? Observemos el agarre, el número de tomas, sus signos y también ¡la alimentación de la mamá! Ayudemos a que la leche de esa madre tenga grasa de calidad y a que disponga de glutamina y taurina para mejorar la absorción de nutrientes en el intestino del bebé. Y si no alcanza los requerimientos de vitamina B-6, pautémosle una mayor ingesta para que pueda ayudar a su hijo a sentirse más calmado y a no llorar sobresaltado ni derrochar tanta energía. Funciona, de verdad que funciona. La lactancia materna es una oportunidad de oro para facilitar al bebé nutrientes únicos en el periodo en que, sin duda, más los necesita y más impactarán en su desarrollo y salud a lo largo de su vida.

La transferencia de nutrientes

¿Sabías que tus necesidades nutricionales son mayores ahora que durante el embarazo? Supongo que no te será fácil adivinarlo después de todo lo que se habla de lo importante que es la alimentación en el embarazo y lo poco o nada que se habla de su relevancia para el posparto y el periodo de lactancia. Una vez que la mujer da a luz puede que nunca vuelva a recibir ningún consejo sobre su alimentación y, sin embargo, los requerimientos de la mujer lactante son mayores y es mucho más susceptible a presentar déficits nutricionales.

Una mujer que da el pecho produce más de 750 mililitros de nutritiva leche cada día. Es decir, en solo los cuatro primeros meses le aportará a su hijo la misma cantidad de energía ¡que durante todo el embarazo! Y, sin embargo, la forma de comer de las mamás en este periodo suele ser bastante desordenada y complicada, con falta de ideas, de ayuda, de tiempo y también de manos.

Imagina a Ester, una preciosa mujer lactante que durante nueve meses alimentó a su hijo mientras estaba en su tripa. Piensa que, más allá de cómo fuese su alimentación, su cuerpo siempre priorizó y tomó de sus reservas los nutrientes adecuados para cubrir todas las necesidades del bebé. Tras el parto, cuidó de él, le amamantó, le calmó, le vistió, le cambió y le regaló su amor y nutrientes en cada toma. Mientras, ella se saltaba más comidas de las necesarias: le resultaba difícil comer entre toma y toma, se quedaba dormida a destiempo y estaba tan agotada que no podía ni pensar en un menú. No tenía apenas ideas ni energía para ir a la compra. De hecho, tampoco sabía exactamente qué comer.

A veces sentía ansiedad y necesitaba consumir alimentos dulces y pillaba en cuanto podía las galletas o bombones que tenía en casa. No se encontraba al cien por cien; a decir verdad, ni tan siquiera al 25%. Su apariencia física no le gustaba, su piel, su cabello, su figura… Sus muñecas y rodillas estaban cansadas, y su vitalidad, por los suelos. Intentaba mantenerse concentrada pero le resultaba difícil. También olvidaba rápido las cosas.

Podría ponerle muchos nombres a esta historia. Es la de muchas mamás que veo constantemente en la consulta y a las que entiendo en lo más profundo de mi ser; mamás a las que me gustaría explicar cómo todo parte de ellas, pero no como una responsabilidad pesada e incómoda, sino todo lo contrario: como un enorme soplo de aire que ha venido a ocuparse de ellas y a cuidarlas.

Me gustaría decirte, si me lees, que cuidar de ti y de tu alimentación es objetivamente cuidar de tu bebé. No es una frase hecha fácil de decir, sino que si de verdad cuidas tus comidas, llenas tu despensa de alimentos nutritivos que puedas encargar fácilmente y preparas recetas en apenas unos minutos, incluso mientras sostienes a tu hijo en brazos, podrás satisfacerte, hacer tu leche aún más nutritiva y tu cuerpo más vital para disfrutar junto a tu bebé.

Si algo me han enseñado la belleza e intensidad del posparto y la lactancia es que afortunadamente no podrás hacer muchas cosas. Y, por una vez, esta es una gran noticia porque lo único que tendrás que hacer es elegir aquellas cosas que te hagan sentir bien y que te cuiden. Créeme que no habrá mejor manera de cuidar de quien más quieres. Este periodo ha llegado a ti como un regalo, como un impulso fuerte de cambio que sientes cada día cuando te miras al espejo y ves tu cara cansada o cuando necesitas más vitalidad y eso te enfada o también cuando tu bebé tan bonito y delicado te reclama a cada instante… Estos síntomas no son más que empujones, señales que están aquí para que hagas todos esos cambios que siempre has anhelado, para que te ocupes de todo aquello que nunca te has ocupado, para que cojas las riendas y te cuides esta vez. Y te ames. Si no sabes por dónde empezar, te aseguro que la alimentación será un maravilloso y eficaz punto de partida para tu flamante metamorfosis.

Ahora ya tienes la lista de la compra con los alimentos y nutrientes que necesitas durante este periodo. En el siguiente capítulo podrás ver cómo combinarlos en recetas que harán el resto por ti.

¡Feliz metamorfosis!

Requerimientos nutricionales en la mujer lactante

Aquí puedes ver los nutrientes cuyo consumo la mamá necesita aumentar durante la lactancia. Es una guía sencilla para que puedas conversar con tu nutricionista o con tu médico. Es importante que hables con ellos de esta lista de nutrientes porque se suelen encontrar en forma deficitaria en nuestra población y porque nutren tu leche y, en consecuencia, influyen en la salud de tu bebé.

- *Yodo:* recuerda que lo encuentras en pescados y en la sal yodada. Comités de expertos como la American Thyroid Association aconsejan que las mujeres que amamantan reciban un suplemento de 200 gramos de yodo al día en forma de yoduro potásico. Habla de ello con tu nutricionista.

- *Luteína y zeaxantina:* hemos hablado mucho del consumo de carotenos. Los encontrarás en frutas y verduras de colores naranja, amarillo, verde y rojo.

- *Grasas omega 3:* son importantísimas y las encuentras en pescados y frutos secos.

- *Colina y vitamina B-12:* en carne de res y pollo, huevos con yema, champiñones, salmón y germen de trigo.

- *Vitamina E:* se encuentra en el aceite de oliva virgen extra, en los aguacates y en las pipas de girasol.

- *Zinc y vitamina B-6:* en nueces, legumbres y semillas.

- *Vitamina B-9:* en verduras de hoja verde como la rúcula y las espinacas.

- *Calcio:* recuerda tomar cinco raciones diarias de alimentos ricos en calcio.

Brilla durante el posparto. Recetas rápidas y poderosas

A continuación encontrarás tónicos y recetas diseñados específicamente y con mucho mimo para que puedas incorporar en tu día a día los nutrientes que cuidarán de ti durante el posparto. Son combinaciones que hacen fácil lo aparentemente difícil y donde el efecto sinérgico de la combinación de sus ingredientes potencia sus beneficios y absorción. Recetas rápidas y poderosas que te ayudarán a brillar durante el posparto y cuyos efectos notarás el resto de tu vida.

No dudes en dejar listos en el congelador varios litros de caldo de hueso días antes de la llegada de tu bebé ni en pedir que te preparen una de estas recetas cuando te sientas cansada. Déjate mimar y que te lleven al sofá una tisana templada espolvoreada con una pizca de jengibre mientras sostienes a tu hijo en brazos. Tenéis tu bebé y tú una oportunidad única para cuidar de vuestra salud, belleza y bienestar.

Nunca subestimes el poder de una buena receta ¡y menos durante el posparto!

Recetas para un posparto feliz

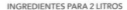

caldo de hueso
posparto

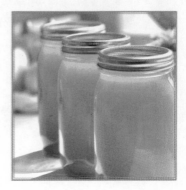

INGREDIENTES PARA 2 LITROS

1,5 kilo de hueso de res (costillas, médula, articulaciones...)

1 cebolla roja cortada por la mitad

1 trozo de jengibre fresco de 5 centímetros, pelado y cortado por la mitad

Aceite de oliva virgen extra

2 puerros. Usa solo la parte blanca y pícala bien

3 zanahorias cortadas en rodajas

½ cucharada de postre de clavo

1 cucharada de postre rasa de cúrcuma

½ cucharada de postre de anís estrellado

Sal y pimienta negra

PREPARACIÓN

Precalienta el horno a 180°. Después, coloca los huesos en una bandeja con papel para hornear junto con la cebolla y el jengibre. Con un pincel, píntalos muy ligeramente con aceite de oliva virgen extra para que se caramelicen. Ásalos durante aproximadamente media hora hasta que estén dorados.

Después, deja que se enfríen y ponlos en una olla junto con la cebolla y el jengibre asados, los puerros, el vinagre, el clavo, las zanahorias, la cúrcuma y el anís. Cúbrelos con agua. Cuando el agua comience a hervir, baja el fuego. Tapa la olla y mantén la cocción a fuego lento durante 3 horas. Vigila el punto de cocción.

Una vez listo, cuela el caldo y sazónalo al gusto con sal yodada y pimienta.

DESTACA

Este caldo es maravilloso para las primeras semanas tras el parto. Es una grandísima fuente de colágeno que cuidará de tu piel y articulaciones. Rico en minerales y vitaminas, te ayudará a reparar los tejidos y a fortalecer los sistemas digestivo e inmunológico. El uso conjunto de sus ingredientes aumenta su poder antiinflamatorio. Puedes tomarlo solo y también utilizarlo para elaborar distintos guisos. Puede conservarse en el congelador durante tres meses. Te vendrá muy bien dejar listos algunos litros antes de dar a luz para disfrutar de ellos cuando vuelvas a casa con tu bebé entre los brazos.

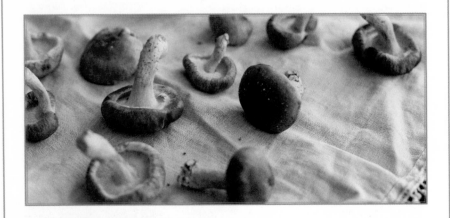

crema inmunológica

INGREDIENTES PARA 2 LITROS

Aceite de oliva virgen extra
1 cebolla
6 zanahorias peladas y cortadas
30 gramos de mezcla seca de hongos shiitake y reishi.
½ cucharada de postre de cúrcuma en polvo
4 centímetros de raíz de jengibre rallada y pelada
8 tazas de agua a temperatura ambiente
El zumo de 1 naranja
1 pizca de sal yodada

PREPARACIÓN

Corta el ajo y déjalo al aire durante unos minutos para que se oxide. A continuación, dóralo con aceite de oliva virgen extra. Pocha la cebolla y añade las zanahorias, las setas, la cúrcuma y el jengibre, y remuévelo todo durante un par de minutos. Añade el agua y deja cocer los ingredientes a fuego lento hasta que las zanahorias estén blanditas. Después, retira el cazo del fuego y cuando se enfríe, pásalo todo por la batidora hasta que quede una crema homogénea. Añade zumo de naranja hasta obtener la consistencia deseada y espolvorea un poquito de jengibre cuando lo sirvas.

DESTACA

Esta crema naranja es una auténtica delicia. Es rica en carotenos de alta biodisponibilidad, en vitamina C, en aliína, en quercetina y en B-glucanos que protegen tu sistema inmunológico. El toque de cúrcuma y jengibre le aporta un sabor delicioso y, además, cuida de tu estómago y disminuye la inflamación. Puedes prepararla y conservarla en el congelador durante tres meses. Es otra de las mejores recetas que conviene tener listas para cuando volváis a casa siendo uno más.

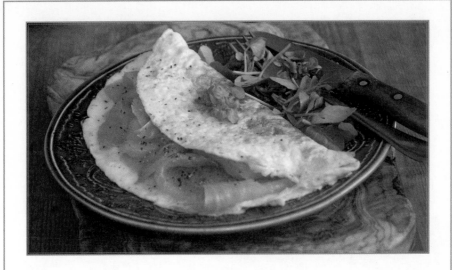

tortilla posparto

INGREDIENTES

2 huevos ecológicos
1 loncha de salmón ahumado
Perejil fresco

PREPARACIÓN

En una sartén caliente añade ghee y remuévelo hasta que impregne toda la base. A continuación, pon los huevos previamente batidos. Muévelos un instante y baja el fuego a la mitad. Cuando la base esté más o menos hecha, añade en una de sus mitades el salmón y el perejil, y cúbrela con la otra mitad de la tortilla. Déjala reposar unos minutos antes de servir.

DESTACA

Es una receta muy rápida, fácil y buenísima. Es rica en grasa de calidad omega 3, colina, vitamina B-12, proteína, antioxidantes y tiene un plus antiinflamatorio. ¡Que aproveche!

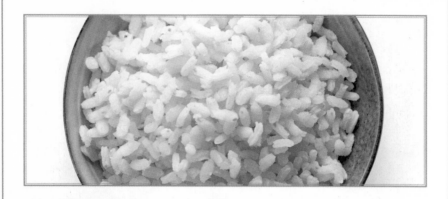

arroz al jengibre

INGREDIENTES

1 cucharada sopera de aceite de oliva virgen extra
200 gramos de arroz blanco
1 pizca de pimienta
1 huevo batido
Jamón (opcional)
Pipas de calabaza
Cúrcuma
Ajos
Jengibre
Sal

PREPARACIÓN

Corta el ajo y déjalo unos minutos al aire para que se oxide. A continuación, dóralo en un cazo con aceite de oliva. Cuando esté listo, añade la cúrcuma y el arroz, y remuévelos para que todo quede impregnado. A continuación, echa el agua (dos veces la cantidad de arroz que hayas puesto). Coloca en la parte superior la raíz de jengibre y mantén el fuego alto hasta que empiecen a salir pequeñas burbujas. Baja el fuego y espera hasta que el agua se evapore y el arroz adquiera la consistencia perfecta. Después, échalo en una sartén y añade una pizca más de cúrcuma, sal yodada y pimienta hasta obtener el sabor deseado. Puedes mezclarlo con un huevo batido y con jamón. Cuando esté listo, sírvelo templado junto a un puñado de pipas de calabaza espolvoreadas por encima.

DESTACA

Es un plato ideal para cuidar y reparar tu sistema digestivo, rico en proteínas de alta calidad y sustancias antiinflamatorias. Además, es muy versátil y quedará muy sabroso acompañado de vegetales como el brócoli o de una sencilla y nutritiva ensalada de tomate.

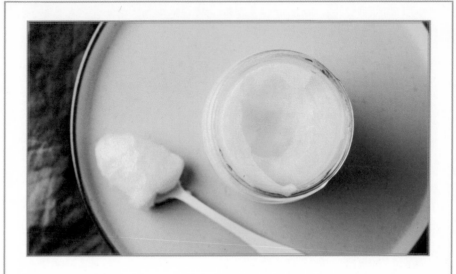

tostada con ghee

INGREDIENTES

1 rebanada de pan integral (al menos un 80% de cereales integrales)
½ cucharada de postre de ghee
Queso fresco
1 puñado de moras y frambuesas
Canela en polvo
Unas gotas de zumo de limón

PREPARACIÓN

Para preparar esta receta, solo has de tostar el pan, untarlo con media cucharada de postre de ghee, añadir queso fresco y echar un puñado de moras y frambuesas por encima. Quedará deliciosa si espolvoreas una pizca de canela y añades unas gotas de zumo de limón.

DESTACA

En menos de 5 minutos puedes disfrutar de una comida tan medicinal y sabrosa como esta. Es, además, muy saciante gracias a su equilibrio entre macronutrientes y fibra. Es rica en calcio, en ácido butírico antiinflamatorio y en antioxidantes.

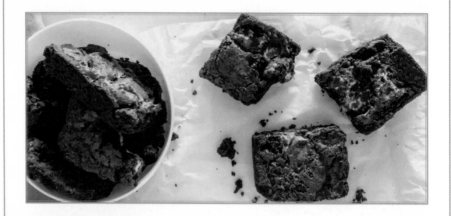

brownie de posparto

INGREDIENTES

40 gramos de cacao en polvo
60 gramos de harina de almendra
1 cucharada de postre de levadura
60 gramos de ghee
1 cucharada de sirope de arce
60 gramos de tahini negro
1 huevo
1 cucharada de postre de vainilla
90 mililitros de bebida de coco o de leche
1 pizca de sal yodada
Semillas de sésamo negro
Trocitos de chocolate negro previamente derretidos

PREPARACIÓN

Precalienta el horno a 180°. En un recipiente añade y mezcla todos los ingredientes menos el chocolate hasta obtener una masa homogénea. A continuación, echa los trocitos de chocolate negro ligeramente derretidos. Pon la masa en un molde cubierto con papel de horno y hornéala durante unos 25 minutos hasta que los bordes estén firmes y el interior ligeramente derretido. Déjala enfriar.

DESTACA

Esta receta se ha convertido en uno de mis regalos favoritos cuando visito a una mamá en su posparto, pues incorpora algunas de las grasas más beneficiosas que conozco para la recuperación durante este periodo: las del sésamo y la mantequilla clarificada. Es una idea genial disfrutar de este brownie especial para mamás, acompañado, por ejemplo, de una sencilla y perfecta tisana de cúrcuma.

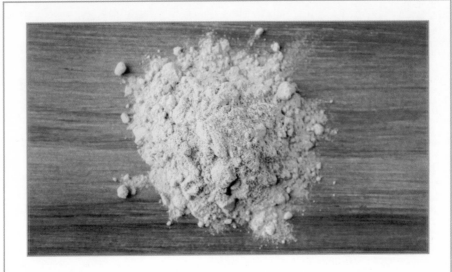

tisana de cúrcuma

INGREDIENTES

Agua

2 centímetros de jengibre fresco pelado y cortado (o ¼ de cucharada de postre de jengibre en polvo)

2 centímetros de raíz de cúrcuma fresca pelada y cortada (o ¼ de cucharada de postre de cúrcuma en polvo)

½ cucharada de postre de vinagre de manzana

Jalea real (opcional)

PREPARACIÓN

Pon a calentar un vaso de agua en una cacerola mediana. Una vez hierva, apaga el fuego y añade el jengibre, la cúrcuma y el vinagre. Deja infusionar la mezcla durante 10 minutos con la cacerola tapada. Cuando esté lista, déjala templar. Puedes añadir un vial de 1000 miligramos de jalea real.

DESTACA

Es la tisana antiinflamatoria por excelencia. Es ideal para combatir la inflamación de los tejidos, del pecho y del útero y para aliviar el dolor. Además, es calmante y ayuda a hacer la digestión. La jalea real le da un toque dulce y aporta una fantástica dosis de antioxidantes.

Toma una taza cuando sientas dolor o cuando simplemente desees disfrutar de sus maravillosas propiedades.

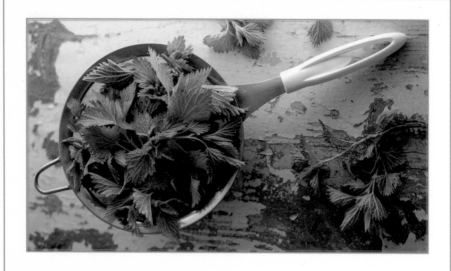

infusión de ortiga

INGREDIENTES

2 cucharadas soperas de hojas secas de ortiga blanca
2 rodajas de limón
Canela
Pimienta negra

PREPARACIÓN

En un cazo calienta una taza de agua. Cuando rompa a hervir, apaga el fuego y añade las hojas secas de ortiga. Tapa el cazo y deja que la mezcla infusione durante unos 5 minutos. Después, déjala templar. Puedes servirla junto a unas rodajas de limón y un poquito de canela y pimienta en polvo.

DESTACA

La infusión de ortiga es utilizada por algunas culturas ancestrales para cuidar a la mujer durante la lactancia y el posparto. Contiene flavonoides antiinflamatorios y antioxidantes, así como calcio y magnesio. El limón le aporta un plus de vitamina C y la canela resulta ideal para mantener la glucosa estable y darle a la tisana un sabor muy especial. Pide que te sirvan una taza mientras tu bebé se queda dormido en tu pecho.

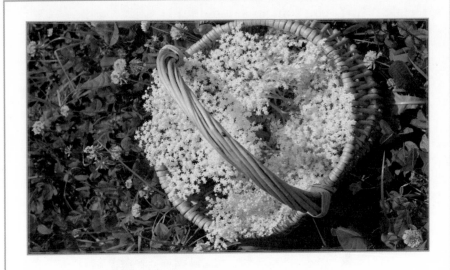

vinagre de flor de saúco

INGREDIENTES

3 cucharadas soperas de flores secas de saúco

Vinagre de manzana

PREPARACIÓN

Llena la base de una botella de cristal de color ámbar limpia y seca o cubierta con un paño, con flores secas de saúco y cúbrelas con vinagre de manzana. Deja reposar el contenido en un lugar apartado de la luz durante al menos un mes. Transcurrido este tiempo, cuela las flores y vierte el vinagre en otra botella ámbar para poder utilizarlo en las elaboraciones que más te apetezcan, como ensaladas y tisanas.

DESTACA

Preparar este vinagre es muy sencillo. Además de su poder antiinflamatorio, aportará a tus platos una interesante protección frente a las infecciones. Su sabor es muy especial y puede convertirse en el toque perfecto para muchas de tus recetas.

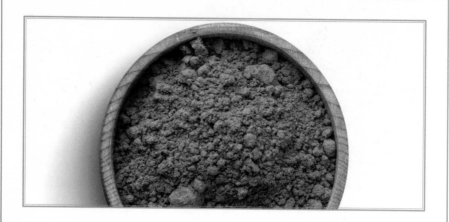

Tónico de cacao

INGREDIENTES

½ plátano maduro
1 zanahoria
1 cucharada de cacao puro
¼ de cucharada de postre de cúrcuma
Una pizca de canela
1 cucharada de postre de semillas de sésamo negro
1 taza de bebida de almendras enriquecida en calcio

PREPARACIÓN

En un vaso de batir añade medio plátano maduro, una zanahoria pelada y troceada, una cucharada de cacao puro, media cucharada de café de cúrcuma y una cucharada de semillas de sésamo negro. A continuación, añade bebida de almendras hasta casi cubrir los ingredientes. Bate la mezcla hasta que adquiera un aspecto homogéneo y la superficie esté espumosa.

DESTACA

Este tónico es una manera sencilla y muy sabrosa de aportar beta-carotenos a tu dieta que, unidos a la grasa, mejoran su biodisponibilidad. Es rico en magnesio, un mineral fundamental para el metabolismo del calcio, del hierro y del zinc. La cúrcuma le aporta su poder antiinflamatorio.

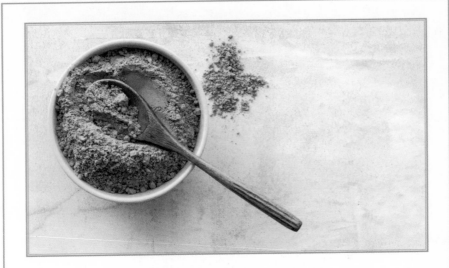

Tónico verde de matcha

INGREDIENTES

1 taza de agua de coco
1 cucharada de té matcha ecológico
½ pepino
1 manzana Golden
½ cucharada de postre de aceite de coco ecológico

PREPARACIÓN

En una taza pequeña añade dos dedos de agua de coco a temperatura ambiente y una cucharada de café de té matcha. Bate con una cuchara de madera o espumadera para té. Reserva. Después, en un vaso de batir echa medio pepino, una manzana Golden limpia y pelada, media cucharada de postre de aceite de coco ecológico y una taza de agua de coco, y bátelos. A continuación, vierte el té matcha y bate la mezcla hasta que adquiera un aspecto homogéneo y consigas una textura espumosa.

DESTACA

El té matcha es muy rico en antioxidantes (catequinas y animoácidos L-teanina) y minerales. Su textura pulverizada favorece la biodisponibilidad de sus componentes. Es un tónico rico en fibra y electrolitos que te aportará vitalidad cuando lo necesites.

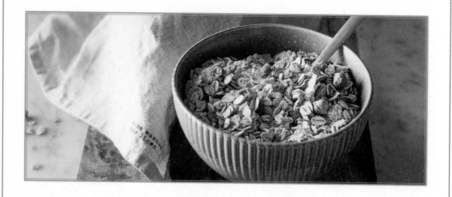

Tónico templado de avena y jengibre

INGREDIENTES

60 gramos de copos de avena

1 pedazo de jengibre fresco pelado y cortado

1 rama de canela o ½ cucharada de canela en polvo

1 pizca de sal yodada

2 tazas de leche (o de tu bebida vegetal favorita)

1 cucharada de miel (opcional)

PREPARACIÓN

Echa una taza de agua en una cacerola mediana y llévala a ebullición. Cuando hierva, añade la avena, el jengibre, la canela y la sal. Cuece a fuego lento durante 5 minutos sin dejar de remover con una cuchara de madera. La mezcla estará lista cuando adquiera una consistencia homogénea y el agua tenga un color blanco lechoso. Para tomarla, puedes pasarla por un colador o beberla así directamente, con un poco de canela molida espolvoreada. Opcionalmente puedes añadir una cucharada de miel.

DESTACA

Esta bebida puede conservarse en un tarro de vidrio durante tres días en la nevera en perfecto estado, solo tendrás que añadir un poquito de agua caliente y remover antes de tomarla.

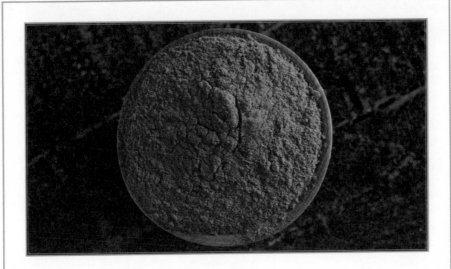

Tónico antioxidante

INGREDIENTES

½ plátano
1 trozo de brócoli fresco
1 cucharada de postre de aceite de coco
½ cucharada de postre de açaí en polvo
½ taza de frutos rojos congelados
Tu bebida vegetal favorita enriquecida en calcio

PREPARACIÓN

En un vaso para batir añade medio plátano pelado y troceado, una rama de brócoli fresca cortada, las fresas, una cucharada de postre de aceite de coco, media cucharada de postre de açaí en polvo y tu bebida vegetal hasta cubrir todos los ingredientes. Bate la mezcla hasta obtener una textura espumosa y ¡a servir!

DESTACA

Este tónico es muy rico en vitamina C, en grasas antiinflamatorias y en calcio, y posee una gran capacidad antioxidante gracias a su ingrediente protagonista, el açaí. Además, es una forma deliciosa y rápida de incluir las propiedades beneficiosas de las crucíferas en tu dieta.

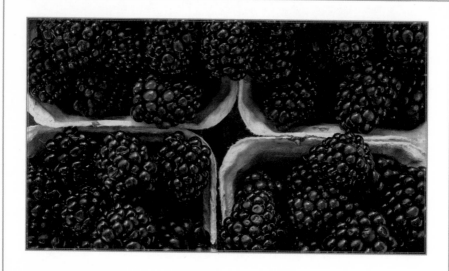

Tónico de colágeno

INGREDIENTES

1 naranja pelada (dejando la parte blanca del interior de la cáscara)
3 moras
1 aguacate maduro
1 cucharada de postre de colágeno hidrolizado
1 cucharada de postre de germen de trigo
1 taza de leche (o de tu bebida vegetal favorita enriquecida en calcio)
Jengibre en polvo (opcional)

PREPARACIÓN

En un vaso para batir coloca la naranja pelada y cortada, las moras limpias, el aguacate maduro pelado y troceado, el colágeno y el germen de trigo. Añade la leche o la bebida vegetal hasta cubrir los sólidos. Bate hasta obtener una textura espumosa. Puedes espolvorear jengibre en polvo una vez servido.

DESTACA

Se trata de una sencilla forma de añadir colágeno a tu dieta que cuidará de tus tejidos, piel y cabello. La vitamina C que contiene potencia la absorción del colágeno y es una magnífica fuente de la antioxidante vitamina E que cuidará de tus células y de tu sistema inmunológico. Buen provecho.

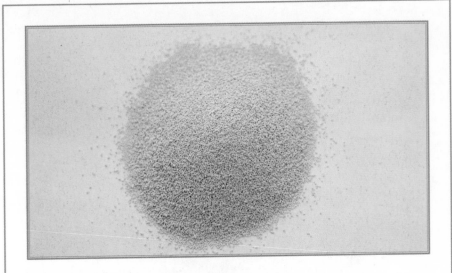

Tónico de levadura

INGREDIENTES

½ mango maduro
1 zanahoria pequeña
1 kiwi
1 cucharada de postre de semillas de sésamo
1 cucharada de postre de levadura de cerveza
1 pizca de jengibre en polvo
Agua

PREPARACIÓN

Lava bien las frutas y verduras. En un vaso para batir echa el mango, la zanahoria y el kiwi pelados, las semillas de sésamo, la levadura de cerveza y una pizca de jengibre en polvo. Añade agua hasta que casi cubra los ingredientes sólidos. Bate hasta obtener una mezcla esponjosa.

DESTACA

Maravilloso tónico rico en nutrientes específicos para dar fuerza a tu cabello durante el posparto y los cambios de estación y para prevenir su caída. Contiene vitaminas B-1, B-3, B-6 y B-9, carotenos, zinc, selenio y magnesio. También es rico en lisina y tiene un sabor fantástico. Pide que te lleven una taza a la cama antes del desayuno.

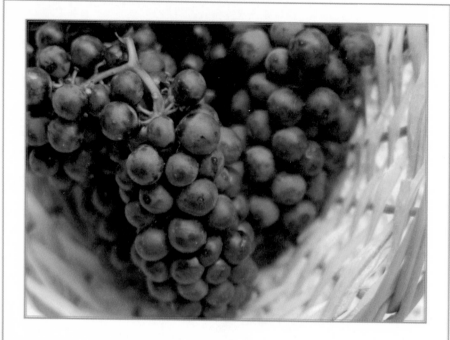

tónico uvas y cacao

INGREDIENTES

½ taza de uvas (no es necesario retirar las pepitas)
½ taza de fresas
½ taza de arándanos
1 cucharada de cacao puro en polvo
Leche (o tu bebida vegetal favorita)

PREPARACIÓN

Lava bien las frutas. En un vaso para batir echa las uvas, las fresas y los arándanos. Puedes utilizar arándanos congelados si lo prefieres. A continuación, añade el cacao y la leche o tu bebida vegetal favorita hasta casi cubrir los ingredientes sólidos. Bate hasta obtener una mezcla espumosa.

DESTACA

Es un tónico con una alta capacidad antioxidante que cuida tu piel y restaura tus células. Tanto el cacao como las frutas que incluye contienen una gran cantidad de polifenoles antioxidantes cuyo uso conjunto tiene un efecto sinérgico que potencia al máximo sus beneficios.

4

LACTANCIA

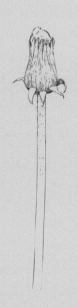

CAPÍTULO 16

Manual de lactancia (1)

Magia y ciencia de la lactancia materna

He dado el pecho a mis hijos durante los últimos cuatro años y medio de mi vida. A decir verdad, mientras escribo este libro aún sigo haciéndolo. Después de todo este tiempo he aprendido mucho acerca de la lactancia materna, he experimentado sus beneficios, su fuerza, su ciencia que a veces roza la magia y también su dureza. Y he dado gracias infinitas por dos cosas sin las cuales seguro que no habría disfrutado tanto de este proceso: la información y el apoyo.

Dos elementos que han sido clave para poder elegir con libertad qué era lo mejor tanto para mis hijos como para mí, para sentirme poderosa pese a todo, para no preocuparme demasiado, para conectar con partes de mí que tenía olvidadas, y también para tener una gran confianza, pedir ayuda sin miedo y no perderme la grandeza que estaba sucediendo en mi interior.

Sé que es un tema muy sensible. Lo he podido vivir muy de cerca como asesora de un gran grupo de apoyo a la lactancia y lo he visto mientras impartía formaciones a futuros «hospitales amigos de los niños»[24]. Lo he comprobado en los ojos grandes y atentos de enfermeros y pediatras mientras escuchaban los últimos datos científicos. También he experimentado esa sensibilidad en mí misma en muchas ocasiones. La lac-

24. Ver nota 8 en el capítulo 7, *El principio del viaje*, en la página 90.

tancia nos conecta con nuestros instintos más primarios y fuertes, algo que roza nuestra sexualidad y vulnerabilidad, que nos incomoda y que pone sobre la mesa muchísimos temas que quizá llevan mucho tiempo en la sombra.

Sé que es muy duro querer dar el pecho a tu bebé y sentirte tan sola, perdida y asustada como para llegar a creer que le haces daño y que es mejor dejar de intentarlo. También soy consciente de que la mujer que decide no dar el pecho necesita el mismo apoyo e información, y no considero que sea peor madre. Como tampoco lo es aquella que da el pecho a dos hijos de distintas edades o durante varios años.

Hablar de lactancia materna, ver a mujeres dar el pecho o amamantar a tu hijo removerá muchísimos sentimientos dentro de ti, quizá por eso es un tema que tanto se juzga y que altera a la sociedad en general.

Pero aquí no encontrarás juicios, porque tomes la decisión que tomes con respecto a la lactancia no serás ni peor ni mejor madre. Eso no será posible porque *tú ya eres una madre perfecta, lo eres para tu bebé*. No tienes que ser perfecta para el que pasa por la calle y te mira extrañado si estás dando un biberón a un bebé o el pecho a un niño de cuatro años. Cada una de las personas que vayas encontrando en este viaje opinará y te aconsejará según sus propias experiencias y la información que tenga.

Imagina a un desconocido o a un familiar que te ve embarazada y amamantando a un niño de dos años. Imagina su cara de terror si le han contado que eso puede hacer daño al bebé y privarle de su comida. O imagina también a aquellos a quienes les dijeron que a partir del tercer mes ya no sale leche del pecho, sino agua. Comprenderás su perplejidad cuando te vean amamantando a un niño que es capaz de caminar. Pero esto también puede sucederte con personas tan queridas y cercanas como tu madre. Quizá ella intentó darte el pecho y se asustó cuando perdías peso y le dijeron que te diese un biberón porque su leche no alimentaba, y sin apoyo decidió dejarlo. Es posible que ahora, mientras te ve amamantar, también ella esté sanando viejas heridas, juicios y comentarios que le dañaron.

Estoy convencida de que si supiésemos la historia completa que lleva consigo cada uno de los juicios que escucharás a lo largo de tu lactancia los lograríamos entender. Y también estoy segura de que, en realidad, es imposible tomar la decisión correcta para satisfacer todas esas experiencias, sentimientos y situaciones. Pero hay una decisión que sí puedes tomar: la que tiene que ver contigo y con tu bebé.

La intención de los dos próximos capítulos no es convencer a nadie de que dé el pecho, pero sí espero que se conviertan en un apoyo y fuente de información para que puedas seguir tus instintos de forma libre y ser tan tú como te sea posible. En realidad, tan vosotros como podáis.

Bienvenida a este nuevo viaje.

Por qué la leche materna ¡es la leche!

Afortunadamente, la leche de fórmula ha mejorado mucho durante los últimos años y en su intento de parecerse cada día más a la leche materna, encontramos en el mercado una gran oferta cada vez más segura y nutritiva para los bebés. Sin embargo, nunca podrán hacerla igual porque la leche materna es incomparable. Y no digo que lo sea como cuando utilizamos la palabra «incomparable» para describir algo que es valioso, bonito o sinónimo de un montón de adjetivos positivos, sino porque, en realidad, no es posible compararla con nada. Aquí viene algo fascinante y clave para entender a qué me refiero: la leche materna es un alimento vivo.

Sí, está vivo y eso significa que cambia y es diferente en cada díada mamá-bebé. Esto es algo tan increíble como que su composición varía según las circunstancias: por ejemplo, si el nacimiento del bebé se ha adelantado unas semanas, la composición de la leche se adaptará de forma casi milagrosa para protegerlo. También cambia si el niño se ha contagiado de un virus porque la mamá le regalará en su leche los anticuerpos específicos para combatirlo. Incluso, en cada momento de la toma, la leche materna varía: la más azucarada sale primero para proporcionarle energía rápida, y la más grasa, después. Y también su composición se modifica según lo que coma la mamá, algo que nos permitirá enriquecer la leche para el bebé y que será, además, de gran ayuda al inicio de la alimentación complementaria, cuando muchos de los nuevos sabores le resulten tremendamente familiares.

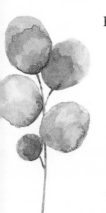

Porque la leche materna es un fluido vivo que se convierte en un punto de encuentro y comunicación entre ambos, un bonito mensajero por el que la mamá y el bebé se cuidan el uno a otro y se aportan lo que necesitan. Es verdaderamente mágico comprobar cómo este fluido cambiante es capaz de adaptarse y convertirse en el intercambiador de neurotransmisores, anticuerpos, nutrientes, sustancias bioactivas, agentes antimicrobianos y un sinfín de marcadores y receptores más que lo convierten en la forma de amor ¡más alucinante que he visto en mi vida!

Si todos supiésemos qué ciencia milimétricamente diseñada está teniendo lugar cuando una mujer da el pecho a su hijo, estoy segura de que dejarían de tener lugar todos esos juicios y comentarios.

El pecho es el órgano inmunitario del bebé

Confieso que descubrir la inmunología que hay detrás de la lactancia materna ha sido el motivo por el cual he amamantado a mis hijos durante todos estos años sin dudar y pese a todos los obstáculos y experiencias que, como podrás imaginar, me he encontrado por el camino. También es el proceso que más admiración ha despertado en mí (y lo sigue haciendo) de todos los que he podido ver y estudiar jamás sobre nutrición. ¡Y han sido muchos!

De hecho, hubo un momento en el que, rodeada de datos, inmuno-globulinas y estadísticas, me di cuenta de que tenía delante de mí y justo entre mis brazos, el acontecimiento inmunológico más increíble del mundo. Fue una tarde aún puérpera, sentada tras la mesa de mi consulta, mientras realizaba un análisis estadístico de un montón de datos que habíamos recopilado en un grupo de trabajo del CSIC donde investigábamos sobre marcadores pro y antiinflamatorios y estilo de vida. Mi bebé aquel día había estado algo resfriado, no sabía por qué ni tampoco qué le pasaba. Recuerdo que me dio por pensar en lo mucho que tardaría en hablar para poder explicarme sus síntomas cada vez que se encontrase mal.

Mientras yo trabajaba entre montañas de datos, él se despertó y le puse junto a mi pecho. Entonces empecé a notar los mismos síntomas que él había tenido durante toda la mañana. Su misma tos y su mismo catarro. Lo sentí claro: entendí cómo él me había hecho llegar su patógeno y cómo mi cuerpo fabricaba los anticuerpos para ayudarle. Me di cuenta de que saber qué le pasaba era tan fácil como tenerle cerca y ver qué me pasaba a mí. Me pareció tan fascinante que dije: «Elizabeth, tienes que meterte de lleno en este barro porque aquí vienen cosas asombrosas que sin duda no te puedes perder».

Y no me equivocaba. Tu leche es la vacuna más poderosa, barata y se-gura (y sin necesidad de pinchazo) que jamás alguien pueda crear; una vacuna que evita que más de un millón de niños mueran cada año. Es-toy segura de que si fuese un producto diseñado por un laboratorio, ¡co-rreríamos a pagar lo que fuera para conseguirlo! Sin embargo, y como sucede con muchas de las cosas gratuitas y que simplemente suceden, no le damos el valor ni la importancia que realmente tiene.

El calostro que alimenta al bebé durante los primeros días contiene los elementos protectores que le permitirán hacer frente a todas las infeccio-nes que su madre haya contraído a lo largo de su vida. Es impresionante ver cómo un sinfín de inmunoglobulinas viajan hasta el bebé dentro de ese líquido de color amarillo que se parece al oro (y no creo que sea al azar). Por desgracia, muchas mamás viven angustiadas la producción de calostro y desean que aparezca cuanto antes la leche madura. Les han dicho que si no les sube la leche, su bebé perderá peso y habrá que darle biberón. Esto hace que muchas de ellas no puedan agradecer cada gota de ese líquido dorado que han creado de manera específica para cuidar y proteger a su bebé durante los primeros días de vida.

El calostro contiene una mayor concentración de componentes inmunológicos que la leche madura. Sabemos que su perfil de factores de crecimiento y de componentes antiinflamatorios y antiinfecciosos es similar al del líquido amniótico y que cuando el bebé, durante los primeros días del posparto, toma el calostro, esos componentes protectores migran, en una ventana de oportunidad única, desde la mamá hasta el interior de su sistema digestivo. Más de mil leucocitos maternos salen por día del torrente sanguíneo de la mamá hasta el bebé, lo que facilita en gran medida la transición de la nutrición intrauterina a la nutrición extrauterina. De hecho, en los niños prematuros la administración precoz de calostro suele compensar el periodo en el que no pudieron deglutir líquido amniótico. Es tal la perfección del diseño, que la concentración de componentes inmunológicos en la leche de la mamá de un bebé prematuro es aún mayor que en la leche de los bebés que nacieron a término.

La realidad es que todos los bebés nacen con un sistema inmunológico inmaduro. Tienen menos anticuerpos y de menor volumen, y esto será así hasta los seis años. Resulta curioso ver cómo los estudios antropológicos hablan del destete natural de los niños entre los dos años y medio y los seis, siendo más cercano a los seis años en sociedades menos industrializadas, donde no es posible compensar los beneficios inmunológicos de la lactancia materna con vacunas, antibióticos y medidas higiénicas.

Por ejemplo, los bebés son incapaces de secretar anticuerpos específicos que los protejan de la meningitis, la otitis y la neumonía hasta los dos años. Tampoco serán capaces de crear inmunoglobulinas específicas para luchar contra la *E. coli* (*Escherichia coli*), que es la principal causa de infección de orina. Su función fagocítica, es decir, su capacidad de englobar los gérmenes, también estará mermada durante los primeros meses de vida. Es por ello que son más susceptibles a contraer infecciones bacterianas.

Pero ante esto sucede algo: llega la leche materna con su diseño a medida y con todas esas sustancias que —como los fagocitos, los linfocitos T o los glicanos específicos para evitar, por ejemplo, que la *E. coli* llegue a la pared del intestino del bebé y le cause diarrea— trabajan de forma sinérgica para aportar al bebé la protección que necesita. ¿Recuerdas que tu leche contiene todas esas inmunoglobulinas que has desarrollado frente a las infecciones que sufriste en el pasado o las que estás sufriendo en este momento? Pues, además, también dispone de agentes antimicrobianos como la lactoferrina destinados a proteger a tu bebé de infecciones, aunque tú no las hayas contraído; de agentes con capacidad antivírica como, por ejemplo, el antirrotavirus, cuya función es combatir al germen que más diarrea produce en nuestro país; o de otros que le ayudarán a no contraer el VIH y el herpesvirus. Además, tu leche nunca nos dejará de sorprender porque también contiene sustancias como el ácido oleico que unido a la proteína alfa-lactoalbúmina forman una caprichosa sustancia llamada HAMLET con efecto anticancerígeno y que hace que los bebés amamantados durante más de seis meses presenten una menor incidencia de linfomas y leucemias.

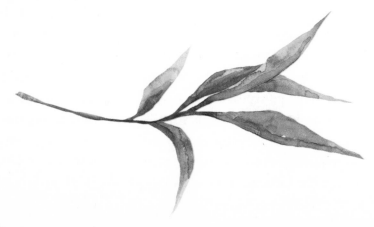

Y continuamos. Porque el intestino de tu bebé también es inmaduro y, por lo tanto, permeable, lo que permite que entren patógenos y que pueda reaccionar de manera exagerada ante los estímulos proinflamatorios. Seguro que ya has podido notar cómo tu bebé reacciona de forma excesiva ante muchas de las cosas que para ti no suponen ningún riesgo. Bien, pues esto mismo sucede con su exagerada reacción inflamatoria y de la misma manera que ante su llanto desproporcionado tus brazos le consuelan y alivian, tu leche le aporta sustancias inmunomoduladoras, antiinflamatorias y antioxidantes que lo protegen.

Tu leche también contiene bacterias lácticas que, con un deslumbrante efecto barrera, evitan que los patógenos lleguen a su todavía permeable pared intestinal. Te pondré un ejemplo de lo importante que es proteger la barrera intestinal de un bebé: la lactancia materna está contraindicada para las mamás infectadas con el virus del VIH por el peligro de que se lo transmitan a su bebé. Esto es así excepto cuando se cumple el siguiente requisito: que la mamá infectada por VIH alimente a su bebé con leche materna de manera exclusiva. Es decir, sin ofrecerle ni un trago de agua ni infusiones ni otro tipo de leche. Nada, excepto leche materna. La explicación es que se ha comprobado que la mucosa intestinal del bebé alimentado de forma exclusiva con leche materna es tan impermeable y está tan intacta que el virus no es capaz de entrar por vía oral a través de ella.

Estas bacterias lácticas que protegen al bebé también favorecen la síntesis de vitaminas tan importantes para su crecimiento como el ácido fólico y la vitamina B-12, y tienen, además, un efecto antialérgico. En bebés amamantados durante cuatro meses o más se ha observado un menor riesgo de asma, de dermatitis atópica y de reacciones alérgicas que, en el caso de que sucedan, son menos intensas. También se ha visto una menor frecuencia en que padezcan enfermedades relacionadas con la inflamación intestinal como la celiaquía, la enfermedad de Crohn y la colitis ulcerosa.

Y es que la lactancia materna es simplemente asombrosa. Resulta fascinante imaginar cómo un bebé que está en contacto con un germen es capaz de hacer llegar a través de sus glándulas salivares —esas pequeñas glándulas que están en su diminuta boca— esta información a su madre a través de la mucosa de la glándula mamaria; y es fascinante ver cómo entonces el sistema inmune de la mamá crea y activa para su bebé, gracias al efecto memoria, inmunoglobulinas específicas para protegerle y se las transmite a través de la leche materna. Después, la mucosa del intestino del bebé las absorbe y de ahí viajan para proteger al resto de sus mucosas: la digestiva, la respiratoria y la urinaria.

Y todo esto sucede en una sola toma, en la que todo alrededor sigue girando, impasible ante la magia de la lactancia materna.

Nutrientes en la leche materna

La leche materna es el estándar de oro de la alimentación infantil; el alimento que ha evolucionado durante millones de años para convertirse en un fluido perfecto y que continúa haciéndolo en cada nueva etapa del crecimiento del bebé y en cada toma. Es el líquido ideal para darle a tu hijo exactamente lo que necesita en cada momento.

Es curioso porque incluso cuando tú estás dudando acerca de qué es lo que necesita tu bebé, tu leche está ya haciendo ese trabajo por ti, y eso supone un gran alivio. La lactancia materna es un medio de comunicación inigualable a través del cual tu hijo es capaz de comunicarse contigo y de cubrir sus necesidades energéticas, vitamínicas y minerales, así como su ingesta de líquidos, azúcares y grasas necesarios para su desarrollo. También a través de la leche materna obtiene la ayuda precisa para luchar contra los patógenos.

La leche materna tiene en realidad una composición muy compleja y variable y se irá modificando en función de la etapa del desarrollo del bebé, de la alimentación de la madre y del momento del día. Asimismo, también cambiará durante la misma toma, según su frecuencia y duración y, como ya hemos visto antes, según el estado de salud del bebé. Pero de todos estos factores hay dos en los que tú desempeñas un papel activo. El primero de ellos, sumamente importante, es tu alimentación. Recuerda que no todas las leches son iguales y que los alimentos que elijas harán de tu leche un alimento más o menos nutritivo para tu bebé.

Te pondré algunos ejemplos: las grasas, que son la mayor fuente de calorías de la leche materna, producen del 40 al 50% de la energía total de este completo alimento. Sabemos que la grasa que tomes en tu dieta influirá de manera determinante en la composición de ácidos grasos que le llegará a tu bebé. ¿Recuerdas cuando te hablé de lo importante que era incluir carotenos en tu alimentación, todos esos vegetales de color rojo y naranja? Pues bien, la xeazantina y la lutenía son carotenos que pasan a través de tu leche y se concentran en el área de la retina inmadura de tu bebé para, con sus propiedades antiinflamatorias, antioxidantes y neuroprotectoras, proteger el desarrollo de su visión.

Sin duda, la alimentación que decidas adoptar cambiará el sabor, el olor y la composición de tu leche. Y como hemos visto en capítulos anteriores, esto supondrá una extraordinaria oportunidad para ambos.

El otro factor en el que puedes desempeñar un papel activo es en la frecuencia y duración de las tomas. Te hablaré en detalle de ellas y del ciclo de succión en el próximo capítulo, pero ahora te voy a contar su diferente composición: al comienzo de una toma, la leche es más rica en azúcares y en agua, y al final de esta es más rica en grasa. Lo que significa que si retiras a tu bebé del pecho antes de tiempo, no logrará obtener la ingesta suficiente de grasa, el nutriente con más calorías de tu leche.

Esto es importante porque es habitual que cuando un niño comienza una toma y se queda dormido o relajado, se le retire rápidamente del pecho para que descanse en su cuna, aunque todavía mantenga el pezón en la boca. Piensa, por ejemplo, en un bebé de bajo peso que no alcanza a tomar la parte más grasa y energética de la leche materna... Por otro lado, también es habitual que cuando hace mucho calor, los bebés hagan muchas tomas de muy poca duración. Si no sabemos el motivo, puede resultar de lo más irritante cuando, por ejemplo, estás en la playa y tu bebé quiere acceder a tu pecho. Sin embargo, constituye una herramienta de supervivencia muy eficaz porque al inicio de las tomas la leche contiene una mayor cantidad de agua y eso le permite hidratarse. Es muy valioso tener toda esta información en cuenta, ya que de la duración de las tomas dependerá también la ingesta de nutrientes que le lleguen a tu bebé.

Otro factor, del que esta vez no tienes el control y que también afecta a la composición de la leche materna, es el momento del desarrollo del bebé.

El calostro es el líquido espeso y amarillento rico en carotenos que se secreta durante los primeros días tras el parto. Quizá incluso pudiste notarlo en tu ropa días antes de dar a luz. Este fluido de extensas propiedades medicinales contiene una gran cantidad de compuestos protectores, como factores de crecimiento, leucocitos, inmunoglobulinas, lactoferrina, lisozimas y citoquinas, que evidencian su función inmunológica primaria por encima de su función nutritiva. También tiene una gran concentración de vitaminas A, B-12 y K. Sus niveles de sodio, cloruro y magnesio son mayores que los de la leche materna madura, y los de potasio y calcio, más bajos. También presenta una mayor cantidad de proteína y una menor de lactosa y agua que la leche materna madura.

Tras los primeros días de lactancia comienza una acelerada producción de leche llamada «de transición», de color más claro y menos concentrada, pero más rica en azúcares y que compensará las necesidades nutricionales del bebé. Por norma, esta leche es la que se producirá durante las primeras seis semanas de lactancia, periodo en el que tu bebé estará muy pegado a tu pecho y, en apariencia, muy demandante, aunque en realidad lo que estará haciendo es trabajar duro para ayudarte a crear la leche madura.

Es entonces, en torno a la sexta semana, aunque dependerá de cada día-da mamá-bebé, cuando la leche pasa a ser «madura». Las mamás con bebés nacidos a término fabricarán más de 800 mililitros de leche cada día, cuya composición aproximada será de 0,9 a 1,2 gramos por decilitro de proteína, de 3,2 a 3,6 gramos por decilitro de grasa, y de 6,6 a 7,8 gramos por decilitro de lactosa.

En los bebés amamantados «a demanda», el agua que contiene la leche materna cubrirá sus necesidades de líquidos y lo hará sin sobrecarga renal gracias a su equilibrio osmolar perfecto.

Su proteína, la caseína humana, hará que la leche materna sea más digerible que la de fórmula, ya que se descompone en partes pequeñas y más blandas, lo que contribuye al cuidado del sistema digestivo del bebé mejorando su digestión y haciendo que el vaciado gástrico sea menor (en torno a noventa minutos, comparado con las tres horas de la leche de fórmula), algo que a pesar de parecer engorroso para los papás, resulta ser un factor absolutamente protector para el bebé y para su permeabilidad intestinal.

En cuanto a la grasa, como ya hemos visto, su composición dependerá en gran medida de la calidad de tu ingesta de grasas. Esto convierte a la leche materna en un vehículo extraordinario de grasas protectoras como el DHA y el ácido oleico. También la leche materna es más rica en colesterol, algo que, a pesar de lo que pueda parecer, tiene un gran efecto protector en los bebés, ya que les ayuda a desarrollar los mecanismos del metabolismo del colesterol, lo que prevendrá enfermedades cardiovasculares y dislipemias en la edad adulta.

Aunque el hidrato de carbono predominante en la leche materna sea la lactosa, también es rica en oligosacáridos no digeribles como el factor bífidus. Estas moléculas son muy interesantes, ya que actúan como prebióticos que estimulan el crecimiento de probióticos en la microbiota intestinal del bebé, lo que los convierte en un gran factor de salud a largo plazo.

La leche materna también tiene hormonas como la leptina, que participa en el control de la saciedad y en el almacenamiento de grasa del bebé, y la adiponectina, implicada en la regulación de la glucosa en sangre y en la oxidación de ácidos grasos. Este mejor control de la saciedad y regulación de la glucosa y del tejido graso parece estar relacionado con una menor incidencia de obesidad en la edad adulta en niños que han sido amamantados durante más de seis meses.

También se secreta en la leche materna cortisol, que favorece la colonización de la flora microbiana intestinal del bebé gracias a su acción antiinflamatoria. Y no falta la prolactina, la hormona que impulsa tu sentimiento maternal y se encarga de la síntesis de las proteínas lácteas que alimentarán al bebé. También es la hormona que os ayuda a sentir calmados y a descansar tanto a tu hijo como a ti.

En cuanto a las vitaminas y minerales, la leche materna es el estándar normativo para la nutrición infantil. Aunque su composición dependerá en gran parte de tu ingesta, en madres bien alimentadas son raros los déficits de vitaminas del grupo B y vitaminas A y E. Sin embargo, hay dos vitaminas que sí pueden resultar deficitarias para los lactantes: una es la vitamina D, de la que los pediatras aconsejan la suplementación posnatal debido a la poca exposición solar que reciben las madres, y la vitamina K, de la que se recomienda administrar una dosis intramuscular a todos los recién nacidos para evitar la enfermedad hemorrágica.

En cuanto a los minerales, su concentración en mujeres con una alimentación saludable es suficiente como para cubrir las necesidades del bebé lactante porque, además, dentro de la leche materna tienen una mayor biodisponibilidad; es decir, su absorción por parte del bebé es mucho mayor. Por ejemplo, en el caso del hierro, a pesar de que la leche materna contiene cantidades pequeñas, su absorción es mucho mayor que la de la leche de fórmula (10% en la leche de vaca y 4% en la leche de fórmula *versus* 70% en la leche materna). Y lo mismo sucede con minerales tan importantes para el desarrollo y la salud del bebé como el zinc y el calcio.

Estos son algunos de los componentes que conocemos de la leche materna y que tras muchas investigaciones, nos aventuramos a nombrar y categorizar. Compuestos con una función nutricional perfecta y también componentes bioactivos y sustancias inmunológicas extraordinarias que convierten a la leche materna en un agente médico inigualable para prevenir y tratar enfermedades. Según mi experiencia, en muchas ocasiones parecen rozar la magia, ¿no crees?

Adiós a los mitos

Antes de empezar con la parte técnica de la lactancia materna, sería una buena idea decir adiós a tres mitos que pueden resultar demasiado pesados y que, además, hacen daño a las mamás y a los bebés.

Cuando la leche materna se convierte en agua

Hay una extendida creencia de que, pasado un tiempo, la leche materna se convierte en agua. Este mito, además de ser justo eso, un mito, hace que muchas mamás se queden sin apoyo para continuar amamantando a sus hijos y que no reciban los consejos necesarios para saber manejar la lactancia en niños más mayores y que ya toman otro tipo de alimentos.

Es demasiado habitual recibir en la revisión de los seis meses —si tuviste la suerte de no recibirla en la de los cuatro— una enorme lista con los alimentos que tiene que ingerir ya tu bebé, organizada en desayuno, media mañana, comida, merienda y cena. Una lista que da importancia a ingredientes saludables como los cereales, las frutas y las verduras, pero en la que no cabe por ninguna parte la lactancia materna. Entonces, la mamá se va a casa y siente, cuanto menos, ansiedad: si le tiene que dar todos esos ingredientes tan sanos a su hijo, ¿entonces la leche materna ya no lo es tanto?

Así comienza una de las primeras luchas de muchas madres que se enfrentan a su instinto de amamantar y de muchos bebés que siguen prefiriendo la leche materna a cualquier otro alimento. Y ¿sabes qué? Que ambos están en lo cierto, porque la leche materna continuará siendo el alimento que mejor nutra a tu hijo durante sus dos primeros años de vida y hasta que ambos lo decidáis.

La leche materna debería estar incluida en esa lista como el alimento más sano de todos y debería disponer de mucho espacio y libertad para que el bebé la pueda consumir en cualquier momento. De hecho, durante el comienzo de la alimentación complementaria, la lactancia materna desempeñará un papel esencial para proteger su intestino ante la llegada de nuevos alimentos y evitará y disminuirá la intensidad de las posibles alergias alimentarias.

Como ya has visto, la leche materna se adecua al desarrollo del bebé y, en realidad, no se va convirtiendo en agua ni en «aguachirri» como he escuchado tantas veces, sino que, por el contrario, cada vez tiene una mayor cantidad de grasa y es más energética. Siempre será, como al principio, un vehículo de proteína excepcional, de calcio de alta biodisponibilidad, de vitamina A y de ácido fólico o vitamina C, entre otros nutrientes. Y también será algo que no podemos obviar: una vía de comunicación y cuidado única que ayudará a tu hijo a combatir las infecciones propias de su edad. Y créeme, esto es algo que agradecerás muchísimo cuando vaya a la guardería.

Total... para una toma

¿Cuántas tomas hay que darle a un bebé para que compense dar el pecho? Esto es algo que se preguntan muchas mamás, sobre todo ante la vuelta al trabajo. La creencia de que para dar una o dos tomas, mejor no dar nada, hace que muchas lactancias se interrumpan antes de tiempo o que haya mujeres que piensen que darle el pecho a sus bebés no servirá de nada y que el niño lo único que tiene es «vicio». Pero nada más lejos de la realidad: una sola toma al día aportará a tu hijo no solo importantes nutrientes, sino una protección inmunológica única y medicinal que no podrá encontrar en ningún otro sitio.

Y no solo eso, ¿sabías que los beneficios de la lactancia materna son «dosis dependientes»? Esto significa que los beneficios aumentan a una mayor duración de la lactancia. Es decir, que si a la vuelta del trabajo disfrutas dándole el pecho a tu hijo, aunque solo sean un par de tomas y aunque ya «coma de todo», estarás fortaleciendo su sistema inmunológico y contribuirás a que disminuya la incidencia de leucemia infantil, de alergias alimentarias y de enfermedades metabólicas y autoinmunes como la diabetes tipo 1. También mejorará su desarrollo emocional y psicosocial e, incluso, se ha observado que los niños que han disfrutado de una lactancia más prolongada presentan menores escalas de ansiedad en la edad adulta. Por otra parte, si das el pecho, también cuidarás de ti porque, según diferentes estudios, por cada año de lactancia materna disminuye en un 5% la probabilidad de padecer cáncer de mama, de ovarios y de endometrio, y también porque la lactancia reduce el riesgo de sufrir un infarto de miocardio, hipertensión o diabetes tipo 2. Y, por supuesto, mientras le amamantas, podrás disfrutar del momento único de vincularte con tu bebé, de beneficiarte de los calmantes efectos de la liberación de la prolactina y de sentirle tras un largo día.

Si dar el pecho a tu hijo es algo que ambos disfrutáis, no permitas que se pierda el inmenso valor que esto tiene para cuidaros.

Las tomas son cada tres horas y durante diez minutos

Poner tiempo a la lactancia es otro de los mitos que durante años ha supuesto una enorme frustración para muchos padres y ha causado el llanto desgarrador de infinidad de bebés. En algún momento hemos asumido casi con certeza que somos más listos que nuestra capacidad de supervivencia y los agudizados instintos de un bebé, o que sabemos más que el engranaje que se pone en marcha en nuestro cuerpo y el de nuestros hijos a través de la lactancia. Algo que puede ser bastante agotador, a decir verdad.

Me he encontrado en más de una ocasión, varias en realidad, durante mis reuniones con el grupo de apoyo a la lactancia, con la siguiente situación: un bebé llora desesperado mientras su madre, angustiada y con la camiseta manchada de leche que sale de su pecho, dice: «Es que no puedo darle porque aún no le toca».

Cuanto sufrimiento inútil para ambos solo por creer que podemos jugar a ser adivinos. Ese bebé consumiendo calorías de forma frenética con su llanto mientras busca el pecho de su madre para satisfacer sus necesidades energéticas, su sed, o en busca de sustancias antiinflamatorias como consuelo ante un dolor que ni siquiera sabemos. Y esa madre, dando la señal a su pecho para que no produzca más leche cuando, en realidad, su bebé la necesita a gritos.

Afortunadamente, la recomendación acerca de la duración y periodicidad de las tomas ha ido cambiando y en la actualidad se aconseja a las familias que sea «a demanda». Sin embargo, en muchas ocasiones todavía se sugiere amamantar cada tres horas y durante diez minutos, algo a lo que aún no se le ha encontrado ningún beneficio desde el punto de vista científico. Es posible que este consejo se fundamente en el tiempo de vaciado gástrico de la leche de fórmula, pero recuerda que la proteína de esa leche resulta más difícil de digerir y, por tanto, su asimilación es más pesada y lenta. Por el contrario, la leche materna es más protectora y fácil de digerir y, por tanto, es posible que el bebé tenga hambre con más frecuencia o quizá tenga sed o tal vez haya estado en contacto con un patógeno y precise protección. O puede que, tan solo, necesite estar en el pecho de mamá, el lugar más confortable y seguro del mundo.

La comunicación que se establece entre tu bebé y tu pecho funciona de una forma tan perfecta, precisa y todavía indescifrable que, en muchísimas ocasiones a lo largo de este viaje, la lactancia materna hará que todo parezca tan sencillo como dejar hacer a tu bebé y mantener tu pecho disponible y respirar. Cierra los ojos, siente a tu hijo y coge una gran bocanada de aire fresco. Prueba a hacer este gesto en vuestra próxima toma. Confía en él y confía en la sabiduría, a veces inexplicable, del cuerpo de una mujer.

CAPÍTULO 17

Manual de lactancia materna (2). Recuperando la confianza en el amamantamiento

Consideraciones antes de empezar

«¿Has pensado si vas a dar el pecho a tu bebé?» es una pregunta importante que se le formula a las futuras mamás durante sus revisiones médicas, clases de preparación al parto o en reuniones de amigos y familiares en todo el mundo. Una cuestión esencial ante la que muchas mamás responden —y confieso que en mi primer embarazo yo fui una de ellas— con un: «Sí, es algo que me encantaría, pero, bueno, a ver si puedo». A la que le sigue una larga lista de excusas parecida a esta: «Porque me han dicho que duele mucho, que es muy sacrificado y que muchos bebés se quedan con hambre o salen del hospital con biberón». Además, es probable que tengas que escuchar alguna horrible anécdota de una amiga a la que la lactancia le fue muy mal. En definitiva, un sinfín de justificaciones y mitos que hacen que la mamá sienta miedo y se desmorone, incluso antes de iniciar la lactancia, cuando lo natural sería afirmar con confianza e ilusión: «¡Sí, sí, voy a dar el pecho a mi hijo y lo estoy deseando!».

Prueba por un instante a afirmarlo en voz alta. Quizá te incomode y te dé algo de miedo, pero, tranquila, tengo la sensación de que, en mayor o menor medida, es algo que nos sucede a todas; un sentimiento demasiado habitual que deja entrever cómo nuestra confianza en la lactancia materna está muy debilitada, incluso antes de tan siquiera intentarla.

Esto es algo extraño, ya que la lactancia no es otra cosa que la forma natural de alimentar a los bebés, gracias a la cual nuestra especie ha sobrevivido durante miles de años. Es algo que se hace en todo el mundo, que no entiende de razas, de condiciones, de economías, ni de grupos políticos... En realidad, es una de esas pocas cosas que aún nos queda y nos une de forma universal; una expresión de amor que durante generaciones nos ha ayudado a salir adelante y a desarrollar una conexión innata con nosotras mismas y con nuestra naturaleza.

Quizá es uno de los pocos gestos que aún nos mantiene unidas a la grandeza de nuestro instinto animal. Porque si hay un gesto que habla de nosotras, ese es el de una mujer amamantando a su bebé y no sé muy bien por qué a lo largo de los años nos lo han ido arrebatando. Poco a poco, de una forma muy sutil y sin quitarnos nada, nos han robado la pieza central que nos permite amamantar a nuestros bebés y disfrutarlo, conectarnos con ellos y apoyar a otras mamás: nos han robado la confianza.

Nos han robado la confianza con creencias limitadas que nos empujan a hacer las cosas de una determinada manera, que estipulan que hay que tener el pecho de una forma especial y que hay que ofrecerlo según unas rígidas normas de duración y horarios fundamentados en medidas, básculas, pesos y mitos, o que repiten sin cesar que es mejor que los bebés y las mamás se separen cuanto antes, entre otros tantos comentarios y apreciaciones dolorosas que se podrían evitar. Con todo esto nos hemos alejado de algo que nos pertenece, que está arraigado a nuestra especie, a nuestras antepasadas y a nosotras mismas como pocas otras cosas; algo que si sucediese en una isla desierta en la que tan solo estuvieseis tú y tu bebé en una inmensa playa en la que solo se escuchase el sonido de las olas y su ir y venir, simplemente ocurriría, sin dilación, sin miedo y sin problemas: tú ofreciendo tu pecho y tu bebé alimentándose.

Sin embargo, las interferencias se suceden: partos medicalizados que dejan a las mamás con la autoestima por los suelos («Si han tenido que sacarme a mi bebé, cómo voy a ser capaz de alimentarlo»); bebés separados de sus mamás al nacer, cuando cualquier intervención médica, incluso una reanimación, se puede llevar a cabo con el recién nacido sobre la mamá, pues ella sigue siendo el lugar más seguro para el bebé; bebés en el nido que buscan a su mamá para sobrevivir y a los que se les da un biberón a escondidas; mamás que durante su estancia en el hospital reciben información obsoleta, falsa y a las que les aprietan el pecho para «enseñarles a amamantar»; madres primerizas a las que les dicen que su pezón es demasiado plano o su pecho demasiado grande; o mujeres a las que se les asusta sin cesar con que aún no les ha subido la leche y que pueden poner a su bebé en peligro, cuando a nadie le subirá la leche durante su estancia en el hospital, ya que esto suele suceder a partir del cuarto o quinto día. Por fortuna, a ninguna madre le subirá la leche en el hospital, pero si la dejan, si la apoyan y la tratan con cariño, podrá regalarle a su bebé su preciado calostro.

También hay mujeres que desean dar el pecho y a las que les hacen creer que la lactancia solo va bien si es «perfecta». No, la lactancia no es perfecta, ni siquiera sé qué significa que lo sea. La lactancia, como la maternidad o la vida, es un viaje, un camino, un sinfín de aprendizajes, de retos y de obstáculos que superar. Tener grietas no es el fin de la lactancia, sino el comienzo de la solución a un agarre que hay que revisar o quizá es tan solo el aviso de que hay que corregir la posición porque la mamá utiliza pocos cojines. Que tarde en subir la leche tampoco es el fin de la lactancia, sino tan solo un recordatorio de que la mamá y el bebé necesitan estar más pegaditos, disfrutar más el uno del otro a solas, pasar una tarde «piel con piel» aunque ya estén en casa... Y así un sinfín de aprendizajes que cuando tienes la certeza de que forman parte del camino, de la lactancia materna y de todas las lactancias maternas en todo el mundo durante miles de años, la palabra «problema» se esfuma para dar la bienvenida a algo mucho mayor.

Porque solo en torno a un 5% de las mujeres presenta una hipogalactia verdadera[25]; es decir, una causa médica que le impide dar el pecho a su bebé. Incluso esas mamás podrán disfrutar de hacer «piel con piel» con sus hijos y de pasarse largas horas con él cerca de su pecho. El resto de las mujeres que no consiguen amamantar a sus hijos o disfrutarlo será porque están prestando atención a los mitos, por un mal asesoramiento y por falta de apoyo.

Tanto es así que incluso mamás que adoptan a un bebé, con el apoyo y asesoramiento suficientes, una rutina de extracción y mucho mucho amor, son capaces de amamantar a su hijo al llegar a casa. Incluso sucede que ante catástrofes en las que la mamá del bebé muere, la abuela vuelve a producir leche tras décadas sin hacerlo para amamantar al bebé y salvarle la vida. Todo esto es la lactancia materna, algo que tenemos escrito en nuestros genes, en nuestra historia. Y si hay algo que necesita despertar es la confianza; la innata y dormida confianza en nuestra naturaleza y en la sincronía perfecta que sucede entre la mamá y el bebé.

---

25. Alguna de las principales causas de hipogalactia son retención de la placenta, hipotiroidismo no tratado, síndrome de Sheenan, déficit congénito de prolactina, agenesia del tejido mamario y cirugía mamaria en la que no se conserva la conexión entre el tejido mamario y el pezón.

Cómo despertar tu confianza

Hay dos preguntas que a menudo les hago a mis pacientes en las sesiones de preparación a la lactancia. Una de ellas es: «¿Te gustaría dar el pecho a tu bebé?». Y la otra: «¿Cuál sería tu lactancia soñada?». Sería maravilloso que si estás viviendo este momento, puedas preguntártelo y ver cómo te sientes.

A menudo, a mis pacientes les incomoda la segunda pregunta aún más que la primera. Les da miedo imaginar ese momento. De hecho, la mayoría suelen llevarse este ejercicio para hacer en casa: necesitan permitirse soñar, algo que no resulta nada sencillo ante la increíblemente sensible lactancia materna.

Sin embargo, cuando rompen ese enorme miedo, esa limitación que hace exactamente eso, limitar, consiguen abrirse y descubrir lo que de verdad desean para ellas y para sus bebés. Y ese es el primer punto para lograrlo y el más importante para atraerlo.

Porque cuando lo has visto, cuando ya lo has sentido, eres fuerte y tienes confianza, harás lo que esté en tu mano para dirigirte allí donde ya sabes que quieres ir, lo que te dará la oportunidad de llegar informada y de tomar las riendas de tu lactancia. No sabes hasta qué punto es importante. Una de las principales causas del fracaso de la lactancia materna es un mal asesoramiento hospitalario durante los primeros días: mamás con miedo, falta de confianza y falta de información, y profesionales sin formación o, lo que es peor, con información obsoleta y cargada de mitos que llevan a que el bebé salga del hospital con el biberón, y la mamá, desolada y con la autoestima por los suelos, sintiendo que no es capaz de alimentar a su hijo… O mamás con un dolor insoportable ante la succión de su bebé, a las que nadie ayudó a conseguir un buen agarre ni revisó la boquita de su hijo para ver si había un frenillo sublingual. Es importantísimo estar informadas, saber que todo va bien, ser conscientes de cuándo pedir ayuda y hacerlo también sin miedo. En definitiva, tomar las riendas de la lactancia materna porque nadie lo hará por nosotras.

Algo que a mí me ayudó muchísimo fue acudir embarazada a un grupo de apoyo a la lactancia. Puedes encontrar un grupo de apoyo cerca de donde vives[26] e, incluso, algunos tienen acceso en línea. Esto te ayudará a algo fundamental: a anticiparte. A saber que muchas de las cosas que te sucederán son normales porque ya habrás oído hablar de ellas y eso te dará una inmensa dosis de seguridad. También ayuda muchísimo saber a quién acudir. Ten en tu agenda el contacto de una asesora de lactancia, alguien maravilloso a quien quizá no tengas que pedir ayuda, pero que, sin duda, te aliviará saber que está ahí, aunque solo sea en forma de un número de teléfono.

Ahora cierra los ojos y responde: ¿te gustaría dar el pecho a tu bebé?, ¿cómo sería tu lactancia soñada? Dedícate unos segundos y recréate en esa imagen, hazlo sin miedo. Siente el olor especial, el calor, cómo será tu pecho, cómo sentirás su piel… Disfruta de esa imagen y repítela tan a menudo como te sea posible.

Y si surgen muchas limitaciones y miedos, te propongo hacer tu propia lista de afirmaciones. Se trata de un ejercicio que adoro pedir en la consulta y que consiste en elaborar un listado de motivos por los que sí puedes dar el pecho a tu bebé. A continuación te proporciono algunos ejemplos:

🌱 Porque eres mamífera.

---

26. En la página web de la IHAN (Iniciativa para la Humanización de la Asistencia al Nacimiento y la Lactancia) lanzada por la OMS y Unicef puedes encontrar el grupo de apoyo a la lactancia más cercano a tu residencia (https://www.ihan.es/grupos-apoyo/). Además, muchos hospitales y centros de salud cuentan con grupos de apoyo. No dudes en preguntar a tu matrona.

🌱 Porque tienes pecho.

🌱 Porque estás leyendo este libro...

Cualquier idea que se te ocurra estoy segura de que se convertirá en un buen motivo.

El inicio de la lactancia materna

El parto y la primera toma

Viajemos ahora a uno de los momentos más intensos de tu vida: el parto y el papel que desempeña en el inicio de la lactancia materna. Créeme, es sorprendente.

Todo comienza cuando tu bebé desciende por el canal de parto. En ese momento en el que empujas, gimes y te desesperas entre gritos, tu cuerpo libera hormonas del estrés: catecolaminas, noradrenalina y adrenalina (en pocos instantes lo hará con una gran intensidad, ¿verdad?). Estas hormonas pasan a la sangre de tu bebé a través del cordón umbilical y hacen que nazca en estado de alerta.

Bien, imagina ahora a tu bebé recién llegado a un nuevo mundo, rodeado de nuevos sonidos, nuevas luces, una nueva temperatura e infinidad de nuevas sensaciones en su piel... y en ese estado de alerta. ¿Qué puede esperar? Espera el hábitat necesario para sobrevivir: mamá. Y más en concreto, el pecho de mamá.

Necesita ese hábitat en el que es capaz de sincronizar su temperatura con la tuya, en el que no necesita llorar y llorar de forma desesperada mientras te busca, donde tu olor disminuye su cortisol (y, por tanto, su estrés) y mantiene su glucosa más alta y su ritmo cardiaco estable. Y es aquí, contigo, donde sucede algo esencial para el transcurso de la lactancia materna: su estado de alerta se convierte en un estado de alerta tranquila. Una de las formas más bonitas de reconocerla, y quizá la más inolvidable, es su primera mirada. Cuando coges a tu bebé sobre tu pecho por primera vez, calmado y con sus ojos bien abiertos, te mira; sí, te mira y te reconoce. Tardará semanas en volver a abrirlos de nuevo y en quedarse otra vez mirando. Quizá nada le resulte tan importante como conocer, al fin, la cara de su mamá.

Este estado de alerta tranquila le permite al bebé tener todas sus capacidades a flor de piel, listas para encontrar el pecho de su madre. ¿Recuerdas las catecolaminas que liberabas mientras empujabas? También desempeñan otra función que es la de estimular su orientación olfativa. Esto hará que tu bebé, guiado por su estimulado olfato, sea capaz de reptar, trepar, moverse y llegar hasta tu torso, donde, por fin, reconocerá ese olor que le resulta tan familiar: tu calostro. El calostro tiene el mismo olor que el líquido amniótico, el lugar en el que lleva viviendo los últimos nueve meses.

Esto se conoce como «agarre espontáneo» y tan solo requiere paciencia, confianza y poner los brazos a ambos lados para evitar que se caiga, pero al final lo consigue. Lleva semanas ensayando cómo succionar y tragar mientras lame su puñito, lo que le hace estar preparado y programado para hacerlo. ¿Sabes por qué? Sencillamente porque su vida depende de ello: desde la semana treinta y dos son capaces de encontrar el pecho de mamá y succionar.

Pero aquí no termina esta aventura, cuanto menos sorprendente. Una vez que tu bebé se acerca a tu pecho, con el roce de sus labios en tu pezón y el olor de su pelo, ocurre el milagro. ¿Recuerdas aquella capacidad olfativa demasiado desarrollada que en más de una ocasión te ha traído de cabeza durante el embarazo? Pues estaba todo planeado para llegar hasta aquí, para poder oler a tu bebé. Porque serán su olor, el olor de su cabeza (por eso se recomienda no poner el gorrito al bebé durante el «piel con piel») y el roce de su boquita los encargados de estimular la producción de las hormonas del amor, entre ellas la oxitocina. La secreción de oxitocina no solo facilita la subida inicial del valioso calostro, sino que protege a las mamás de las hemorragias y el sangrado, y ayuda a alumbrar de manera segura la placenta, gracias a la contracción y recuperación uterina. Este alumbramiento es fundamental para la lactancia materna y para evitar que se produzca una hipogalactia debida a que no haya disminuido la progesterona.

Y así comienza el inicio de una sincronía perfecta entre mamá y bebé; una relación de profundo amor que, por extraño que pueda parecer, no precisa de que nadie haga nada, tan solo algo que parece tremendamente sencillo y que, en ocasiones, no lo es tanto: que se les permita estar juntos, enamorados y no se interfiera en su relación. Quizá este podría ser un resumen de sus tres verdaderas necesidades:

- Que el bebé esté encima de mamá, en su hábitat, el lugar más seguro para un bebé.

- Que no le interrumpan y que faciliten su intimidad.

- Y que todo esto suceda justo después de que el bebé vea por primera vez la luz.

Porque un bebé que al salir de su mamá no encuentra de manera inmediata su hábitat y su hogar —para lo que está programado—, va a desarrollar un estrés que le enfermará y le agotará, aunque sea por poco tiempo. Y un bebé agotado pierde sus capacidades para poder encontrar el pecho de su mamá y succionar. Del mismo modo, una mamá sin la estimulación de su bebé producirá con mayor lentitud las hormonas del amor y las sustituirá por hormonas del estrés al estar lejos de su cachorro. En estas circunstancias, la producción de calostro y leche se retrasarán y pondrá, además, en peligro el alumbramiento seguro de la placenta.

Incluso en caso de cesárea no hay ninguna causa fisiológica que retarde o impida que un bebé estimule y pueda recibir el calostro y la posterior leche materna. La causa de ese posible retraso suele estar relacionada con una mayor separación de la mamá y el bebé tras el parto y los primeros días. Por eso, en este momento más que nunca necesitarán del apoyo y la confianza que les ayuden a encontrar una posición cómoda y segura, y les recuerden que ellos también pueden hacerlo.

Los primeros días

Llegar a casa con un bebé: esa nueva situación en la que, de repente, una pareja está sola ante cualquier cosa que le pueda pasar al ser más bonito, pequeño y desconocido de su vida. Me vienen a la cabeza infinidad de recuerdos de aquellos días. Y cuánto me gustaría estar en uno de ellos ahora mismo. Si tú tienes la suerte de estar viviendo ese momento, tengo una buena noticia que darte, de la que ojalá me hubiesen hecho partícipe con mi primer bebé: tu pecho será «casi siempre» la solución a cualquiera de sus problemas. Y eso es un gran alivio.

Porque tu bebé, apenas unos días después de nacer, continuará teniendo las mismas necesidades que durante las famosas dos horas de «piel con piel». Y tu pecho seguirá siendo su lugar seguro, ese espacio donde podrá cubrir por sí mismo todas sus necesidades para sobrevivir: podrá regular su glucosa, su ritmo cardiaco y su respiración, obtener los nutrientes que necesita y conseguir protección frente a las infecciones. Otra novedad para la que también ayuda mucho estar informada es que esto será así la mayor parte del día. Lo será de día y también de noche… Y ocurrirá lo mismo cuando tengas todas esas tareas pendientes o cuando vengan las visitas y se peleen por cogerle. Al fin y al cabo, hace apenas unos días recibía calor y nutrición constante dentro de ti y tardará un tiempo en acostumbrarse a su nueva vida.

Recuerdo a mi hijo en el hospital en su segundo día de vida. Nuestra habitación estaba llena de gente y él pasaba de un brazo a otro, de una cara desconocida a la siguiente, de un olor a otro. Mientras estaba dormido todo iba bien, pero al despertar lloraba sin parar. Aún recuerdo cómo me buscaba con sus brazos extendidos para que le abrazase. Lo peor fue que, aunque todos se fueron, no se calmaba con nada. Llamamos a la enfermera y nos dijo: «Este bebé tiene estrés». Tardé un tiempo en asimilar qué nos había querido decir, pero luego lo entendí; comprendí cómo el estrés enferma a los bebés y también que tenía cerca de mí el antídoto para evitar que eso pasase.

Qué distinto habría sido si me hubiese fusionado con él, si hubiera sido en mis brazos, junto a mi olor, donde hubiera conocido a toda la familia, si se hubiesen puesto a nuestro lado para hacerse todas esas fotos... De hecho, sabemos que con tan solo dos días de vida, los bebés lactantes son capaces de reconocer a su mamá por su olor axilar, algo que hace aún más sencillo entender por qué nosotras somos, por el momento, su lugar seguro.

Y hablando del olor, se ha comprobado que la leche materna «a demanda» no solo es capaz de satisfacer todas las necesidades nutricionales e inmunológicas y la ingesta de líquidos del bebé, sino que también es una herramienta única para calmarlos: el olor de la leche materna disminuye el dolor y el estrés en los bebés, permite que el ritmo cardiaco se estabilice y que varíe menos la saturación de oxígeno. Esto suele ocurrir cuando al bebé tienen que hacerle pruebas médicas (por ejemplo, durante la vacunación o análisis) y, por supuesto, sucederá cada vez que sienta un dolor o miedo a lo largo del día. Además, la lactancia materna también está relacionada con el fin de los episodios de apnea.

Y para terminar este puzle en el que de forma extraordinaria todo encaja, en el que por primera vez parece que se nos pide que nos demos el lujo de relajarlos y en el que el magnetismo se antepone a cualquier lista de tareas, te doy otro de los motivos para que tu bebé permanezca cerca de ti: de ello dependerá tu producción de leche. Muchas veces las mamás me preguntan qué pueden hacer para producir más leche y solo hay una respuesta: mantener la proximidad, el contacto íntimo con su bebé y dejarle el pecho disponible el mayor tiempo posible. La succión del bebé y su estimulación mediante el olor, el roce de tu pezón y el tacto de su piel serán los encargados de liberar prolactina y oxitocina, las hormonas responsables de la producción y eyección de leche materna. Así, *a mayor succión y estimulación, mayor producción.* Este es el único secreto.

La importancia que tiene estar cerca del bebé se puede constatar, incluso, durante la extracción de leche con un sacaleches, que será mucho más eficaz si se realiza mientras el bebé succiona y estimula el otro pecho. Y no solo eso: si las mamás no están cerca de sus hijos y tienen que sacarse leche, la extracción les resultará más sencilla y la producción aumentará si mientras lo hacen piensan en su bebé, huelen algo suyo o ven sus fotos. Y aquí viene otro de los descubrimientos que nos deja entrever el perfecto diseño de nuestra naturaleza y que explica por qué si un bebé hace menos tomas, la mamá almacena la leche y disminuye la producción, protegiendo así su pecho. Esto ocurre en la misma glándula mamaria gracias a la fabricación de FIL (factor inhibitorio de lactancia), una hormona que está en la misma leche y cuya función es inhibir la producción. De este modo, si no se vacía el pecho, la alta concentración de FIL bloquea la secreción de prolactina para evitar que se siga produciendo leche. Una vez el pecho se vacía, la concentración disminuye y aumenta la prolactina y con ello se activa de nuevo la producción de leche materna.

Como ves, el único secreto para producir más leche es que estéis cerca y que le permitas a tu bebé hacer su trabajo. Es posible que a veces te sientas mal o te desesperes porque ha pasado todo el día y no has podido hacer nada: ni recoger la casa ni trabajar ni apenas vestirte ni dar ese paseo que habías planeado... Pero, por si te sirve de consuelo, en mi trabajo he escuchado lamentarse a muchas mamás por no haber tenido a sus hijos el suficiente tiempo entre sus brazos o por no haber descansado con ellos mientras se acurrucaban en su pecho. Y, sin embargo, aún no he oído a ninguna quejarse de lo contrario. Supongo que de esta forma no solo les ayudamos a ellos a sobrevivir, sino que también lo hacemos nosotras. Y puede que parezca agotador, pero si lo pensamos bien quizá no lo sea tanto. Quizá no separarse de una cosita tan suave, que huele tan bien y es tan preciosa, y dormir juntos tumbados en el sofá con las piernas en alto mientras alguien recoge la casa (o ya se hará otro día) y te traen un *smoothie* recién hecho… Quizá ese sea un plan lo bastante tentador como para ponerlo en práctica las próximas semanas, ¿no te parece?

Principales dudas de las mamás lactantes

Es posible que encuentres la respuesta a la mayor parte de las dudas que te puedan surgir en tu sabio bebé y en tu instintiva naturaleza mamífera. Pero si en alguna ocasión no consigues conectarte con ella o sientes que algo no va bien, aquí tienes un maletín de preguntas y respuestas que nos solemos hacer todas las mamás.

¿Cuándo poner a tu hijo en el pecho?

El momento ideal para dar el pecho a un bebé es cuando está relajado y adormilado. Aunque parezca extraño, no hay que esperar a que llore para pensar que tiene hambre. Es probable que la tuviera, pero como no ha podido satisfacer sus necesidades, ha empezado a llorar porque se siente de una manera que aún no sabe manejar. Al año te dirá: «Mamá, teta» o «mamá, pupa», pero ahora lo único que puede hacer es llorar. Y ese llanto le produce una sensación de estrés ante la que su sistema digestivo reaccionará provocando que lo último que quiera sea comer. Nosotros actuamos igual. Piensa en cómo reaccionas cuando tienes un disgusto y te pones a llorar como una loca. Lo que menos te apetece es probar un bocado. A ellos tampoco. Por eso, si pones a tu hijo en tu pecho con el sofocón, lo más probable es que lo rechace.

Así, el momento ideal para ofrecerle el pecho a un bebé es cuando comienza a manifestar señales de hambre; es decir, cuando abre la boquita, busca el pecho girando la cabeza, se chupa el puñito, está tranquilo y, sí, tiene hambre. Si llegaste tarde y está llorando, lo mejor será calmarlo primero y ofrecerle el pecho después, lo que le ayudará a engancharse mejor. Y si está profundamente dormido, sobre todo durante las primeras semanas, un truco es que dejes accesible tu pecho mientras duerme sobre ti para que lo encuentre en momentos de sueño más ligero. Esto es importante para aquellos recién nacidos que duermen durante horas sin despertarse para comer, también conocidos como «bellos durmientes». Porque si un bebé no se alimenta durante mucho tiempo estará débil y cansado y será incapaz de despertarse para comer porque no tendrá fuerzas. Si lo mantienes en tu pecho, será más fácil que con tu voz y con tu movimiento se despierte y que el olor de tu leche le anime a comer más a menudo.

¿Cómo sé si está tomando suficiente leche?

Puede que, en ocasiones, te preguntes si está saliendo leche de tu pecho y si tu bebé está tomando suficiente. Como hemos visto, un bebé que se alimenta con leche materna «a demanda» es capaz de regular por sí mismo la producción hasta alcanzar la cantidad que necesita. No obstante, las siguientes son algunas de las señales objetivas que podrás consultar cuando tengas dudas, sobre todo durante los primeros días.

🌱 *Tu bebé tiene buen color, está sonrosado.* Durante sus primeros días de vida, casi todos los bebés presentan ictericia fisiológica, ya que al comer poquito excretan poca bilirrubina por las heces y eso les hace estar amarillitos. Si el color amarillo no aparece o empieza a desaparecer, primero en las extremidades y, por último, en la cabecita, y comienza a tener un color sonrosado, esta será una muy buena señal de que come más, hace más caquitas y elimina, por tanto, más bilirrubina.

🌱 *Hablando de cacas, otras buena señal es que hace caca*, que va eliminando el meconio y comienza a hacer caquitas de transición, líquidas y de color amarronado. Ese color amarronado-amarillo indica que tu leche le está proporcionando grasa, lo cual es fantástico. Cuando las cacas son verdosas significa que no recibe suficiente grasa en las tomas, quizá porque le retiras o se retira del pecho demasiado pronto, e ingiere poca cantidad de la parte final de la toma que, como dijimos, es la que más grasa tiene. Permite que se quede dormido o adormilado en tu pecho mientras mama para que pueda obtener más cantidad de leche. Si se retira, vuelve a ofrecerle el mismo pecho.

🌱 *Y si hablamos de deposiciones, otro indicativo importante es que hace pis.* Si hay que cambiar muchos pañales porque están mojados, es muy buena señal. Si tu bebé es un chico y cuando le cambias el pañal suelta algún pis y moja todo de nuevo, esto significa que está ingiriendo suficiente líquido. Ahí tienes la prueba de si está tomando la cantidad de leche adecuada.

🌱 *Otra señal es que tiene las mucosas hidratadas*; es decir, que tras las tomas o durante ellas su boca está mojada porque está bebiendo. También es buena señal fijarse en que su piel esté hidratada y no seca.

🌱 *Otro gran indicio es que se queda calmado, tranquilo y feliz mientras succiona tu pecho.* Los bebés son supervivientes: si no obtienen comida y tienen hambre, llorarán de forma desconsolada hasta conseguirla y, tras ese llanto ensordecedor, se dormirán de puro cansancio. Pero si hace tomas largas, succiona y traga absolutamente feliz, sin duda está obteniendo el alimento que necesita.

🌱 *Y, por supuesto, otra señal objetiva será que en la próxima revisión ha recuperado* el peso del nacimiento o ha ganado peso.

¿Cuánto tiempo dura una toma?

Esta es una de las grandes preguntas sobre la lactancia, que, en realidad, tiene una respuesta muy sencilla: el tiempo que tu hijo necesite. Sin embargo, a pesar de que se empieza a entender que la lactancia materna debe ser «a demanda», aún queda mucho por hacer. Todavía nos incomoda ver a un bebé «enganchado» al pecho de su mamá durante horas. Y me pregunto: ¿por qué? ¿Por qué nos cuesta tanto entender que hace apenas unos días ese mismo bebé tenía a su disposición alimento de forma constante? y ¿por qué nos cuesta tanto dejar que se adapte poquito a poco a la forma de alimentarnos que tenemos los adultos y que es la que, según parece, está bien vista y resulta racional y ordenada para la sociedad?

Es como si los niños que hacen menos tomas, de menor duración y que comen y se van a dormir, fueran más inteligentes, más avanzados o, quizá, ¿más adultos? No nos damos cuenta de que los que llevan nueve meses creciendo y cuidándose solos ahí dentro, sin ningún tipo de ayuda, son ellos. Ya solo por esto deberíamos confiar y dejarles hacer como han hecho hasta ahora para que la respuesta a cuánto dura una toma la tengan ellos.

Indaguemos un poco en cómo es la succión de un bebé durante una toma completa o en cómo es el llamado «ciclo de succión» para entender por qué unas veces resulta sencillo sentir que están comiendo y otras resulta algo más complicado.

Los ciclos de succión constan de dos fases que se distinguen muy bien representadas en una gráfica. En la primera, el bebé estimula la producción de leche de la mamá con su cercanía y el roce del pezón. No tragan, pero están trabajando para activar los receptores de prolactina y oxitocina de la madre, lo que es crucial para la producción de leche.

A continuación comienza a salir leche y el bebé claramente traga y deglute. Muchas mamás retiran a su hijo del pecho cuando deja de tragar porque piensan que la toma ha terminado, pero, a decir verdad, no hay que hacerlo. Si le dejas en el pecho, lo volverá a estimular para que la eyección continúe y reanudar la toma. Por el contrario, si le retiras antes de tiempo porque te dicen que «tiene vicio» o que «te usa de chupete» y todas esas frases que quizá llegues a escuchar, la producción de leche disminuirá y el bebé no completará su ingesta. Ambas partes son fundamentales y forman parte de un ciclo de succión completo.

Por tanto, los únicos que tienen la respuesta a cuánto dura una toma a decir verdad son ellos. Como guía, los bebés más pequeñitos hacen tomas más largas mientras tratan de adaptarse a la alimentación extrauterina, que ya no es constante, cogen fuerzas, entrenan su boquita y consiguen estimular toda la producción de leche hasta obtener el alimento que necesitan. Por el contrario, cuando ya tienen tres o cuatro meses, las tomas son mucho más efectivas y son capaces de hacerlas en cuestión de minutos, algo que también asusta a las mamás que piensan que no han comido lo suficiente porque han terminado demasiado rápido.

Si no hay signos de que algo está fallando y tu bebé está sano, simplemente confía en vosotros. Si estás a gusto con él en el pecho y si crees que necesita estar ahí, déjalo. Y si, por el contrario, piensas que es el momento de distraerle o retirarle, hazlo, nadie le conoce como tú.

¿Qué pecho ofrecer?

Es curioso cómo en uno de nuestros intentos por tener todo bajo control nos encontramos, incluso, con aplicaciones diseñadas para programar a qué hora toca la siguiente toma o consultar qué pecho le ofreciste la última vez. Hasta se recomienda a las mamás que se pongan una pulsera para recordar cuál fue el último pecho que ofrecieron.

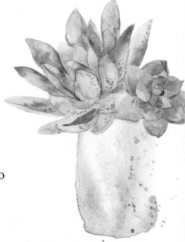

Nada de esto será necesario si simplemente le ofreces el pecho que más cargado sientas. Lo notarás con facilidad si los palpas antes de la toma. Así podrás, además, detectar cualquier posible ingurgitación u obstrucción.

Hay bebés que cuando son más pequeñitos pasan largo tiempo en un solo pecho, por lo que con un pecho por toma obtendrán la cantidad suficiente de nutrientes y grasas y se quedarán satisfechos. También hay bebés de más edad que son capaces de decir «ota» cuando quieren pasar al otro pecho o, incluso, se dan situaciones especiales de las que ya hemos hablado como cuando hace mucho calor y los niños pasan rápido de un pecho a otro porque lo que necesitan es ingerir la mayor cantidad de líquido posible, que es lo que obtienen al principio de la toma.

Si analizamos la ingesta diaria total de nutrientes, y no la de cada toma, algo que no tiene sentido, seguro que tu bebé se las habrá arreglado para obtener durante el día el balance necesario de nutrientes, energía y sustancias protectoras que necesita.

¿Cómo sé si ha cogido bien el pecho?

Hablemos del agarre porque es fundamental para asegurar el éxito de la lactancia materna. Por lo general, que tu bebé coja peso con normalidad, esté sano y precioso y tú no sientas dolor, indica que vuestro agarre es perfecto para vosotros. Sin embargo, hay situaciones en las que resulta esencial revisar y corregir un mal agarre para evitar que se produzcan grietas y mucho dolor en las mamás, y para ayudar a los bebés a conseguir una succión eficaz que les permita obtener la leche que necesitan.

En general, para favorecer el agarre, a pesar de que cada boquita de bebé y pezón de mamá son distintos, hay un truco que consiste en ofrecer el pecho al bebé rozándole la nariz con el pezón como para «ponerle la miel en la nariz». Esto hará que sea él quien abra mucho la boca para encontrarlo e introducirlo de forma profunda mientras alarga bien el cuello, lo que le ayudará a hacer mejor el vacío. Este agarre, que se conoce como «agarre asimétrico», consigue en una sola toma aliviar muchísimo el dolor de las mamás que se planteaban abandonar la lactancia porque no podían más, lo cual es absolutamente maravilloso.

Esto mismo también se puede observar en los bebés. Durante las sesiones que realizo, aquellos bebés irritados que sueltan el pecho y lo cogen una y otra vez, y no consiguen quedarse calmados durante las tomas... cuando por fin logran agarrar bien el pecho y hacer el vacío necesario para que su succión sea profunda y eficaz, y así obtener leche y deglutir, se quedan plácidamente enganchados al pecho durante tanto tiempo que los suelo dejar solos en la consulta con su mamá para que, al fin, puedan disfrutar de su lactancia. Son imágenes que una vez las ves, no las puedes olvidar.

Estos son algunos de los indicadores para valorar un buen agarre:

🌱 Que no tengas grietas ni dolor.

🌱 Que tu bebé se relaje mientras le das el pecho.

🌱 Que ambos labios estén evertidos (hacia fuera).

🌱 Que la boquita esté bien abierta y pegada al pecho, también la nariz.

🌱 Que la lengua se quede por debajo del pezón.

Y si tienes dudas o sientes que algo va mal, pide ayuda para que un profesional pueda valorar qué está pasando, para que examine la boquita de tu bebé y os pueda ayudar a encontrar la mejor posición para ambos.

¿Cuáles son las mejores posiciones en las que puedo dar el pecho a mi bebé?

Y hablando de posiciones, he visitado en muchas ocasiones a mamás que parten de la idea de que el bebé tiene que mamar en brazos, en la postura habitual y apoyado en sus piernas, mientras ellas descansan en una de esas mecedoras preciosas.

Sin embargo, cuando intentan recrear esta posición, les duele el pecho o sienten que su bebé está incómodo. Esto ocurre porque esa postura resulta sencilla para un bebé de mayor tamaño, pero si apoyas a un recién nacido en tus piernas para hacer una toma, jamás llegará al pecho sin tirar del pezón, cosa que resulta muy dolorosa y que a él le incomoda mucho.

Por tanto, mi consejo es que tengas disponibles muchos cojines de diferentes tamaños, que los puedas combinar para tener a tu bebé bien pegadito al pecho y que puedas disfrutar y estar lo más cómoda posible; tanto, que ambos podáis descansar e incluso dormir durante horas.

También es importante que observes tus pezones porque, aunque sepas cómo son, puede que ahora hayan cambiado. Mira hacia dónde se dirigen: si apuntan hacia arriba, hacia fuera, hacia abajo o, quizá, cada uno hacia un lado. Obsérvalos y ayuda a tu bebé a colocarse en la posición adecuada siguiendo una línea para que así no tenga que tirar del pezón y hacerte daño al introducirlo en su boca.

Por ejemplo, si apuntan hacia fuera, lo mejor es la posición llamada «de rugby»; es decir, cuando el cuerpo del bebé pasa por debajo del brazo de la madre y sus pies apuntan hacia la espalda, lo que hará que el pezón entre de forma más sencilla en su boquita. Otra posición que resulta muy cómoda es que ambos os tumbéis en la cama y de lado, mirándoos. En esta postura es importante que tu bebé tenga un apoyo en la espalda, como un cojín, para que no se gire y tironee del pezón. Y, recuerda, ofrécele el pezón también en esta posición apuntando a su diminuta nariz.

En el caso de un bebé que está resfriado, el exceso de mucosidad puede hacer que rechace el pecho porque no puede respirar bien por la nariz. Entonces, una posición que le ayudará es sentarlo como un caballito sobre una de tus piernas y varios cojines. En este caso has de sujetar con mimo su cuello y espalda para que esté cómodo y pueda mantenerse así durante toda la toma. Esta posición le ayudará a respirar y a tragar mejor.

En ocasiones, las mamás me dicen: «En esta postura no tengo dolor pero no será práctica cuando más adelante vayamos a la calle o tengamos que dar un paseo». Tranquila, todas las situaciones son temporales, estáis aprendiendo. Poco a poco, él manejará mejor su boquita que, además, crecerá. También sus habilidades aumentarán y tú te irás acomodando. Notarás cómo en unos días el cambio será enorme y por el camino habréis ensayado muchas otras posiciones. Seguro que, incluso, dentro de unos meses echas de menos todo este proceso, en cuanto te des cuenta de que tu bebé es capaz de mamar haciendo casi el pino puente.

¿Qué puedo hacer si tengo una mastitis? ¿Tengo que dejar la lactancia?

Nos olvidamos con demasiada frecuencia de cuidar a la mamá lactante y de mimar su alimentación, su descanso, su estado de ánimo y, sí, también su pecho. Las grietas e ingurgitaciones y las mastitis y obstrucciones forman parte de la lactancia materna, pero no por ello debemos dejar de tratarlas, aunque lo mejor sea prevenirlas.

A muchas madres les recomiendan que dejen de dar el pecho durante las obstrucciones y mastitis, algo que, de forma unánime, desaconsejan los comités de expertos. Además, mantener la lactancia será, gracias a la ayuda del bebé, uno de los puntos clave para la resolución de ambos episodios.

Hablemos de por qué suceden. Todo comienza en el ecosistema mamario; es decir, dentro del pecho, donde cohabitan en armonía bacterias de flora protectora con bacterias de flora patógena. Sin embargo, por diferentes causas, este equilibrio se puede ver alterado y las bacterias patógenas pueden proliferar y ganar a las protectoras. Esto dará lugar a que formen algo llamado «biofilm», un tapiz bacteriano que cuando se multiplica se adhiere a las paredes de los conductos mamarios y, unido a las moléculas de calcio, los obstruye.

Aquí comienza una obstrucción mamaria. Puede que sientas un bulto duro y doloroso en una de las partes del pecho, con mayor frecuencia en la zona cercana a la axila, pues es la que a los bebés les cuesta más vaciar durante la succión. A veces, este síntoma viene acompañado de febrícula y malestar. En estos casos, durante las tomas hay que colocar al bebé en una posición que permita que su barbilla quede justo por encima o en dirección a la obstrucción, lo que le ayudará a drenarla, ya que la mayor fuerza de succión se da en las zonas que quedan situadas bajo la barbilla del bebé. También es aconsejable masajear ligeramente el área afectada para favorecer el drenaje.

Si la proliferación de bacterias «malas» se multiplica hasta niveles considerados infecciosos y consigue desplazar a la flora protectora, se puede desarrollar una mastitis. Es decir, la mastitis sucederá cuando la obstrucción se ha infectado. En este caso, la mamá siente temblores, fiebre alta, debilidad y malestar importante, falta de fuerza para sostener incluso a su bebé y una zona del pecho dura, caliente y enrojecida. Entonces necesitará recibir un tratamiento antibiótico y es muy importante que acuda a un profesional para que pueda estudiar cuál es el adecuado, en función de los análisis microbiológicos y del antibiograma.

Conozco a muchas mamás a las que les pautaron un antibiótico inadecuado o que se automedicaron para el tratamiento de su mastitis, lo que provocó que el medicamento no acabase con la cepa causante de la infección pero sí con las bacterias protectoras, haciendo que los síntomas se agravaran y que la glándula mamaria quedase completamente desprotegida. Y también conozco a mamás a las que les aconsejaron no ofrecer el pecho durante el tratamiento o hacerlo, por «posibles riesgos», al menos cuatro horas después de haber tomado el antibiótico. Eso hizo que no pudieran drenar los conductos infectados, lo que agravó sus síntomas y contribuyó, además, a que muchos bebés tuvieran que ser destetados debido a que esta situación se había alargado demasiado. En el próximo apartado, encontrarás información útil sobre medicación y lactancia.

Actuar lo antes posible y ponerse en manos de un profesional puede cambiarlo todo. Qué distinto sería si ante las mastitis, las mamás recibiesen no solo el antibiótico adecuado, sino también probióticos que les ayudasen a restablecer su flora protectora y a crear un ecosistema saludable para así evitar desagradables efectos secundarios como las temidas candidiasis. Todo sería más eficaz si, además, las mamás recibiesen pautas de alimentación antiinflamatoria para reducir el dolor y la inflamación como, por ejemplo, disfrutar de una deliciosa tisana de cúrcuma y jengibre varias veces al día o de una crema antiinflamatoria con ghee. También sería útil que pudiesen incluir en su dieta alimentos antibacterianos que reforzasen su sistema inmunológico, como el ajo, la cebolla o una sopa templada de reishi y shitake.

Todo mejoraría si ante las primeras grietas, se pudiera corregir lo antes posible el agarre, se cuidase el pezón con aceite de oliva virgen extra para evitar la proliferación de bacterias patógenas y la mamá tomara una alimentación probiótica que le permitiera reforzar su flora mamaria con alimentos fermentados como el kéfir, el chucrut, el miso o los pepinillos en vinagre. Y, por supuesto, que pudiese además contar con una dosis extra de mimos y descanso.

Si tengo que tomar medicación, ¿qué pasará con la lactancia?

Juntar las palabras «medicación» y «lactancia materna» en una misma frase asusta mucho, tanto que provoca que muchas madres dejen de dar el pecho por miedo a que pueda ser peligroso y también que muchas otras no sean tratadas de manera adecuada en situaciones en las que precisarían ayuda médica.

Me pongo en la piel de muchísimas familias cuando leen el prospecto de los medicamentos, en concreto ese apartado en el que embarazo y lactancia se presentan en el mismo epígrafe, lo que hace pensar que ambos periodos comparten las mismas características y, en consecuencia, siempre aparecen acompañados de un: «mejor, no».

Sin embargo, la realidad es que el embarazo y la lactancia son dos situaciones fisiológicas absolutamente distintas. Mientras en el embarazo todo lo que la mamá ingiere le llega directamente al bebé —de hecho, es posible que, por ejemplo, te hayan vacunado para que puedas «vacunar a tu bebé»—, durante la lactancia materna tan solo le llega una parte de cada diez mil de lo que la mamá toma. Esto quiere decir que se pueden pautar con seguridad muchos medicamentos a las mamás lactantes. No obstante, si tanto tú como tu médico tenéis dudas, antes de hablar de destete podéis consultar la compatibilidad entre un medicamento en concreto y la lactancia materna en alguno de los maravillosos enlaces que hay disponibles[27].

Si aun así noto que algo falla, ¿qué es un frenillo sublingual?

Es importante saber detectar un frenillo sublingual. Si has tenido la suerte de dar a luz en un Hospital Amigo de los Niños, seguramente habrán mirado la boca de tu bebé, pero si no es así y sospechas que algo no va bien porque tienes muchas molestias, grietas o tu bebé no se calma cuando le das el pecho y pierde peso, debes mirar su lengüita porque podría tratarse de un frenillo sublingual. Este frenillo lo tiene bajo la lengua y no le permite hacer los movimientos de succión y vacío con normalidad. Detectarlo es crucial.

27. Aquí puedes comprobar la compatibilidad de medicamentos y plantas medicinales con la lactancia materna:
   – E-Lactancia: http://www.e-lactancia.org
   – LactMED: https://www.ncbi.nlm.nih.gov/books/NBK501922/toc/?report=reader
   – PUBMED: https://pubmed.ncbi.nlm.nih.gov

Hay cuatro tipos de frenillo y algunos son más sencillos de descubrir que otros. Por ejemplo, encontramos desde un frenillo tipo 1, que hace que la lengua tenga forma de corazón, bífida como la de una serpiente; hasta frenillos tipo 4 que hacen que toda la lengua esté anclada y apenas se pueda mover o sacar.

Si tienes sospechas, acude a tu asesora de lactancia. Llama a ese número que tienes guardado, te sabrá derivar al profesional indicado y orientar en las posturas que mejor faciliten el agarre en estos casos. Un frenillo sublingual no significa el fin de la lactancia materna, pero actuar lo antes posible es fundamental para poder seguir adelante.

Mi bebé tiene cólicos, ¿qué puedo hacer? ¿Se deben a mi alimentación?

Hablemos de los cólicos del bebé, esos episodios que se definen como de llanto intenso y vigoroso por parte de un bebé sano, bien alimentado y sin una causa identificable, y que se repiten durante, al menos, tres horas al día, tres días a la semana y tres semanas seguidas; llantos que solo podemos explicar en relación con su inmaduro sistema digestivo. Lo que aún no está claro es si los cólicos son la causa de que un bebé llore agitado o una consecuencia del estrés y el llanto.

Es posible que ambas situaciones puedan, incluso, darse a la vez: un bebé estresado, hambriento, con calor o frío y que no es capaz de dormirse o que está asustado comienza a llorar en busca de ayuda y ese llanto le provoca un cólico, tan natural como cuando nosotros estamos nerviosos y sentimos un fuerte dolor de tripa. De hecho, «se me ha cerrado el estómago» es algo que decimos a menudo cuando estamos tristes o «me lo hago encima» es una expresión característica de cuando estamos asustados.

Sabemos que existe una importante conexión entre las emociones y el sistema digestivo, lo que, por supuesto, también sucede en el inmaduro sistema digestivo de nuestros bebés. La buena noticia es que contamos con una maravillosa herramienta para compartir con ellos sustancias calmantes como la prolactina o la vitamina B-6 y ayudarlos a disminuir el estrés, a reducir el dolor y a proteger su sistema digestivo y su permeabilidad intestinal: la leche materna.

No obstante, hay muchísimos mitos acerca de que la causa de los cólicos y las flatulencias en los bebés es la alimentación de la madre. Alimentos como el brócoli, las legumbres, el ajo o la cebolla son algunos de los que peor fama tienen, aunque la realidad es que no existe ninguna evidencia científica sobre su daño y sí sobre sus beneficios irremplazables para la mamá y el bebé durante esta etapa.

Por el contrario, sí que hay compuestos que le pueden llegar al bebé a través de la leche materna y provocarle una respuesta alérgica, como puede ocurrir con la proteína de vaca (APLV) u otros alimentos, entre los que destacan los frutos secos, el huevo o los pescados. En estos casos, el diagnóstico se realizará mediante una analítica al bebé y el tratamiento consistirá en que la mamá retire por completo esos alimentos de su dieta para que la lactancia pueda desarrollarse de forma absolutamente normal. También es común que la mamá incluso ya haya retirado estos alimentos que a ella le causaban alergia y que no podamos percibir esta reacción en el bebé hasta el comienzo de la alimentación complementaria.

En cuanto a la famosa intolerancia a la lactosa en bebés amamantados, debes saber que la lactosa humana es distinta a la de la leche de vaca. La lactosa humana se fabrica en la glándula mamaria y tiene especificidad de especie, lo que la convierte en el azúcar diseñado para alimentar a nuestros bebés. La lactosa está formada por dos azúcares, glucosa y galactosa, y para su metabolismo necesita una enzima llamada lactasa, de la que disponemos en una mayor concentración hasta los dos años. Curiosamente, este es el momento en el que comienza el destete de los niños de manera natural. Más adelante, la presencia de esta enzima disminuirá hasta el punto de que se convierta en el origen de su intolerancia a la lactosa de algunos adultos. No obstante, pueden darse situaciones transitorias tras diarreas o tratamientos antibióticos, en los que el bebé puede sufrir una intolerancia pasajera a la lactosa. En estos casos, la lactancia materna no debe experimentar cambios porque, además, será de gran ayuda gracias a sus compuestos prebióticos, que protegerán la flora y la pared intestinal del bebé.

En general, según mi experiencia, si hay alimentos que no te sientan bien, te provocan hinchazón, flatulencia o malestar, una buena idea puede ser retirarlos, al menos hasta que un profesional pueda valorar tu caso y tu salud intestinal. Esto es importante porque, como hemos visto, durante el embarazo y el periodo de posparto también el sistema digestivo de la madre sufre alteraciones, lo que, en muchas ocasiones abre, a través de la sintomatología del bebé, una maravillosa puerta para poder cuidarlo y tratarlo.

¿Qué es una crisis de lactancia?

Si de repente tienes la sensación de que tu hijo rechaza tu pecho o le notas rígido mientras mama o tu pecho parece, por ejemplo, no tener leche, todo apunta a que estáis pasando por una de las famosas «crisis de lactancia», la principal causa de abandono de la lactancia materna en nuestro país.

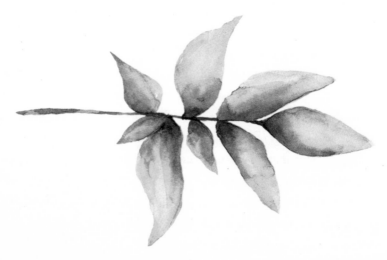

Estas crisis, a las que sería más acertado llamar «ajustes de lactancia», en realidad son tan solo eso, ajustes necesarios para el crecimiento del bebé y la producción de leche de la mamá. Con cariño, paciencia y, sobre todo, buena información, estas crisis pasarán de forma sencilla y fortalecerán vuestra lactancia.

🌱 *El primer ajuste de lactancia* tiene lugar durante las primeras semanas tras el nacimiento, a veces un poco antes y a veces un poco después. Si tu hijo y tú estáis en contacto constante y atiendes sus señales, quizá pases por ella de puntillas y sin darte apenas cuenta.

El motivo de esta crisis es que el bebé tiene que trabajar duro para producir la leche que necesita para cubrir sus necesidades. ¿Y cómo lo hace? Demandando de manera constante, no queriendo soltar el pecho y calmándose solo si está amarrado a él, de día y de noche.

Y mientras, ¿qué puedes hacer? Confiar en él y permitirle trabajar. En cuestión de dos o tres días, cuando haya logrado su objetivo, todo volverá a la normalidad.

🌱 *El segundo gran ajuste de lactancia* suele tener lugar tras la cuarentena, unas seis semanas después del nacimiento. Quizá notes que el bebé se pone nervioso cuando le das el pecho y arquea la espalda, da tirones del pezón, tensa las piernas y, a veces, rechaza el pecho o aumenta su demanda. Esto se debe a un pequeño cambio en la composición de la leche que, producido por un ajuste hormonal en la mamá, modifica ligeramente su sabor y la hace más salada, lo que puede provocarle un ligero rechazo hasta que se acostumbra. Además del cambio de sabor, los bebés continúan trabajando en estas semanas para aumentar la producción y conseguir al fin la leche madura, lo que implica que, en ocasiones, se sigan agitando mientras maman.

¿Qué puedes hacer? Como en la crisis anterior, déjale hacer sin obligarlo a mamar ni retirarle del pecho, con paciencia y cariño. En estas ocasiones es de gran ayuda estar tranquilos y buscar sitios silenciosos y poco iluminados para darle de mamar. En resumen: estar conectados y dejar que se solucione la crisis por sí sola en cuestión de unos días.

🌱 *El tercer gran ajuste de lactancia* suele suceder en torno al tercer mes. Tu bebé ha crecido, está mucho más atento a lo que ocurre a su alrededor y todo le atrae: un ruido, una luz, una persona que pasa, algo en el techo… y, claro, todo le parece de lo más interesante, también cuando está mamando. Además, ahora su succión es mucho más eficaz y puede alimentarse en tan solo un par de minutos. Esto a veces la mamá lo interpreta como: «Ha perdido el interés por el pecho, no ha tardado nada», «se ha quedado con hambre, no tengo suficiente leche», etcétera.

Si a esto le sumamos que en ese momento el pecho ha ajustado de una forma maravillosa la producción de leche a la demanda del bebé; es decir, que ya no acumula leche y el pecho ya no se siente ingurgitado, lleno o incómodo, sino confortable y «blandito» (ojo, ¡que no es blandito sino normal!), muchas mamás empiezan a pensar que ya no tienen leche y se asustan, cuando lo que ocurre es todo lo contrario. ¡Enhorabuena, estáis perfectamente sincronizados! El bebé es capaz de producir justo lo que necesita en cada toma sin necesidad de almacenar.

¿Qué puedes hacer para no desesperarte en este momento? En primer lugar, entender esta nueva situación y dar las gracias porque es el principio de una sincronización maravillosa que te permitirá poder salir de casa sin el pecho dolorido y como si fuese a estallar. Además, ahora tu bebé mama más deprisa y no necesita estar tantas horas al pecho. Un buen consejo es que si le ves muy distraído, el mejor momento para ofrecérselo será cuando esté adormilado. Puedes, por ejemplo, aprovechar la noche, cuando se acaba de despertar o antes de caer en un sueño profundo. Si puedes, dale el pecho en un lugar donde no haya distracciones, silencioso y con una luz tenue. Será bonito disfrutar de esos momentos para estar juntos a solas, pronto querrá salir caminando solo y echarás de menos esta calma. Dar el pecho en una atmósfera tranquila y sosegada es, también, el mejor remedio para calmar el dolor cuando les empiezan a salir los dientes. Además, cuando están sosegados y no tienen tantas cosas con las que distraerse, tironean menos del pezón para «cotillear» y no muerden tanto. Puede ser una buena solución para esos días en los que parecen estar en guerra con el pecho.

🌱 *El cuarto y último gran ajuste de lactancia* sucede inevitablemente cuando el bebé, alrededor del sexto mes, comienza a comer otros alimentos. Este es un momento muy sensible para las mamás que, a menudo, se sienten presionadas a abandonar la lactancia para que su hijo incorpore los nuevos alimentos. Resulta muy agobiante controlar la cantidad y la variedad y, en muchas ocasiones, se les hace creer que la leche materna pasa a ser un suplemento. Si a esto le sumamos que hay niños que se entusiasman con los nuevos sabores y texturas, podría parecer que la leche materna ha dejado de ser importante y ha quedado desplazada a un segundo plano. Si esto sucede, has de saber que tu leche sigue siendo el mejor alimento para tu bebé. Sí, el mejor. Mejor que la fruta, que la verdura, que los cereales. Insustituible por ningún otro alimento, la leche materna es, gracias a su composición nutricional, el mejor alimento, el más beneficioso para el sistema inmunológico y la más completa fuente de calcio, vitaminas y defensas. No dudes en recordarle a tus familiares que tu leche es por recomendación unánime la principal fuente de alimentación de tu bebé durante su primer año de vida. De hecho, seguirá siendo un alimento nutritivo, único e incomparable hasta que tú y tu bebé lo decidáis.

¿Qué puedes hacer? En primer lugar, tener paciencia. Puede que durante los primeros días se entusiasme con los nuevos alimentos, pero después todo volverá a la normalidad. Continúa ofreciendo tu leche «a demanda». Hazlo antes de las comidas, cuando más apetito tiene, para que tome una mayor cantidad. También puedes ofrecérsela entre comidas. Y una vez más, que seguirá siendo eficaz hacerlo mientras está adormilado y en un lugar tranquilo y sin distracciones.

Estos son algunos de los grandes ajustes de la lactancia. Sin embargo, cada mamá y cada bebé tendrán la suerte de vivir una experiencia única en la que se sucederán sus propios aprendizajes; momentos de superación y desesperación y de infinitas caricias, sonrisas, llantos, miradas cómplices y también secretos. Todo forma parte de la lactancia materna, esa oportunidad extraordinaria en la que se nos empujará a fluir, a entregarnos y a confiar en el otro como en ningún otro momento. Y puede parecer que somos nosotras quienes les hacemos a ellos un gran regalo; sin embargo, si te entregas y te abres a recibir por encima de todos esos mitos, comentarios, miedos y tareas, es posible que sientas más amor del que puedas imaginar y, también, que notes la inmensa fuerza de tu naturaleza en cada toma.

CAPÍTULO 18

La historia de Amelia

Esta es la historia de Amelia. Una historia que habla de puntos de inflexión, segundas oportunidades, libros que se dejan a hurtadillas y una nota tras la puerta. Una historia de lactancia que trata del respeto, de la generosidad y de cómo, en ocasiones, de la dificultad puede surgir una conmovedora historia de amor.

Amelia es una de esas personas que te cautivan desde el primer momento, que sabes que va a contarte algo importante, aunque apenas la conozcas. Nos presentó una amiga que teníamos en común, que sabía que Amelia estaba muy interesada en ampliar su formación como asesora de lactancia y creía que yo quizá la podría ayudar a conseguirlo. Tuvimos una primera llamada en la que compartimos nuestra trayectoria y en la que, por supuesto, me quedé con ganas de más. Así que organizamos una segunda cita que tuvo que ser virtual y no en persona, como ambas hubiésemos deseado. Pero la historia que me contó aquella tarde traspasó la pantalla y espero que también traspase este libro y te llegue.

Todo comenzó en Australia hace más de siete años. Y no faltan en este relato, cuyos ingredientes principales son una boda y un viaje, muchas visitas y casualidades preciosas. Pero empecemos por el principio, cuando Amelia vivía en The Rocks, un barrio cercano al puerto de Sídney desde el que se podía contemplar toda la bahía, y se moría por tener un bebé. «Estuve un año intentando quedarme embarazada. Deseaba ser mamá y ahora, desde la distancia, sé que ese año me ayudó mucho a conocer mi cuerpo y a conectarme con él, algo que he agradecido mucho en mis embarazos y cuando han surgido dificultades».

Amelia se quedó embarazada en Australia y dio a luz a su primera hija un 19 de agosto. Aquí la historia comienza a «coger ritmo» porque diez días después del alumbramiento, su hermana se casó en España y Amelia acudió a la boda. «Recuerdo bien cuando nos llamó mi hermana desde la otra punta del mundo, a dieciséis mil kilómetros de distancia, para contarnos que se casaba. Y también recuerdo esa mezcla de sentimientos entre mi más profunda alegría y el enorme estado de incertidumbre que me producía pensar en mi fecha de parto, tan cercana a la de la boda».

Pero, caprichos de la vida, todo salió al dedillo. La pequeña Mia nació en un parto maravilloso para el que Amelia se había preparado de manera especial. «Al dar a luz en otro idioma, para mí era importante estar preparada, así que vi todos los capítulos del programa *One born every minute* del canal 4. (...) Me había preparado muchísimo para el parto, como si fuese la meta, pero apenas sabía nada de lactancia materna».

Sin embargo, la pequeña Mia tuvo la suerte de nacer en un hospital australiano donde cuidan a las madres y la estancia es más larga. En los hospitales australianos una matrona amable y cuidadosa acude a tu habitación con respeto y cariño para ayudarte a masajear tu pecho ante tu primera subida de leche. También vuelves a casa con una cita concertada para acudir al Early Childhood Health Centre (el grupo de apoyo a la crianza y lactancia) más cercano a tu barrio. De este modo, Amelia fue a su primera cita en el grupo de The Rocks, donde una matrona pesó a su bebé y comprobó que la lactancia materna iba sobre ruedas.

Esto ayudó a que Amelia comenzase su lactancia y a que un 27 de agosto, ella, su marido y su pequeña bebé envuelta en una manta de koalas rosas y alimentada con lactancia materna «a demanda», se subiesen a un avión rumbo a España y llegaran a tiempo a la boda de su hermana. «Me puse un vestido precioso de flores azules que me prestó una amiga de mi hermana en el último momento. Todo había ido sobre ruedas. Mi bebé estaba allí, el parto había ido genial, habíamos podido viajar y ahora ¡tocaba disfrutar!».

Sin embargo, durante la boda, la pequeña Mia, que apenas tenía nueve días, solo quería una cosa: que su mamá estuviese con ella en silencio en la habitación. Y cuando esto no era así, lloraba sin parar. «En un primer momento pensé que era por el cambio horario y hasta me sentó mal perderme el baile. Ahora, con el tiempo, entiendo mucho mejor que ella me necesitaba: necesitaba mi pecho y sentirse segura».

Amelia, su marido y la pequeña Mia habían planeado aprovechar el viaje a España para visitar a sus amigos y conocidos, y eso hicieron durante todo el mes. Incluso se escaparon con algunos de ellos a pasar un fin de semana en un pequeño pueblo. «Yo siempre había pensado que una vez que das a luz, ya está, y que la vida no te cambia mucho… Era lo que siempre había escuchado». Cómo la entiendo, nadie te prepara para el posparto y para la maternidad.

Durante aquel mes, entre viajes, visitas y otros planes, la conexión entre Amelia y su bebé se fue complicando cada vez más, y su relación de amor con la lactancia materna, también. De hecho, Amelia comenzó a tener unas dolorosas y horribles grietas en el pecho que le hacían incluso rechazar a su pequeña cuando se acercaba.

Digamos que este fue el momento en el que todo se complicó. La pequeña Mia acudió a una revisión pediátrica. Parecía estar deshidratada ante las pocas tomas que hacía, por lo que le pautaron un biberón y una lactancia mixta, y eso le ocasionó una alergia a la proteína de vaca derivada de introducir la leche de fórmula.

Allí estaban Amelia y Mia lejos de casa, rodeadas siempre de gente y con la autoestima por los suelos. Amelia estaba asustada porque su niña perdía peso y, además, todos a su alrededor opinaban. Y ella, cada vez se encontraba más desenamorada de la lactancia materna: «Me sentía agobiada, desconectada y perdida, así que decidí dejar de amamantar a mi hija».

A partir de este momento su historia con la lactancia materna podría haber terminado para siempre. Sin embargo, también en la vida real aparecen hadas madrinas que se cuelan en escena para cambiarlo todo y así sucedió esta vez. «Yo daba la lactancia por terminada, pero un día estaba en la piscina dando un biberón a mi niña y apareció una amiga de mi hermana: "¿Estás con el bibi?". Me lo preguntó con todo el respeto del mundo y le conté lo que había pasado. Eso fue todo, me escuchó y se marchó. Pero esa noche nos dejó un libro en la puerta de la casa de mi madre y un mensaje en el que me decía que a ella le había servido leerlo y que quizá me podría ayudar con las grietas y a sentirme mejor».

Esta iniciativa cambió muchas cosas en el desarrollo de la lactancia materna de Amelia y su pequeña, y también en la de los tres hijos que vinieron después. «Comencé a leer el libro y a entender muchas de las cosas que habían pasado durante las últimas semanas. Empecé a sentirme más fuerte y pensé: "¿Por qué no?". Me di cuenta de que si una madre que adopta a un bebé puede producir leche, ¿por qué no podría hacerlo yo?». Y siguió reflexionando sin parar: «Empecé a pensar en cosas sencillas e indispensables como lo importante que es que una mamá esté relajada, que conecte con su bebé, que pase tiempo junto a él, que se deje cuidar y también que nunca es tarde para hacer "piel con piel". De hecho, me di cuenta de que cuantas más dificultades se presentan, más se debe proteger la conexión y cuidar a la mamá y el "piel con piel"».

A la cabeza de Amelia llegaron millones de ideas. Podía escuchar con fuerza un «quizá», un «por qué no» y la palabra «oportunidad» resonaba cada vez más alta. Habían pasado más de dos semanas desde que no daba el pecho a su hija, pero se despertó en Amelia una ilusión y una confianza que la llevaron a intentar algo que ni siquiera sabía que era posible: relactar y volver a amamantar a su bebé.

«Lo hicimos muy despacio. Le ofrecía mi pecho, pasábamos tiempo juntas y fui viendo cómo ella succionaba, cómo nos conectábamos y cómo iba cogiendo peso, hasta que la leche de fórmula ya no fue necesaria. Eli, lo conseguimos, lo hicimos juntas, logramos relactar». Y me contó emocionada: «Sentí por fin aquello que necesitaba para disfrutar de la lactancia: estar relajada, cuidada y conectada con mi bebé... Todo fluye en esas circunstancias y yo me siento muy afortunada porque pude experimentarlo».

Y así fue como Amelia y su pequeña disfrutaron de su cercanía y de su lactancia durante seis preciosos meses y convirtieron un momento de gran dificultad en una oportunidad para unirse más que nunca, para confiar la una en la otra, para mirarse, olerse y sentirse, y para dejar el mundo a un lado y entregarse al momento presente, con toda la fuerza que eso puede tener.

Amelia recuperó su amor hacia la lactancia materna y amamantó a tres hijos más. De hecho, en este momento aún sigue dando el pecho al pequeño Marcos y ayuda a otras mamás en sus ratos libres como asesora de lactancia.

Antes de colgar, me dijo algo en lo que coincido por completo: «Es por falta de confianza. La mayoría de las veces no confiamos en que podemos dar el pecho a nuestros hijos, en que podemos producir leche, en que podemos pedir ayuda y en que podemos confiar en nuestros bebés». Después, el pequeño Marcos apareció en su habitación y nos despedimos mientras Amelia le ofrecía su pecho. Gracias, Amelia, por compartir tu historia y por recordarnos que una mamá y un bebé conectados pueden lograr todo lo que se propongan.

Y guardo conmigo otra de sus reflexiones: «Ahora, con el tiempo, veo lo importante que es que una madre haya podido ver a otras mujeres dar el pecho, que haya tenido una toma de contacto con la lactancia materna o que haya leído. Que haya entendido la importancia de la conexión entre la mamá y el bebé».

5

ALIMENTACIÓN
COMPLEMENTARIA

———————

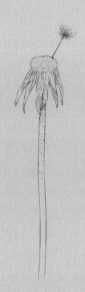

CAPÍTULO 19

Alimentación complementaria: mucho más que comida

Por fin ha llegado el momento en que tu bebé va a empezar con la alimentación complementaria. Y ¡qué momento! Por si no era suficiente desafío adivinar si tenía frío o calor o qué quería cuando lloraba, ahora toca ponerse frente a un montón de alimentos y recetas, y averiguar qué es lo mejor para él. «Ahora que le habíamos pillado el tranquillo al tema de la lactancia y con lo a gustito que estamos…», suelen decirme muchas mamás, aunque también las hay que están deseando que sus peques puedan comer otros alimentos y ser un poco más independientes.

Sean cuales sean tus sentimientos hacia la alimentación complementaria, a decir verdad, esta empezó hace ya tiempo. Sí, la relación de tu bebé con la comida comenzó incluso antes de que te quedaras embarazada. Continuó mientras apenas era un diminuto embrión dentro de tu útero y tus hábitos alimentarios le ayudaban a desarrollar genes que le conducían hacia una buena salud. Siguió durante todo el embarazo gracias a los maravillosos nutrientes que le llegaban desde tu plato a través de la placenta y así ha sido a lo largo de toda la lactancia. Si le has amamantado, lo has hecho con los distintos sabores y compuestos que ha conocido a través de tu leche y que ahora le resultarán familiares cuando los pruebe por sí mismo. Pero, incluso si no has amamantado, este proceso también ha tenido lugar porque te ha visto comer, ha olido los alimentos que se cocinaban en casa y ha estado muy atento cada vez que le sujetabas en tus brazos y te llevabas algo a la boca.

Los comités de expertos sitúan la mayor ventana de oportunidad que los padres tienen para incidir de manera positiva en la salud de sus hijos, justo durante sus primeros mil días de vida; una ventana abierta a la oportunidad de promover una buena y adecuada alimentación en sus hijos y que empieza a contar desde el inicio de la concepción —desde aquella chispa de luz increíble— hasta sus dos primeros años.

Pero te diré algo, esta ventana se abre en ambas direcciones, porque estos mil días se convierten también en la ventana de oportunidad más increíble que he podido ver para que los papás cuiden de su salud y adopten hábitos de alimentación más saludables. Ahora existe un mo-

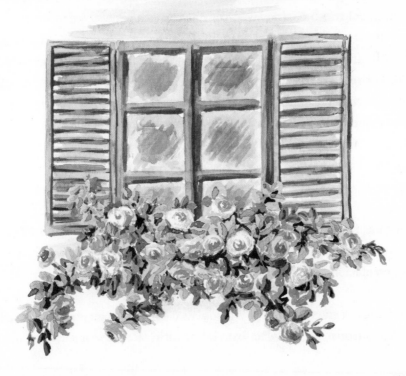

tivo mayor para cuidarse: un bebé gordito y precioso que observa con detalle y con ojos muy vivos cada uno de nuestros movimientos, los alimentos que hay en casa y cómo se comen.

Así que, a lo largo de este capítulo, te hablaré de esta ventana bidireccional y de cómo la alimentación complementaria se puede convertir en un desafío de lo más saludable para toda la familia. ¡Me muero por darte «oficialmente» la bienvenida a esta nueva etapa!

Por dónde empezar. Una cuestión de perspectiva

En el año 2002, la Organización Mundial de la Salud recomendó trasladar la edad de inicio de la alimentación complementaria de los cuatro a los seis meses, momento en que los niños comienzan a necesitar una mayor ingesta de hierro y, en ocasiones, de zinc, que no son posibles de alcanzar solo con la leche materna. Apoyada y respaldada por todos los comités de expertos, esta recomendación ha permitido no solo proteger mejor la salud de los bebés, sino favorecer que estén más desarrollados a nivel neurológico, renal, gastrointestinal e inmune, y que muestren mayores destrezas psicomotoras para manejar y tragar de forma más segura los alimentos, lo que facilitará que puedan adoptar un papel más activo al comienzo de su alimentación complementaria. Es decir, si antes la única señal que indicaba que un bebé estaba preparado para comer era la hoja que en la revisión de los cuatro meses daba el pediatra con una lista de papillas, purés y horarios, en la actualidad se «permite» o «se debería permitir» que sea el bebé quien muestre si está listo para comenzar.

A continuación te cuento las pautas que, como un pistoletazo de salida, ayudarán a los papás a reconocer si su bebé está listo para iniciar la alimentación complementaria:

1. *Que sea capaz de sentarse erguido.* Es decir, que se mantenga sentado en la trona con facilidad. Esto le permitirá acercarse a los alimentos

e intentar cogerlos por iniciativa propia. También, que sea capaz de agarrarlos haciendo la pinza será una señal de que está preparado.

2. *Que haya perdido el reflejo de extrusión.* Este es un reflejo innato que tienen los bebés y que les hace escupir de forma natural los sólidos que les entran en la boca. ¿Ves qué sabios llegan a ser? Saben que hasta entonces solo la leche es bienvenida. Esto les protege de los atragantamientos.

3. *Que tenga interés por los alimentos.* Sí, esto significa que no sabrás si está preparado si le distraes mientras le introduces una cuchara con comida en la boca. Es mejor esperar y observar si él mismo te da la pista de que lo está . ¡Y créeme que lo hará!

Todos estos signos indican que un bebé parece estar listo para tomar alimentos distintos a la leche materna o de fórmula. Sin embargo, olvidamos una cuestión muy importante: ¿cuándo están listos los papás? Estoy convencida de que este es el punto de partida, aquí reside la clave de que el bebé no solo tenga acceso a una alimentación saludable, sino también la oportunidad de crear una relación sana con la comida que le acompañará el resto de su vida.

De nada servirá que el niño esté preparado, bien sentado en su trona, erguido, sepa hacer una pinza perfecta y esté interesado en probar nuevos sabores, si sus papás no saben qué es mejor acercarle en esa pequeña bandeja, cuándo ofrecérselo y, sobre todo, cómo hacerlo de manera positiva. Y esto es tan valioso porque ahí es donde se irá creando su relación con la comida, la que le ayudará a cuidarse y le enseñará a elegir los alimentos, no solo en este momento, sino también cuando sea adolescente y, más tarde, adulto. Esta manera de entender, elegir y vivir su alimentación será infinitamente más importante que el hecho de que tome la última cucharada.

Pongamos entonces en perspectiva la alimentación complementaria, como si tuvieses que enfrentarte a una gran e importante misión donde lo más eficaz va a ser abordar el asunto en su totalidad y saber hacia dónde te diriges, para poder después definir pequeños cometidos en los que entretenerte, aunque no demasiado, y, sobre todo, sin perder nunca de vista el resultado final, que no es otro que el objetivo y lo verdaderamente importante.

Traslada todo esto al momento en que empiezas a ofrecer a tu hijo alimentación complementaria. En vez de poner todo tu esfuerzo y visión en pequeños detalles como que se termine el plato de la cena como sea o en darle demasiada importancia a que haya rechazado la nueva fruta, te propongo que, por un momento, tomes distancia de estas preocupaciones. Respira, adopta una visión «macro» y coge perspectiva: ¿qué alimentación te gustaría regalar a tu hijo para siempre? ¿Cuál es la tarea más importante? Esto te ayudará a ver las cosas con mayor claridad y hará que el camino sea mucho más sencillo.

Cómo conseguir una relación positiva con la comida

Puedes empezar haciéndote las siguientes preguntas. Trata durante unos minutos de responder en detalle: ¿cómo te gustaría que comiese tu hijo dentro de cuatro, diez o veinte años?, ¿cuál sería la forma de comer de tu hijo que contarías orgullosa a tus familiares y amigas?, ¿cuál sería la alimentación que te haría sentir más tranquila cuando tu hijo ya no viva contigo y pase muchas horas en el trabajo?

Imagina por un momento qué relación con la comida te gustaría que le acompañara. Es posible que prefieras que tu hijo se decante por una comida saludable, que haga la compra en el mercado y que la alimentación no le suponga un problema a que se dé atracones incontrolables de chocolatinas cada noche y necesite cuatro o cinco cafés al día para resistir la jornada. Después describe en detalle un ejemplo de desayuno, cena o merienda. Este sería el feliz punto de llegada, la tarea importante: un niño o un adulto comiendo sano con una buena relación con la comida.

Y ahora que has podido ver hacia dónde te diriges y qué te gustaría atraer, transmitir y, al fin y al cabo, regalar a tu hijo, comencemos por la primera parada de la alimentación saludable, que tiene lugar incluso antes de que le ofrezcas su primer alimento.

Regresa de nuevo a las preguntas, pero esta vez ház?telas a ti misma. Fantasea con qué imagen se quedará tu hijo mientras te observa con atención e interés, para poder decidir si es o no una buena idea ofrecerle un determinado alimento. Pregúntate dónde podrá aprender cómo se come cada fruta y si es mejor comer deprisa o despacio. Se trata de ti y del modelo que, por imitación, le atraerá y del que aprenderá a alimentarse, a elegir y a quererse gracias a la comida.

Cuestiónate esta vez: ¿qué hay de parecido y de distinto entre tu manera de comer y la que describiste para tu hijo? ¿Tus desayunos y meriendas se parecen a los suyos? Y tu relación con la comida, ¿es saludable, positiva, libre de atracones y de comida poco sana? ¿Tu forma de comer es un reflejo de amor, respeto y cariño hacia ti misma o responde a una lucha entre lo que se supone que debes comer, la falta de tiempo y la búsqueda de recompensa? Contesta a todas estas preguntas sin prisa. Si las respuestas no te hacen sentir paz, te diré algo: tienes ante ti la oportunidad que buscabas para cuidar de tu alimentación. Porque de nada servirá que te ocupes solo de él y te olvides de ti.

Ya en la década de los setenta, la famosa doctora Hilde Bruch advertía en sus estudios pioneros sobre anorexia nerviosa, acerca de la gran importancia que tiene la relación que se establece entre una mamá y un bebé durante las primeras comidas. Es ese momento en el que el bebé comienza a conocer sus límites, a descubrir la imagen de su propio cuerpo y su sentido de identidad, y la importancia de respetarlo y poderle mostrar un modelo saludable que observará con toda su atención y sin perder ningún detalle.

Veo a diario en la consulta a muchas mamás que se olvidan por completo de sí mismas, que no tienen en cuenta que son el ejemplo para su bebé y que dejan a un lado la gran tarea final en torno a la alimentación complementaria. Se sienten encerradas en un túnel oscuro, en continua lucha y con una sensación de abandono respecto a ellas mismas, donde solo pueden ver una parte muy pequeña de lo que les rodea y donde viven con mucha angustia cada una de las comidas de sus hijos, como si cada una de ellas fuese todo o nada. Como si cada almuerzo, desayuno, comida o cena fuesen la más importante de las tareas y hubiese que hacer todo lo necesario para llevarlas a cabo.

Esto les lleva a utilizar algunas estrategias para que sus hijos coman y que, por supuesto, resultan mucho menos eficaces que enseñarles con un buen ejemplo. Echemos un vistazo a algunas con las que, por desgracia, estamos demasiado familiarizados:

- *Distracción:* ponerle un móvil con dibujos para que se alimente sin darse cuenta de qué va a comer e introducirle así la comida en la boca. También es aplicable a la televisión, tabletas y cualquier tipo de dispositivos. Cuando estamos distraídos, resulta complicado distinguir si tenemos apetito o estamos saciados. Además, me pregunto cómo aceptaremos esta idea dentro de unos años, cuando nuestros hijos sean ya adolescentes y se sienten a la mesa con su móvil, ignorando por completo a la familia. ¿Nos sentiremos con fuerzas para pasar gran parte de la comida rogando su atención?

- *Delegar la comida:* otra de las técnicas consiste en hacer que otro adulto como, por ejemplo, un cuidador le dé de comer: «Como conmigo no come y nos ponemos de los nervios, que le dé de comer la cuidadora o que coma en el colegio». En este caso, los niños se quedan sin su modelo y será imposible mostrarles entonces lo que nos gustaría transmitirles; es decir, los hábitos saludables que pueden copiar e imitar solo a nuestro lado.

⁓ *El chantaje:* con frases como: «Si comes un poquito más de verdura, te pongo los dibujos que te gustan» o «luego vamos al parque» o «te doy de postre un huevo Kinder». Sin duda, que un niño aprenda que la comida es un medio para conseguir sus propósitos será muy negativo para su vida adulta, te lo aseguro.

⁓ *Las coacciones:* cuántas veces hemos escuchado frases como: «Vale ya de tonterías, ¡cómete eso ahora mismo! ¡Estás tonto o qué te pasa!», «si no te comes eso ahora mismo, va a venir un señor y te va a llevar con él», «si no comes más, te vas a quedar pequeño para siempre y se van a reír de ti» o «si no te bebes la leche, no vas a crecer» (o «no vas a estar fuerte» o «te vas a poner enfermo»...). He vivido muchos casos de pacientes que comen para protegerse de sus miedos. De esta forma, crean una gran capa de grasa protectora cuyo único fin es justo ese, protegerse, y de la que no se podrán desprender hasta que se despidan de sus miedos. Relacionar la comida con el miedo no es, en absoluto, una buena idea.

⁓ *Amenazarle con su propia valía y sugerir que va a recibir menos cariño en el futuro:* «Mamá no te quiere si...», «como no comas, mamá no te va a querer», «¿por qué me haces esto, hijo?»... Si se ve con perspectiva, hacer creer a un niño que el amor de sus padres depende de si tiene más o menos apetito es algo bastante horrible.

⁓ *Las amenazas:* «Si no comes, mamá se va a ir con otro niño», «si no comes, no te vienes de vacaciones», «si no comes, te vas a quedar en el cole»... No perdamos de vista tampoco los gestos violentos: meterle el tenedor a la fuerza, darle algún cachete y o gritarle. Esto sucede en muchas más ocasiones de las que pensamos y es algo que no deberíamos tolerar; algo que jamás haríamos a una persona adulta, pero que parece que está permitido hacérselo a un niño y que, por supuesto, tendrá sus consecuencias.

⁓ *La comparación:* entre hermanos, primos y amigos. «Mira, ¿has visto qué bien come tu hermana?», «¿has visto a tu primo cómo se lo come todo? Venga, tú también, para que vean qué bien comes». Este es otro ejemplo que se utiliza a menudo y que pone en duda la valía de un niño y la relaciona con la cantidad de comida que necesita comer o con su innata predilección.

🍃 Y, por supuesto, algo que se acepta como positivo, pero que, sin duda, a la larga será muy negativo: *la comida como premio*. «Si te comes todo, luego mamá te comprará un helado», «si te portas bien, te compro una chuche. ¿Qué chuche quieres?». Para que no moleste en la mesa o durante el paseo, le damos gusanitos, chucherías, chocolate… «Si comes bien, luego jugamos a… o te compro…», «como has sido bueno, te doy tal cosa…». Y así millones de personas adultas siguen recurriendo a la comida como recompensa para sentirse mejor, menos tristes, menos ansiosas o menos aburridas.

¿Recuerdas la visión «macro» con toda aquella perspectiva? ¿Ese destino maravilloso en el que tu hijo iba a disfrutar de una relación sana con la comida? Bien, todas estas maniobras no harán nada más que alejarle de ella. Le alejarán de su regulación innata y perfecta hacia la comida que le ayuda a saber distinguir su apetito y saciedad, su sed y bienestar y a satisfacer sus necesidades de nutrientes más primarias y sumamente desarrolladas en un bebé. Podría poner cientos de ejemplos de casos de pacientes que han desarrollado una resistencia a la leptina por desatender su señal de saciedad y darse atracones de forma repetida cada vez que necesitaban llenar un vacío o tenían miedo.

Resistencia a la insulina, aumento de grasa corporal, obesidad, síndrome metabólico, anorexia, bulimia, atracones nocturnos y comida compulsiva son algunos de los desórdenes y consecuencias provocados por una mala relación con la comida y que sufren niños, jóvenes y adultos.

Sin duda, antes de meterte de lleno en la gran aventura de la alimentación complementaria, ha llegado el momento de que te ocupes de ti misma y de que te cuestiones si algunos de los hábitos, conductas y alimentos que no te hacen sentir bien son realmente los que quieres transmitir a tu bebé. Si no es así, llegó la gran oportunidad para encargarte, pedir ayuda y dejarlas ir.

Imagina un hogar repleto de comida saludable, una mesa donde todos compartís los mismos alimentos sanos y disfrutáis de estar juntos, donde tu hijo es capaz de comer solo y con gusto el plato que le preparaste y donde tú te sientes más sana y guapa que nunca.

Conserva esta imagen «macro» con sus detalles y colores, esa perspectiva sobre esta importante tarea. Sobre todo, cuando sientas que no es el mejor día o la mejor comida, cuando tengas ganas de dar un grito o de iniciar un chantaje. Conserva esta imagen cerca porque te aseguro que no solo es posible, sino fácil. A decir verdad, apostar por el amor y el respeto hacia ti misma y hacia tu bebé a través de la comida será siempre la opción más fácil.

Y, ahora sí, ha llegado el momento de empezar con la alimentación complementaria y la gran pregunta es: ¿qué método elegir?

Qué método elegir

En nuestra sociedad encontrarás sobre todo dos métodos para afrontar la alimentación complementaria. A primera vista, la principal diferencia entre ambos es la textura de los alimentos que se le ofrecen al bebé, pero si se analizan en detalle, presentan muchas otras distinciones. Echemos un vistazo a cada uno de ellos.

- *El primer método es el tradicional de papillas y triturados.* Consiste en ir introduciendo en la dieta del bebé los alimentos a través de papillas, purés y triturados hasta que, de forma gradual, se le empiecen a ofrecer nuevas texturas. Primero se le brindan alimentos triturados o semisólidos cuando el niño tiene en torno a los nueve meses y, después, cuando está cerca del año, texturas más sólidas. Este método nos hace recordar esa imagen que todos tenemos de un bebé sentado en su trona mientras alguien de su familia le ofrece un puré con una cuchara. A veces abre la boca y, en ocasiones, hace una de esas pedorretas que lo llenan todo de comida. Este método resulta muy ventajoso para aquellas familias que no tienen grandes conocimientos de nutrición, ya que les permite alcanzar con mayor facilidad los requerimientos nutricionales que el bebé precisa. También es un método que hace que los cuidadores se sientan más cómodos. Por ejemplo, puede que a los abuelos les resulte más sencillo ofrecerle al bebé un puré de pollo y verduras al estilo tradicional.

🍋 *El segundo es el famoso* Baby led weaning *(BLW) o Alimentación autorregulada por el bebé*, un método propuesto en el año 2008 en el famoso libro de Rapley Gill, *Baby led weaning: helping your baby to love good food*, que con el paso de los años ha ido ganando adeptos y seguidores en todo el mundo. En países como Nueva Zelanda, Reino Unido o Canadá son muchas las familias que lo practican y, según mi experiencia, también se está extendiendo con rapidez en nuestro país. La característica principal del *Baby led weaning* es que los bebés se alimentan por sí mismos con alimentos sólidos y apenas modificados que comparten con el resto de su familia desde el inicio de la alimentación complementaria. Así, los bebés a partir del sexto mes, cuando ya dan muestras de estar preparados, desempeñan un papel activo en decidir qué comerán de lo que se les ofrece, eligen su propio ritmo durante las comidas y regulan la cantidad que ingieren en cada una de ellas. Quizá puedas fantasear con esas imágenes de un precioso bebé comiendo su arbolito de brócoli o de niños llenos de tomate que intentan comer unos espaguetis con sus propias manos. Todo esto sucede si se sigue el *Baby led weaning*.

Una las principales ventajas de este método es que ha demostrado una mayor autorregulación y capacidad para responder a las señales de apetito y saciedad, lo que deriva en un mejor peso corporal y en una menor irritabilidad frente a la comida a la edad de dos años. También favorece una lactancia materna más prolongada, ya que las familias que lo practican entienden mejor que la lactancia ha de continuar siendo «a demanda» y se ofrece el pecho con más facilidad antes de las comidas y durante las mismas. Otro de los beneficios es que los niños desarrollan una mayor preferencia por alimentos saludables durante la infancia e ingieren una mayor variedad de frutas y verduras, quizá como resultado de estar presentes en unas comidas familiares en las que de por sí ya se come sano.

Sin embargo, hay algunas cuestiones que preocupan sobre todo a los profesionales y de las que tratan las últimas revisiones científicas: este método no será seguro ni nutricionalmente eficaz si los papás no están entrenados para ofrecerle al bebé alimentos saludables, para cubrir sus requerimientos nutricionales y para asegurar la textura y el tamaño de los alimentos y prevenir el riesgo de asfixia.

Por este motivo, en 2015, nació el método *Baby led introduction solids* (BLISS), cuyo proyecto piloto se creó para dar respuesta a estas cuestiones y para servir de guía para los papás. En esta nueva y mejorada versión del *Baby led weaning*, un profesional acompaña a las familias, que reciben consejo nutricional acerca de patrones de alimentación saludable y aprenden cómo ofrecer al bebé alimentos ricos en hierro, energéticos y seguros. Se ha comprobado que si los papás reciben formación, lograrán sin problema cumplir con las recomendaciones nutricionales. Además, no se ha detectado un mayor riesgo de asfixia que en bebés alimentados con cuchara.

Y ahora, con toda esta información sobre la mesa, después de haber escuchado las preocupaciones e inquietudes de cientos de mamás durante este periodo, de haberlo vivido con mis propios hijos y de, además, tener la certeza de que aparecerán nuevos métodos conforme avancen las investigaciones, te confesaré algo: sigo sin creer que la alimentación complementaria sea una cuestión de métodos.

He tratado con mamás que obligan a comer a sus hijos y se inquietan ferozmente cuando tienen que ofrecerles alimentos tanto con una cuchara como en forma de varitas de zanahoria ecológica cortadas al tamaño idóneo que indican los libros de *Baby led weaning*. He conocido a mamás que lloran y pierden los nervios porque han estado toda la tarde preparando la última receta de hamburguesas con lentejas y las han tenido que tirar a la basura porque su niño no las ha probado y solo quiere teta; mujeres que terminan sin tiempo para preparar su propia cena y se dan un atracón de galletas de chocolate antes de irse a dormir. Y también he conocido a mamás que hacen el avión o el barco a sus bebés, o que ponen la tableta delante de sus hijos para que coman lo mínimo imprescindible de puré o de sólidos; todo lo que sea necesario con tal de que el pediatra no les vuelva a asustar en la próxima revisión. También he visto a familias que preparan purés y recetas de *Baby led weaning* nutritivamente perfectos, pero que se los ofrecen a sus bebés entre gritos, mientras los demás comen alimentos insanos; bebés que se sienten excluidos de las comidas familiares, algo que puede ocurrir en cualquiera de los métodos reseñados.

Tradición o novedad, ambos métodos pueden desencadenar sentimientos de culpabilidad y preocupación si sus normas no se cumplen al pie de la letra y se deja de lado la intuición. Es así como las cocinas se llenan de hojas, calendarios, recetas y planes que, desde mi punto de vista, si no son bien entendidos ni filtrados por la intuición de la mamá, si no se adaptan a la situación familiar y si no parten de la confianza en el bebé, tendrán consecuencias negativas y agotadoras para todos.

Recuerdo una tarde en un taller que impartí sobre alimentación complementaria donde una mamá, después de emocionarse y llorar en varias ocasiones durante la charla, me preguntó: «Elizabeth, ¿si tuvieses que crear un método para ayudarnos con la alimentación complementaria, cómo lo llamarías?». Le respondí que yo nunca había sido de métodos ni de reglas estrictas y mucho menos de *marketing*, pero que si tuviese que crear uno, seguro que el nombre contendría las palabras «alimentación» y «respeto». Porque creo que solo existe una manera de participar en la alimentación de nuestros hijos, una forma positiva para ellos, para su salud, para su relación con la comida actual y futura, y también para la familia, para la mamá o para el cuidador principal. Y ese modelo consiste en alimentar desde el respeto; un respeto hacia todas las partes.

Al salir de aquel taller, la idea siguió rondando mi cabeza durante toda la tarde y, guiada por un impulso, decidí buscar el verdadero significado de la palabra «respeto». La Real Academia Española la define con varias acepciones, pero dos llamaron mi atención sobre las demás: «Tener miramiento, consideración, deferencia» y «persona que tiene relaciones amorosas con otra». Después busqué la palabra «miramiento» y una de sus acepciones dice: «Acción de mirar, atender o considerar algo». La palabra «considerar» me resultó especialmente amable e interesante, así que la busqué también, aunque aún no podía relacionarla demasiado con la alimentación. Según la Academia, «considerar» contempla entre sus definiciones y ejemplos: «Pensar sobre algo analizándolo con atención», «Pensar o creer, basándose en algún dato, que alguien o algo es como se expresa» y «Tener un concepto elevado de alguien y tratarlo de acuerdo con él».

Las palabras «amor», «regalo», «respeto» y «consideración» se agolparon de repente en mi cabeza de tal manera que dotaron de un fuerte sentido mi visión y modo de entender la alimentación complementaria: amo a mi hijo, lo miro, le presto atención, observo cómo se expresa y lo que expresa, y le trato de acuerdo con lo que es y no con lo que yo considero que necesita o con lo que otros niños hacen o necesitan. O lo que es lo mismo: amo a mi hijo y por eso le ofrezco alimentos que son saludables para él, y durante la comida le presto atención, le regalo mi tiempo y mi momento presente para entender sus necesidades: si tiene más o menos apetito, si está cansado, qué le gusta o qué llama más su atención. Observo cómo se expresa y si se está durmiendo, entiendo que no puedo obligarle a masticar un trozo de carne, y si cierra la boca con fuerza y gira la cara, comprendo que está saciado. Y le trato de acuerdo con lo que él es y con su propia valía, de tal manera que no le consideraré un hijo mejor ni peor si come más o menos comida, ni será mejor o peor por comer más verdura que su primo o su hermano. Y tampoco mamá le querrá menos.

Desde mi punto de vista, la alimentación complementaria va mucho más allá de métodos, de calendarios y de listas de tareas para los ya liados papás. De hecho, estos calendarios y métodos difieren en cada cultura y país. Te echarías las manos a la cabeza si conocieses las distintas maneras de ofrecer los alimentos en otras partes del mundo. También a lo largo del tiempo cambian las recomendaciones sobre cuándo es mejor introducir alimentos como el pescado o el gluten. Todos estos detalles irán cambiando de generación en generación, de libro en libro, de país en país… Sin embargo, hay algo que permanecerá y es el respeto, el cariño, la atención y el acto de compartir, que está

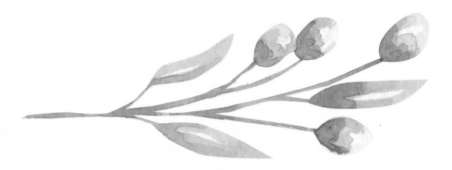

presente en el camino de la alimentación complementaria. De hecho, es seguro que si pudiésemos preguntar a un bebé sobre si prefiere un puré minuciosamente calibrado con el aporte exacto de sus necesidades nutricionales, una receta de perfectos centímetros y texturas *Baby led weaning* o que papá y mamá se sienten con él a la mesa sin consultar el móvil, con una actitud amable y que lo miren con ternura y lo amen, estoy segura de que lo que hay en el plato no sería lo más importante para él.

Seis consejos útiles sobre cómo ofrecer comida a tu bebé

Llegó el momento de ponernos manos a la obra y de que conozcas algunas recomendaciones útiles que podrás aplicar a cualquier método y que te ayudarán a distinguir qué alimentos le puedes ofrecer a tu bebé al inicio de la alimentación complementaria y cómo hacerlo. En cualquier caso, me pregunto qué pasaría si en vez de tener tanta prisa por que los niños coman como lo hacemos los adultos, disfrutásemos más del proceso para poder regalarles una alternativa todavía mejor.

1. *Presentar los alimentos al bebé de manera gradual.* Antes de empezar a caminar, los bebés mueven sus bracitos y piernas, y se giran a un lado y a otro. Después aprenden a sujetar la cabeza, al cabo de unos meses se sientan y, más tarde, recorren la casa a gatas y les piden a sus papás que les cojan de la manita antes de echar a andar. Imagina qué raro sería que un bebé se levantara de su minicuna y en apenas unos días empezase a caminar erguido como un adulto. Del mismo modo, cuando un niño comienza a hablar, primero dice una o dos palabras, después incorpora «agua», luego «tata» y más tarde «pan» y «teta», que también les suele gustar bastante. Su vocabulario irá aumentando hasta que, años después, conozca una cantidad de palabras semejante a la de un adulto. Así que, ¿por qué con la alimentación nos sentimos tan presionados y queremos que ingieran un gran número de alimentos desde los primeros días? ¿Por qué nos gustaría que comiesen de forma adulta tan temprano?

Si nos damos cuenta de esto, podemos entender la incorporación de la alimentación complementaria como un precioso proceso que se desarrolle de manera gradual. Recuerdo a una paciente que cada vez que le ofrecía un nuevo alimento a su bebé, se lo presentaba. Le explicaba con cariño, como quien lee un cuento, qué alimento era, a qué estación del año pertenecía (si era propio de cuando hace frío o calor, o si necesitaba sol o nieve), le permitía tocarlo y olerlo, y después lo compartían los dos para que el bebé pudiese observar a su mamá mientras lo comía. ¿No te parece una idea fascinante? Imagina lo querido que se debía de sentir ese bebé, lo positivo que tenía que ser para él ese alimento y la gran oportunidad de disfrutarlo que se establecía entre los dos.

En la actualidad, los comités de expertos recomiendan ofrecer los alimentos al bebé de uno en uno y con un intervalo de unos días —tres, por ejemplo, en el caso del método *Baby led weaning*—, para así poder comprobar su tolerancia y aceptación, y confirmar que no provocan reacciones alérgicas, irritaciones o cambios en sus heces que puedan sugerir que aún no está preparado para tomarlo. Ofrecer los alimentos de forma gradual también le permitirá al niño aceptar y consolidar nuevos sabores. Sabemos que un bebé ha de probar entre ocho y diez veces un nuevo alimento para aceptarlo. Por tanto, si le damos muchos a la vez, este proceso se le hará más complicado.

2. *El ritmo lo marcan ellos, no nuestros acelerados horarios.* Los niños son lentos. Se visten despacio, caminan despacio, recogen sus juguetes despacio y sí, a los seis meses, ¡comen despacio!

Es importante respetar su ritmo lento a la hora de comer porque es lo que les permite reconocer sus señales de apetito y saciedad, algo que muchos adultos ya no sabemos hacer. Tengo la consulta llena de pacientes que comen deprisa, que nunca se sacian y que después de comer necesitan darse un atracón de alimentos dulces. Comer despacio es necesario para que moléculas como la colecistoquinina (CCK) y la leptina involucradas en nuestros mecanismos de regulación de la ingesta tengan tiempo para llegar desde el sistema digestivo al hipotálamo y dar la señal de saciedad, lo que no sucederá ni en dos ni en cuatro ni en diez minutos. Comer deprisa, de pie y agitado puede, por tanto, alterar el mecanismo de regulación de la saciedad y llenar la consulta de adultos que han olvidado lo que significa sentirse satisfecho.

No le instes a comer deprisa, te aseguro que dentro de no mucho estará deseando terminar para seguir jugando, pero ahora está aprendiendo a conocer sus límites y necesidades. En vez de retirarle el plato a toda prisa, se me ocurre algo mejor: déjate contagiar e impregna un poco de ese ritmo lento también a tus comidas. Esto será positivo para ti, favorecerá tus digestiones, protegerá tu sistema digestivo y te ayudará a sentirte saciada. Tanto si le ofreces a tu bebé los alimentos con cuchara como si le dejas que los coja solo, dale tiempo y no se los retires si no se los ha comido en cinco minutos. Ten paciencia, los bebés comen, paran y luego vuelven a intentarlo. Incluso puedes dejárselos mientras pasáis al postre: para ellos no es raro comer un pedazo de fruta y volver a intentarlo con las lentejas…

3. *En pequeñas cantidades. Sus manos son pequeñas, su estómago también.* Cada día son muchas las mamás y familias que pronuncian con agobio frases como: «Mi hijo no ha comido nada», «este niño no come» o «tengo que tirar toda la comida». También las hay que, como adivinos frente a una bola de cristal, ponen en el plato o en el bol del bebé la cantidad de comida que consideran más apropiada y le obligan a que se la tome toda. Es decir, le exigen que ingiera lo que los adultos predicen que necesita.

Visto con perspectiva, esto resulta de lo más extraño porque ni siquiera los adultos comemos siempre la misma cantidad ni lo mismo que otras personas ni tomamos todos los alimentos en la misma proporción. Hay recetas que repetiremos y otras de las que comeremos solo un poco por quedar bien, aunque se suponga que son una delicia. También hay días en que tenemos más apetito y otros en que estamos más nerviosos o cansados y no nos apetece comer.

Sin embargo, a los bebés no se les concede esta tregua. Pensamos que esa cantidad nos parece razonable, llenamos el plato y hacemos lo posible para que se lo coman. Y ya está. Qué agotador debe de resultar esto para ellos. A los que solo les quedan dos opciones: sucumbir a sus señales de apetito y saciedad, y comerse hasta esa última cucharada «por mamá», algo que a la larga será bastante negativo en su relación con la comida. O que la líen gorda con berrinches y lloros o escupan y tiren la comida. Y qué agotador resulta desempeñar el papel de adivino para los papás: ¿te imaginas a millones de familias prediciendo cantidades y ejecutando su plan para que el bebé se lo termine todo?

Pero entonces, ¿cómo podemos saber cuánto tienen que comer nuestros bebés? Los comités de expertos señalan que los niños deciden qué y cuánto comen de lo que los adultos les ofrecen porque regulan de forma innata su apetito.

Y, entonces, como me decía una mamá en la consulta, si ni la Asociación Americana de Pediatría ni la Organización Mundial de la Salud saben cuánto tiene que comer un bebé, ¿quién lo sabe?

Tu bebé, él lo sabe.

4. *La textura adecuada.* La textura idónea para ofrecer alimentos a un bebé es la que le haga sentir cómodo, la que sea segura para él y la que también haga sentir cómodo al adulto que se la ofrece.

Imagina a una mamá que mientras le da un alimento sólido a un bebé está pensando en la maniobra de primeros auxilios que va a aplicar cuando el niño se empiece asfixiar o piensa en esos abuelos que se ven obligados a poner en práctica métodos de alimentación que les hacen pasar miedo. Y toda esta presión ante los grandes ojos del bebé que observan fijamente sus reacciones. Imagina también a esos niños que desean palpar, coger y estrujar el trozo de sandía que su mamá sujeta con una mano mientras con la otra le da un puré que no despierta en él el más mínimo interés. O en las mamás que se sienten mal y se desesperan porque después de que el bebé lleve veinte minutos luchando contra su escurridiza pinza, acaban chafándole un trozo de aguacate. Ninguna norma ni ningún método deberían alejarte de lo más importante: observar, prestar atención y confiar en tu bebé y en tu sabia intuición.

Los comités de expertos recomiendan incorporar preparaciones con texturas grumosas y semisólidas diferentes a los triturados lo antes posible y no más tarde de los nueve meses. También aconsejan ofrecer alimentos enteros o troceados, según sus características, para permitir que el niño pueda comer de forma autónoma y disfrutar de los diferentes sabores, texturas, olores y colores. Es así como los pequeños irán adquiriendo destrezas manuales para alimentarse por sí mismos y comer lo que el resto de la familia. Pero para que esto resulte seguro es necesario tomar algunas precauciones:

- Nunca dejes solo al bebé. Siempre debe permanecer un adulto a su lado para observarlo y prestarle la suficiente atención.

- Asegúrate de que cuando coma esté siempre sentado erguido y nunca inclinado hacia atrás.

- No metas los alimentos directamente en su boca, sobre todo los integrales y los que son duros y difíciles de tragar.

- Corta, hornea o cuece aquellos alimentos que lo precisen para que su ingesta resulte segura. Presta especial atención y adapta o evita aquellos que sean peligrosos porque puedan provocar asfixia, como la manzana cruda, algunas verduras crudas como la zanahoria en tacos, el apio, las hojas enteras de ensalada, las patatas fritas, las nueces y otros frutos secos enteros, las cerezas, las uvas, las bayas, las aceitunas, los tomates cherry enteros, el maíz, las salchichas o dulces como los caramelos y las piruletas.

♥ Prueba los alimentos antes de entregárselos al bebé para asegurarte de que son lo suficientemente blandos para que pueda aplastarlos con la lengua en el paladar.

♥ Evita alimentos que formen miga en la boca, duros, pequeños y con forma circular tipo moneda.

En general, para saber cuál es la textura más adecuada, lo más eficaz será que los papás prueben el alimento y observen, además, si el bebé lo ingiere con facilidad o si, por el contrario, no deja de atragantarse y comer y tragar le resulta complicado. No olvides que ambos os tenéis que sentir cómodos y disfrutar del proceso. Si no es así, mejor hacer algunos cambios.

5. *Alimentos que hay que potenciar y alimentos que hay que evitar.* Los siguientes son los alimentos que hay que fomentar en la dieta de un bebé que está preparado para iniciar la alimentación complementaria:

♥ Leche materna o leche de fórmula. Durante su primer año de vida, los niños son lactantes, lo que significa que la leche materna o la de fórmula seguirán siendo su alimento principal del que obtendrán el mayor número de nutrientes y energía. Hay que ofrecer la leche materna antes de las comidas, que deberá seguir siendo «a demanda» durante el primer año, siempre que la mamá y el bebé así lo deseen. En cuanto a la leche de fórmula, se puede sustituir a partir del primer año por leche de vaca, siempre que no haya antecedentes de alergia o intolerancia familiar, en cuyo caso será recomendable consultar antes con un pediatra o un nutricionista.

♥ Alimentos sencillos. Hay tantos alimentos e ingredientes en nuestra dieta, echa un vistazo a tu cocina, seguro que abundan los ingredientes fáciles de identificar: una pera, una manzana, un huevo. Sin embargo, hay otros cuya composición es una lista interminable de

ALIMENTACIÓN COMPLEMENTARIA

ingredientes que, en ocasiones, no sabemos ni qué forma tienen ni cuál es su procedencia. En la alimentación complementaria la calidad prima sin ninguna duda sobre la cantidad; de hecho, cuantos menos ingredientes, mejor. Elige alimentos que el niño pueda reconocer y tocar y en los que pueda identificar su sabor, algo sencillo de conseguir si le ofreces alimentos simples y sin procesar, como frutas, vegetales, pescados, huevos, legumbres, arroz, pasta o pan, entre otros. En cuanto a los cereales, a un bebé se le puede dar gluten desde el inicio de la alimentación complementaria. La recomendación es que no se le ofrezca más tarde de los once meses y que se empiece por introducir en pequeñas cantidades.

🌱 Si no estás segura de si un alimento es o no sencillo, este truco te resultará útil: si en su etiqueta aparecen más de cinco ingredientes, déjalo de nuevo en la estantería.

🌱 Alimentos con alto contenido en hierro y de fácil absorción. En torno al sexto mes, los bebés necesitan recibir un aporte extra de hierro al que obtienen a través de la leche materna y de sus propias reservas. El hierro es, por tanto, el nutriente al que más atención habrá que mostrar en bebés que son amamantados. Para ello, será clave incluir en todas las comidas un alimento rico en hierro, preparado de forma segura en lo que a su textura y consistencia respecta. Algunos de estos alimentos son: carne de ave, pescado, huevos, cereales infantiles enriquecidos con hierro (se pueden utilizar para preparar galletas y bizcochos caseros) y legumbres como lentejas, alubias o garbanzos (el hummus suele encantarles). Conviene combinarlos con otros nutrientes como, por ejemplo, la vitamina C para favorecer la absorción del hierro de origen vegetal.

🌱 Alimentos ricos en energía y de alta densidad nutricional. En todas las comidas se recomienda ofrecer un alimento saludable con un alto contenido energético, y se aconseja hacerlo con mayor frecuencia cuando el bebé esté enfermo. En este último caso, la leche materna será el alimento ideal. Algunos alimentos energéticos son: leche materna, aguacate, plátano, calabaza, patata, batata, queso bajo en sal, aceite de oliva virgen extra, frutos secos triturados o utilizados en crema (como la crema casera de almendras), panes enriquecidos, galletas y bizcochos caseros enriquecidos con hierro y alimentos rebozados con pan rallado y aceite de oliva virgen.

Alimentos que es preferible evitar:

🌱 Alimentos que tengan poca densidad nutricional y sean poco energéticos como los productos desnatados y *light*, que estén muy aguados como los batidos o sopas con mucha agua y, por supuesto, las infusiones. Como ya te he contado, las plantas medicinales producen efectos y no siempre son los esperados. Por eso, antes de dárselas a tu bebé, pide consejo profesional. Por ejemplo, el aceite de hinojo, que se suele utilizar como infusión para calmar los cólicos y los síntomas digestivos del lactante, no es aconsejable para niños menores de cuatro años debido a su contenido en estragol y a la falta de datos en cuanto a su seguridad.

🌱 Alimentos con poco valor micronutricional o, lo que es lo mismo, deficitarios en vitaminas, minerales, compuestos bioactivos y grasas protectoras, como la bollería industrial, los embutidos, los zumos envasados, los aperitivos salados o las chucherías.

🌱 Alimentos con alto riesgo de asfixia, de los que ya te he hablado en este capítulo.

Ya que su consumo ha sido repetidamente asociado con el botulismo infantil, no debe introducirse la miel antes de los doce meses, a menos que las esporas resistentes al calor (*Clostridium botulinum*) hayan sido neutralizadas mediante un tratamiento a alta presión y temperatura.

- Pescados como el tiburón, el lucio, el pez espada, el atún rojo y las cabezas de marisco, cuyo consumo ya limitaste durante el embarazo y que presentan un alto contenido en mercurio, no son recomendables hasta los tres años.

- Las autoridades sanitarias advierten del peligro que representa para la salud infantil ingerir una alta cantidad de nitratos. Los altos niveles de nitratos presentes en hortalizas de hoja verde como las espinacas, las acelgas y la borraja pueden ocasionar metahemoglobinemia en niños menores de tres años; una enfermedad que produce cambios en la coloración del bebé debidos a una falta de oxígeno en los tejidos y que es conocida como «síndrome del bebé azul». Evita ofrecer acelgas y espinacas a tu bebé hasta que cumpla un año y no más de media ración (en torno a 45 gramos al día) hasta los tres años. En el caso de bebés con infecciones bacterianas gastrointestinales, no se las proporciones hasta que hayan cumplido tres años. En cuanto a la borraja, es preferible que tampoco la consuman hasta los tres años. Las autoridades sanitarias nos recuerdan también que las hortalizas cultivadas en invernadero presentan unos niveles de nitratos superiores a las de cultivo tradicional.

- Azúcar y sal, y edulcorantes. Es recomendable ofrecer los alimentos en su forma más natural posible para que los bebés puedan aceptar su sabor y desarrollen sus gustos y preferencias con libertad. Evita añadir sal a las comidas familiares, algo que será beneficioso para todos y más aún para los riñones aún inmaduros del bebé. En su lugar, utiliza los condimentos y especias que añades a las recetas familiares, y que no es necesario que retires de las comidas del bebé. Encontrarás información en los siguientes capítulos acerca de su interés no solo como condimento para aportar un sabor delicioso a las preparaciones, sino también como alimento para cuidar de vuestra salud.

Tampoco es buena idea utilizar azúcar ni edulcorantes. Los bebés sienten una predilección innata por los alimentos dulces, lo que les ayuda a disfrutar de la dulce leche materna; así que, por norma general, no necesitarán que este sabor esté potenciado para aceptarlo. Además, el consumo de azúcar tendrá graves consecuencias para su salud tanto actual como futura. Evita alimentos con un alto contenido en azúcares como la bollería, los caramelos, los zumos o los jarabes, que tampoco son recomendables para ningún miembro de la familia.

- ❦ En cuanto a las bebidas vegetales, hay que evitar la leche de arroz hasta los cinco años debido a su alto contenido en arsénico. Si consumís bebidas vegetales, te recomiendo que le eches un vistazo a su etiqueta antes de ofrecérsela a tu bebé como sustituto de la leche materna, de la de fórmula o de la de vaca. Algunas bebidas vegetales tienen muy poca cantidad de energía, poca o ninguna cantidad de calcio y mucha agua. Consulta con tu nutricionista cuál es la bebida vegetal más adecuada para tu bebé.

6. *Crear un buen ambiente y compartir los alimentos en familia.* Sabemos que el ambiente familiar desempeña un papel único para establecer buenos hábitos alimentarios en los niños, que la manera de comer de mamá y papá ejercerá una influencia crítica en su aceptación de alimentos y sabores, y que es durante la primera infancia cuando los niños programan la alimentación y las prácticas saludables que protegerán su salud a lo largo de toda su vida.

Se ha podido observar que los bebés sienten una preferencia innata por alimentos como el azúcar o por los sabores salados, algo que evolutivamente ha sido ventajoso para conseguir en épocas de carencia de alimentos energéticos y ricos en minerales, y que ahora en un ambiente obesogénico supone una gran desventaja. Sin embargo, el ejemplo de los padres y el ambiente familiar durante las comidas pueden modificar estas preferencias y ofrecerles una oportunidad para acceder a una mayor variedad de sabores como los amargos y los ácidos, característicos de algunos vegetales y frutas.

Sabemos, además, que los niños aprenden por imitación: miran y copian nuestra manera de andar o nos escuchan y repiten expresiones o palabras malsonantes entre risas. Esto se ve aún más claro cuando hay un hermano mayor y el pequeño hace exactamente lo mismo que él. Así que los niños también aprenden a comer por imitación. Pero ¿qué pasa si mientras están aprendiendo a comer no disponen de un «modelo»? Cada vez se delega más la tarea de alimentar a un bebé en un cuidador, en la guardería, en el comedor o en los abuelos. Incluso se da el caso de mamás que cuando están en casa se esconden porque si su hijo las ve, no come. También hay familias que primero dan de comer a los niños y después comen los adultos, cuando los niños duermen. Pero ¿qué ocurre entonces? Pues que se deja en manos de otras personas algo tan importante para la salud de nuestros hijos como es la adquisición de buenos hábitos alimentarios. Queremos que los niños coman sano y variado, y que lo hagan felices, pero sin enseñarles cómo lo hacemos nosotros. Nada de esto sucederá de manera natural si no lo pueden aprender, si no se lo podemos enseñar.

Otro de los motivos por los que es importante que los niños coman los mismos alimentos que el resto de los miembros de la familia, es que llevan estando expuestos a ellos desde la etapa prenatal y luego durante la lactancia materna, lo que durante este periodo de ventana crítica les ha permitido desarrollar una mayor tolerancia a sus antígenos y les ha proporcionado una mayor protección frente a las alergias.

Los padres desempeñan un papel clave y único para que el bebé establezca buenos hábitos en su alimentación que mantendrá durante el resto de su vida. Y para ello no es suficiente con ofrecerle los alimentos adecuados, también resulta crucial crear un ambiente amable donde se compartan estos alimentos, donde el niño esté sentado a la mesa y se sienta uno más y donde sea partícipe de las comidas y pueda tener presente a sus modelos.

Así, la ventana de oportunidad irremediablemente se abre de manera bidireccional, donde no solo le amas y le ofreces alimentos que son saludables para él, le miras, le prestas atención y le regalas tu tiempo, entendiendo sus necesidades, sino que llegó el momento de amarte a ti misma, de prestarte atención, regalarte tiempo y atender tus necesidades como la parte más esencial y primaria para ofrecerle el mejor regalo, el mejor modelo al que poder imitar. Hagámoslo juntas en los próximos capítulos.

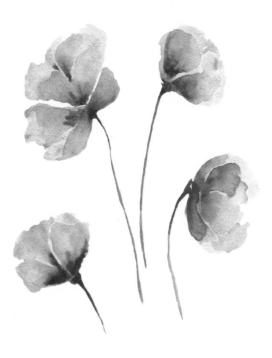

CAPÍTULO 20

Recetas para compartir la alimentación complementaria en familia

Estas son algunas de las recetas favoritas de niños y adultos para disfrutar juntos de una alimentación saludable, sencilla y ¡deliciosa! Te dejo dos menús diarios para elegir y que podréis compartir en cada momento de la jornada.

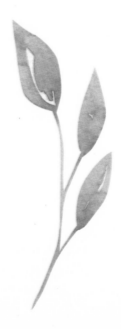

Para desayunar

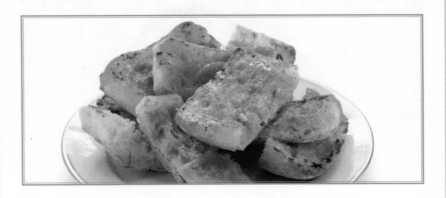

Tostada de pan con aceite, tomate y queso cheddar con fruta de temporada

INGREDIENTES

Pan casero (puedes preparar el pan con un plus de hierro si sustituyes dos tazas de harina convencional por cereales enriquecidos)

Un tomate

Aceite de oliva virgen extra

Queso cheddar bajo en grasa

Fruta de temporada

PREPARACIÓN

Prepara las tostadas. Evita que la de tu bebé tenga demasiada miga. Si la tiene, será mejor que la tuestes ligeramente. Después, córtalas en tiras y añade el aceite de oliva virgen extra y unta el tomate. Ofrécele también una pequeña porción de queso y un par de trocitos de fruta de temporada.

DESTACA

Es un desayuno sano y perfecto para compartir en familia, rico en grasas saludables y energéticas, en taninos, en vitamina E y en calcio.

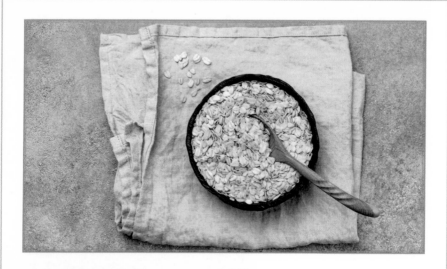

porridge de avena con crema de almendras y plátano

INGREDIENTES

300 mililitros de leche
½ taza de copos de avena finos
1 cucharada de crema de almendras
1 plátano
Dátiles

PREPARACIÓN

Pon los dátiles a remojo durante 30 minutos y tritúralos hasta obtener un sirope de dátiles. A continuación, echa la leche, los copos de avena y el sirope de dátiles en un cazo, ponlos a cocer a fuego medio-bajo y remueve hasta que la mezcla comience a espesar. Después, retírala del fuego, deja que se enfríe para que no te quemes y añade por encima una cucharada de postre de crema de almendras. Para los más pequeños, ofréceles el porridge en un pequeño tazón acompañado de un plátano pelado hasta la mitad para que lo puedan coger fácilmente con su manita y no se les escurra.

DESTACA

Es un desayuno muy completo, rico en calcio, hidratos de carbono de bajo índice glucémico, grasas protectoras, fibra y magnesio. En tu caso, puedes espolvorear además unas semillas de chía y sésamo para darle un plus de minerales como el zinc y el selenio.

Como aperitivo

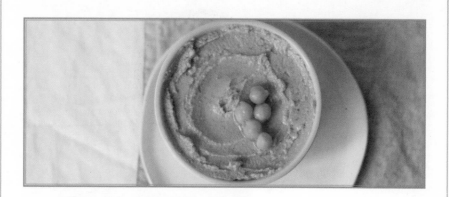

bastones de zanahoria y aguacate con hummus

INGREDIENTES

2 zanahorias

2 cucharadas de aceite de oliva virgen extra o tahini

El zumo de 1 limón

1 diente de ajo (opcional)

1 aguacate maduro

Garbanzos

PREPARACIÓN

Lava y pela las zanahorias y cuécelas hasta que adquieran una textura sólida pero fácil de aplastar con los dedos pulgar e índice. Reserva. En un vaso para batir añade los garbanzos cocidos, el aceite de oliva o un cuarto de cucharada de tahini casero, el zumo de limón y el ajo, este último solo si ya lo has introducido en la alimentación de tu bebé. Bate y vierte agua hasta obtener la textura deseada. A continuación, pela y corta el aguacate bien maduro en tiras más grandes que el tamaño de su puñito, para que las pueda agarrar con facilidad, y sírvelas junto a la zanahoria cortada en forma de bastones y el hummus.

DESTACA

Se trata de una deliciosa opción rica en carotenos, fibra, grasas protectoras, vitamina E, hierro y energía. Los más pequeños se divertirán mucho mojando los bastones en la salsa.

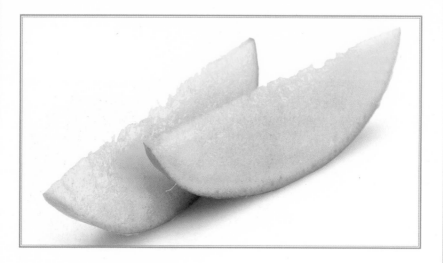

huevo cocido y mango

INGREDIENTES

1 huevo cocido
1 mango maduro

PREPARACIÓN

Esta receta es tan sencilla como cocer un huevo durante unos 7 minutos. Deja que se enfríe, pélalo y pártelo por la mitad. A continuación, lava el mango y córtalo en bastantes gajos, como si fuesen patatas fritas. Asegúrate de que sean lo suficientemente largos como para que el bebé los pueda agarrar y que esté bien maduro y blandito para evitar que se atragante. Después, sírvelo todo en un plato.

DESTACA

Se trata de un aperitivo rico en hierro, en proteína, en grasa de alta calidad, en fibra, en antioxidantes y cargado de vitamina C. Es una opción nutritiva y perfecta para que tu bebé descubra la textura, el olor, la forma y el sabor de los alimentos. También es un aperitivo ideal para ti. Si necesitas un plus de energía, acompáñalo de un té matcha con una pizca de jengibre. Será la combinación perfecta para continuar la mañana.

Para comer

lentejas guisadas con aceite de oliva, pimiento y arroz blanco con una naranja

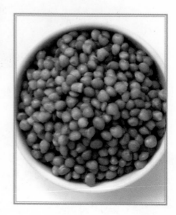

INGREDIENTES

1 cebolla

1 zanahoria

1 pimiento rojo

1 taza de lentejas previamente puestas a remojo

Agua

1 pizca de pimentón dulce

1 hoja de laurel

1 diente de ajo

1 pizca de cúrcuma

1 vasito de arroz blanco

Naranja

Aceite de oliva

PREPARACIÓN

En una olla añade aceite de oliva virgen extra y pocha una cebolla. Después, echa la zanahoria y el pimiento cortado en dados pequeños y deja que se doren. Vierte las lentejas y remuévelas con una cuchara de madera para que se mezclen con el resto de los ingredientes. A continuación, agrega dos tazas de agua, una pizca de pimentón y una hoja de laurel, y deja que cueza a fuego lento de 10 a 15 minutos o hasta que obtengas la textura deseada. Mientras, dora en un cazo medio diente de ajo con aceite de oliva. Cuando esté listo, echa la cúrcuma y el arroz, y remueve para que quede todo impregnado. Después, echa el doble de agua que la cantidad de arroz que hayas añadido.

Sirve las lentejas junto con un poquito de arroz blanco y naranja de postre.

DESTACA

Se trata de una magnífica fuente de hierro de origen vegetal cuya absorción se favorece gracias a la vitamina C presente en el pimiento y la naranja. Además, este plato aporta una proteína completa al combinar las lentejas con el arroz blanco.

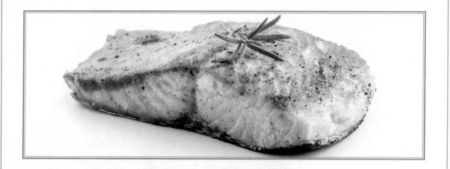

salmón al horno y brócoli con queso cheddar y fruta de temporada

INGREDIENTES

Salmón
Aceite de oliva virgen extra
Brócoli
Agua
Queso cheddar bajo en sal rallado
Fruta de temporada

PREPARACIÓN

En una bandeja cubierta con papel de horno extiende el salmón y añade una cucharada de aceite de oliva virgen extra. Hornéalo durante unos 15 minutos a 160° o el tiempo que consideres en función del tamaño de la pieza, hasta que compruebes que su interior está hecho.

Corta el brócoli en pequeños arbolitos y ponlos en un recipiente para horno con dos cucharadas de agua. Hornéalos a la misma temperatura que el pescado hasta que se reblandezcan. Entonces, cubre la parte superior con queso cheddar y déjalo hornear hasta que puedas aplastarlo fácilmente con los dedos.

A continuación, espera que todo se temple. Corta el salmón en pequeños trozos y asegúrate de que no tenga espinas. Sírvelo junto al brócoli.

DESTACA

Se trata de una comida rica en ácidos grasos omega 3, en hierro, zinc, yodo y vitamina B-12. El brócoli aporta su alto poder antioxidante y sus compuestos bioactivos, y el queso cheddar bajo en sal le da un plus de energía y calcio. De postre toma un trocito de fruta de temporada.

Para merendar

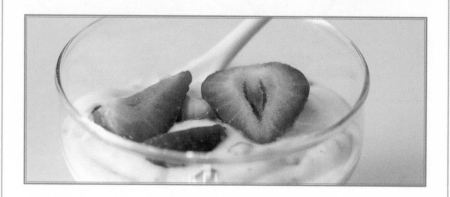

fresas con yogur

INGREDIENTES

Fresas

1 yogur natural

Cereales enriquecidos (opcional y solo si queremos aportar más hierro y energía a la dieta del bebé si, por ejemplo, no ha comido demasiado o no podemos ofrecer el pecho «a demanda»)

Granola y semillas de chía (para la mamá)

PREPARACIÓN

Lava y corta las fresas en forma de gajos. Se las puedes ofrecer cubiertas de yogur o ponerlas aparte para que las moje. Si necesitáis aumentar o asegurar la ingesta de nutrientes como el hierro, sirve el yogur con una cucharada de cereales enriquecidos, lo que, además, le aportará un toque dulzón, mucho más nutritivo que una cucharada de azúcar.

Para tu versión puedes añadir al yogur natural un par de cucharadas de granola casera y unas saludables semillas de chía.

DESTACA

Se trata de una opción de merienda deliciosa para compartir, rica en calcio, vitamina C, antioxidantes y fibra. Será genial ir variando las frutas según la temporada: por ejemplo, con gajos de melocotón maduro en verano o tiras de pera conference bien madura en otoño.

313

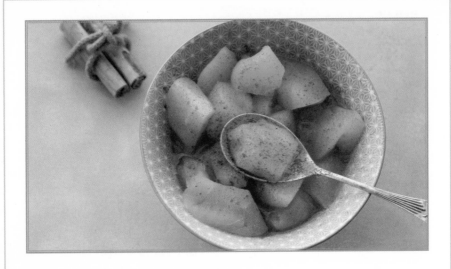

manzana asada con naranja

INGREDIENTES

3 manzanas reineta

3 ramas de canela

El zumo de ½ naranja

Medio dátil (opcional)

PREPARACIÓN

Lava las manzanas y quítales el corazón. Pon en su interior una rama de canela, una cucharada de zumo de naranja natural y, si necesitas que esté más dulce, medio dátil. Haz un corte a la piel para evitar que tire mucho dentro del horno y se rompa. A continuación, coloca las manzanas de pie sobre la bandeja del horno con un poquito de agua en la base y hornéalas a 170°, durante unos 40 minutos. Una vez listas, deja que se enfríen, parte una de ellas, quítale la piel, retira lo que has introducido en su interior y ofrécesela a tu bebé para que se la coma. Acompáñala con un par de trozos de la mitad de la naranja que no has utilizado para hacer el zumo.

DESTACA

Las manzanas asadas son una merienda dulce y sin azúcar que les encanta a los niños. Es rica en fitonutrientes como la quercetina, en antioxidantes, en fibra y, gracias a la naranja, en vitamina C. Además, deja en casa un aroma ¡fantástico!

Para cenar

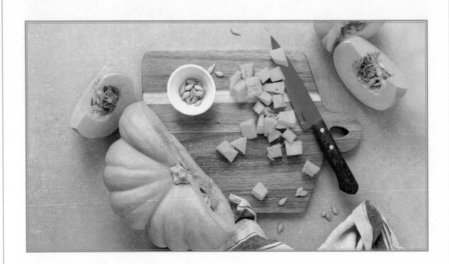

tortilla de calabaza con plátano

INGREDIENTES

1 pedazo de calabaza

6 huevos

1 plátano

PREPARACIÓN

Precalienta el horno a 200°. Después, corta la calabaza en cuadraditos y colócala en un recipiente para hornear, añade un chorrito de aceite y hornéala durante 20 o 30 minutos. Cuando la calabaza adquiera una textura suave y blandita, estará lista para la tortilla. Ahora calienta la sartén y, si es antiadherente, echa la calabaza y vierte los seis huevos ya batidos. Baja el fuego y deja que cuaje hasta que quede a tu gusto.

Puedes ofrecer un plátano de postre o la fruta que vayáis a tomar el resto de la familia.

DESTACA

Se trata de una receta rápida de preparar, nutritiva y saludable para toda la familia, rica en hierro, vitamina B-12, carotenos y magnesio. El sabor dulce de la calabaza suele tener el éxito asegurado.

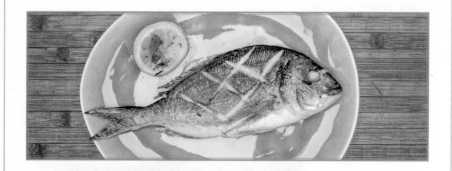

dorada al horno con tiras de boniato, calabacín asado y guisantes

INGREDIENTES

1 boniato

1 calabacín

1 dorada

Aceite de oliva virgen extra

2 cucharadas de agua

Guisantes cocidos

PREPARACIÓN

Lava y pela el boniato y el calabacín. Córtalos en bastones. Precalienta el horno a 170°. En una bandeja coloca papel para horno y añade la dorada abierta con un chorrito de aceite de oliva virgen extra. Déjala hornear hasta que su interior esté bien hecho pero tierno. A continuación, en otra bandeja de horno coloca el boniato y el calabacín e introdúcela en el horno con un chorrito de aceite de oliva virgen y un par de cucharadas de agua para suavizar la textura de las verduras. Cuando estén tiernos los bastones, sácalos del horno. Espera a que se enfríen. En un pequeño plato sírvele a tu bebé una porción de dorada cortada en trocitos y sin espinas, un par de bastones de boniato y de calabacín, y una cucharada de guisantes cocidos.

DESTACA

Es un plato rico en grasas protectoras omega 3, vitaminas B-12, C y E, y en beta-carotenos, hierro, fibra y proteína de alta calidad. Una opción completa y equilibrada, ideal para toda la familia.

pan casero

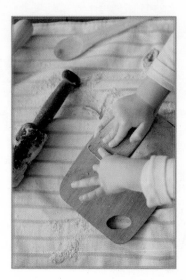

Y para terminar, nuestra receta favorita de pan casero.

INGREDIENTES

1 kilo de harina para pan integral

700 mililitros de agua

2 cucharadas de postre de sal yodada

2 cucharadas de postre de levadura de panadería

Semillas de sésamo y de sésamo negro

PREPARACIÓN

En un bol grande añade la harina, el agua del tiempo, la sal yodada y la levadura de panadería. Yo utilizo un kilo de harina, pero también puedes poner menos y completar la.cantidad restante con cereales enriquecidos para aportar un plus de nutrientes a tu bebé, sobre todo si está inapetente y come muy poco.

Mezcla los ingredientes hasta que queden bien amalgamados. Espolvorea un poco de harina sobre la encimera y empieza a amasar. Este es el paso más importante. Hay que amasar mucho haciendo dobleces, como si doblases una camiseta. Debes trabajar la masa hasta que quede esponjosa y no se pegue, al menos durante 20 minutos. ¡Ejercita los brazos!

A continuación, pon la masa en un bol envuelto con un paño y déjala reposar en la nevera durante, al menos, 12 horas.

Una vez transcurridas las 12 horas, saca la masa del frigorífico. Habrá crecido y tendrá aire por dentro. ¡Genial!, es el momento de hornear. Saca la masa del paño y ponla en una cocotte. También la puedes poner en una bandeja de pírex (para elegir el tamaño ten en cuenta que en el horno la masa aún crece más).

Antes de meter la masa en el horno, haz con un cuchillo cuatro cruces en la que será la corteza y, si lo deseas, añade tus semillas favoritas como, por ejemplo, sésamo. Ya está lista para meter al horno, sin tapar y a 260°. El tiempo de cocción dependerá de la potencia de tu horno: en el mío tarda 35 minutos, pero donde aprendimos a hacer pan, lo dejaban 1 hora.

DESTACA

Esta es nuestra deliciosa receta de pan casero, sin aditivos ni exceso de sal, con harina integral y muchísimo amor. Un plan maravilloso para hacer en familia e involucrar a los más pequeños de la casa en la cocina. Puedes combinarlo con salsa de tahini, crema de almendras casera, hummus o guacamole. ¡Vosotros elegís!

CAPÍTULO 21

Todo empieza en tu cocina

Bienvenida a tu cocina, ese espacio en el que suceden tantas cosas y en el que, con independencia de su tamaño, de la luz que entre por sus ventanas o del estilo de sus muebles, programas tu salud y cuidas de ti, de tu familia y, en gran medida, también del planeta; motivos con el suficiente peso como para que te reconcilies con ella y empieces a amarla.

A lo largo del tiempo, la cocina se ha convertido para muchas de nosotras en un lugar extraño y nada natural, un sitio en el que confesarse cada día por los pecados y lo mal que se ha comido, un espacio lleno de baldas repletas de alimentos *light* donde elaborar recetas imposibles o sentirse culpable. Pero tu cocina es mucho más que todo eso.

En realidad, la cocina es un espacio tan creativo como el taller de un célebre pintor. Es un sitio donde puedes mezclar ingredientes y sabores, hacer pruebas, dejar volar tu imaginación y convertirte en una gran artista. Y el resultado no es lo esencial porque el mero acto de crear hará que además de alimentar tu cuerpo consigas una inmensa dosis de felicidad. Es posible que en muchos ámbitos de tu vida haya normas e infinidad de límites, pero en tu cocina no es así. Tu cocina te invita a disfrutar de tu libertad, despreocupación y sensualidad mientras juegas con todos esos ingredientes.

Pero, además, detrás de esa apariencia de espacio común, tu cocina es el laboratorio alquímico desde el que preparas las mezclas que cuidarán de ti y de quienes más quieres. Se me ocurren pocas virtudes más potentes que las de aquel que sabe utilizar el poder de la naturaleza para cuidarse a sí mismo y a quien ama, y la maternidad es la llave extraordinaria para conectar con toda esa fuerza. A través de alimentos, ingredientes y platos, tienes la oportunidad de crear salud a cada bocado. Y también de curar con recetas que pasan de generación en generación para aliviar los catarros o el dolor de barriga y para embellecer un mal día. Seguro que aún recuerdas lo reconfortante que era la sopa de arroz de mamá ante el peor de los dolores de estómago... Lo mismo les sucederá a tus hijos.

Así, tu cocina, entre vasos, platos, baldas y cajones abarrotados de alimentos, habla de los hábitos, las predilecciones y, en primera instancia, de la salud de tu familia. Desvela conversaciones a altas horas de la madrugada, momentos para compartir, gestos de cuidado (también de autocuidado) y declaraciones de amor hacia ti misma, hacia tu familia y hacia el planeta. Recupera en este capítulo la inspiración, el placer, el poder y la esencia de tu cocina porque aquí sin duda comienza la magia.

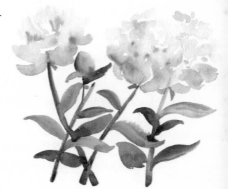

Sentirse a gusto en la cocina

Mira tu cocina: ¿es un lugar donde te apetece estar? Si no es así, ha llegado el momento de ponerte manos a la obra. Aquí tienes un listado de detalles, de utensilios y de cosas sencillas a los que podrás recurrir para convertir tu cocina en un lugar más amable y más tuyo.

1. *Flores.* Tener flores cerca siempre es una buena idea, ya que es un recuerdo sutil de la naturaleza y de la belleza. Puedes comprar un ramo de flores de vez en cuando; por ejemplo, como un bonito ritual para

los domingos. O colgar un pequeño cuadro con una flor seca que hayas cogido en el campo con los niños.

2. *Cuadros y láminas.* Quizá sea suficiente con disponer de una lámina o de un cuadro para dar un toque diferente y acogedor a tu cocina. La cocina no es solo un espacio más que recoger o limpiar, es tu lugar de creación. Pon en ella cosas que te inspiren. Conozco a mujeres que, por ejemplo, tienen en su cocina un cuadro con una imagen de la Virgen para poderle dar las gracias o sentirse acompañada o la fotografía de un gran viaje. También es buena idea colocar una lámina con una imagen de frutas y verduras de temporada que te puedan inspirar en tus preparaciones.

3. *Utensilios de cocina.* En este caso, menos es más. Cuantos menos utensilios de cocina tengas, menos habrá que recoger. Será mejor invertir en calidad que en cantidad, ya que van a estar en contacto directo con vuestros alimentos. Estos son algunos de los utensilios indispensables en nuestra cocina:

🌱 Cucharas de madera. Es importante que sean de buena calidad para que duren mucho y puedas remover tus sartenes y ollas sin dañarlas, algo esencial para que ni pierdan su capa de revestimiento ni liberen metales con riesgo de toxicidad.

🌱 Una olla. Invierte en una buena olla de tamaño medio que, además, se pueda meter en el horno, lo que te permitirá no necesitar muchos más recipientes y le dará un exquisito toque final a los gratinados y a las preparaciones especiales. Una olla de buena calidad podrá pasar, incluso, a la siguiente generación.

🌱 Una sartén. Puede que no necesites más que una sola sartén para casi todas tus preparaciones, pero invierte en una que sea segura; es decir, que no libere metales tóxicos como el aluminio, el plomo o el cadmio, y en la que no se peguen los alimentos para que puedas utilizar solo el aceite que realmente necesitas. Una buena sartén también facilitará que el calor se reparta de forma homogénea y el interior de los alimentos alcance la temperatura adecuada.

- Una batidora. Es indispensable para preparar tus cremas, tus salsas y tus maravillosos tónicos. Puedes utilizar una manual o una de vaso, que mezclará mejor los ingredientes con un menor esfuerzo y la podrás utilizar con una sola mano.

- Un calentador de agua. Si eres amante de las infusiones como yo, le darás mucho uso. Además, el agua hierve en un abrir y cerrar de ojos y es más seguro que un cazo.

4. *La vajilla.* Para la vajilla casi siempre funciona la siguiente norma: utiliza platos no demasiado grandes y vasos no demasiado pequeños. Solemos decidir la cantidad de comida que vamos a servir en función del tamaño del plato, tanto para nosotros como para los niños. Si utilizas platos no demasiado grandes, podrás detectar con mayor facilidad si es necesario repetir o no y, por tanto, dejarás que tu mecanismo de saciedad disponga de más tiempo para actuar.

Del mismo modo, utilizar un vaso más grande te ayudará a beber más agua. A pesar de todos los mitos que aconsejan no beber agua durante las comidas, siempre es un buen momento para hacerlo y más aún cuando hay bebés cerca que no te dejan demasiado tiempo para beber durante el resto del día. A veces nos da pereza volver a llenar el vaso porque no hay una jarra en la mesa o porque solo tenemos una mano libre o porque de manera innata decidimos beber solo el agua que hay servida y nada más. Por lo tanto, será útil que el vaso sea grande.

5. *Textil.* Unos sencillos paños pueden convertirse en los complementos ideales para que tu cocina luzca mucho más bonita. Además, son económicos y, para ser realistas, nunca serán demasiados si los niños están correteando por la cocina mientras ayudan a servir y a

preparar los alimentos. Otro complemento textil que te puede hacer sentir cómoda mientras cocinas son las alfombras: prueba a cocinar descalza, resulta de lo más agradable sobre todo durante el invierno.

6. *El ambiente.* Es posible que, en muchas ocasiones, preparar la comida o la cena se entienda más como una obligación que como una actividad placentera. Sin embargo, seguro que hay pequeños detalles que pueden cambiarlo todo: escuchar tu música favorita mientras cocinas o simplemente encender una vela pueden convertir la misma actividad en un pequeño ritual solo para ti.

7. *Libros y cuadernos de cocina.* Los cajones y las baldas de tu cocina no tienen por qué contener solo alimentos, también pueden ser el sitio perfecto para guardar tus libros favoritos de cocina; libros que te sirvan de inspiración o que utilices como un sencillo entretenimiento. Y, por supuesto, para guardar tu maravilloso cuaderno de cocina en el que anotar tus platos favoritos, las tartas de cumpleaños y las recetas navideñas que consultarán tus hijos después. Si no tienes un cuaderno de recetas, ¡te animo a empezarlo!

8. *Vuestro rincón mágico.* Es habitual encontrar en muchas cocinas el botiquín de medicamentos, pero te propongo algo distinto: ¿qué te parece crear un rincón con ingredientes y preparaciones naturales que cuiden de tu familia y de ti, y que además ayuden a prevenir los malestares más habituales? Te hablaré de ello en el próximo capítulo, así que ve haciendo algo de espacio.

9. *Y por qué no, un espejo.* Un espejo, una vela, incienso o lo que sea que te haga sentir conectada con tu sensualidad. Porque la cocina también es autocuidado, es placer, es gusto y te conecta con una parte arraigada a nuestras raíces y a nuestra feminidad. Así que, incluso aunque haya más de un niño metiendo sus manitas por medio, cocinar seguirá siendo un acto de lo más sensual, recupéralo.

Despensa y lista de la compra

¿Te has parado a pensar que toda tu alimentación dependerá de lo que haya en tu despensa? Los alimentos que traigas a casa se convertirán en los ingredientes de tus comidas y en lo que encontrarás cuando tengas hambre y rebusques entre los cajones o en el interior de la nevera. Y qué diferente puede ser elegir una u otra cosa. Te pongo un ejemplo: imagina una tarde cualquiera en la que tienes hambre, vas a la cocina y, entre los cajones, encuentras un paquete de esas galletas de chocolate que compras para los niños. Comes una y sin poderlo evitar, mientras terminas de contestar los últimos mensajes del móvil, te comes tres, cuatro o quizá cinco. Después tienes que pasar por una tienda a comprar unos pantalones. Te los pruebas: ¿cómo te sientes? Es posible que tu monólogo interior responda a algo parecido a: «Qué horror, no tengo nada de fuerza de voluntad», «soy un desastre», «tengo la piel fatal», «mira mi cuerpo, nunca volveré a ser la de antes», «la culpa la tienen mis hijos, no tengo tiempo para nada», «jamás podré apuntarme al gimnasio porque es que mi marido no hace nada en casa». Puede que salgas del probador sin pantalones y con un discurso bastante negativo que es probable que mantengas el resto del día e, incluso, pagues con tu familia durante la cena.

Ahora imagina este otro escenario: la misma tarde, cualquiera en la que tienes hambre, vas a la cocina y coges tres nueces de un cajón, un pepino del frutero, un puñado de frutos rojos del congelador, espolvoreas unas semillas de chía y lo pones todo dentro de la batidora con un poco de agua. Aprietas el botón mientras comienzas a contestar los mensajes pendientes y después te tomas tu tónico, que además está delicioso. Después pasas por la misma tienda a comprarte unos pantalones y te los pruebas. ¿Cómo te sientes? A decir verdad, tu figura, tu piel y tu composición corporal no han cambiado, pero tú no te sientes ni parecida. Es posible que notes tu barriga menos hinchada, que te mires al espejo y te sientas más guapa, y que pienses: «Lo estoy haciendo bien, se nota que me cuido» y, a continuación, sonrías. Posiblemente comprarás los pantalones y quizá te animes con una blusa y, por supuesto, tu actitud al llegar a casa tampoco se parecerá a la que he descrito antes. Tu autoestima, esa sensación de haber tenido tiempo para cuidarte, de sentirte tú y de encontrarte bien, seguro que desemboca en una manera muy diferente de ver a tus hijos y de estar con tu marido. Quizá esta vez estés deseando enseñarle tus compras y hablar de lo bien que te quedan.

Este es solo un ejemplo de lo diferente que es elegir uno u otro alimento, y un recordatorio de que es mejor no tener en casa galletas de chocolate, patatas fritas o cualquiera de esos alimentos que no te hacen sentir ni saludable ni radiante o que instauran en ti un discurso negativo; alimentos que muchas veces tenemos «para los niños», aunque para ellos tampoco sean saludables y ofrecérselos no nos haga sentir bien. Porque si hay algo que te hará sentir peor que comer mal tú es que tus hijos lo hagan.

Estoy segura de que notarás que cuidas muchísimo mejor de su salud, previenes sus resfriados y tienen más energía si meriendan una naranja acompañada de una tostada de queso fresco y pan de cereales en vez de una bolsa de gusanitos. Seguro que cuando salgan a jugar fuera sin su bufanda, te acordarás de la naranja y, por un instante, te sentirás mucho más tranquila.

Cuidar con atención los alimentos e ingredientes que llegan al hogar es sinónimo de mimar la salud, el estado de ánimo, la autoestima e, incluso, las relaciones entre todos los miembros de la familia. Así que métete de lleno en atender la despensa, el punto de partida de todas tus creaciones.

Comienza por dejar un poco de espacio y recuerda todo lo que ya hemos visto. ¿Qué es mejor no tener en la despensa? Comprobarás que la lista que te propongo a continuación es muy parecida a la que te di en el capítulo 3, donde te explicaba de qué alimentos tenías que prescindir para potenciar tu fertilidad. También hemos hablado de ellos porque no hay que ofrecérselos a los más pequeños al inicio de la alimentación complementaria. Como verás, hay alimentos que será mejor que destierres definitivamente de tu cocina:

- Alimentos con alto contenido en grasas trans, sal y ultraprocesados: bollería industrial, aperitivos fritos como patatas o gusanitos, galletas industriales, helados, batidos y platos precocinados como pizzas, perritos, pastas, purés, arroces o hamburguesas, fabricados con una lista interminable de ingredientes desconocidos.

- Azúcares refinados: azúcar, melazas, jarabe de glucosa, jarabe de maíz, siropes, zumos industriales y chucherías.

- Alimentos ricos en calorías: chucherías, alcohol, caramelos, bollería industrial, aperitivos fritos, bebidas azucaradas, helados, galletas y salsas industriales.

Recuerda que los niños no necesitan ninguno de estos alimentos y que lo que no es bueno para ti tampoco lo es para ellos y viceversa. Por tanto, esta es una sencilla forma de simplificar.

Otro de los motivos por los que este tipo de alimentos llega a casa, además de «para los niños», es para poder darse un capricho. Así que te propongo algo: ¿y si el premio en vez de ser un alimento nada sano que solo repercuta de forma negativa en tu salud y autoestima, fuesen, por ejemplo, unas flores o uno de esos tarros de aceite de argán que cuidarán tu piel y le aportarán un aroma delicioso? Cuando salgas a hacer la compra, regálate un capricho que realmente cuide de ti y te haga sentir más feliz. Haz lo mismo con tus hijos: será mucho más positivo si les premias con un cuento precioso que les puedas leer durante meses y del que recordarán la moraleja, que con un puñado de caramelos que dañen sus dientes y les provoquen un buen dolor de tripa.

A continuación te ofrezco el listado de los alimentos con los que sí puedes llenar tu despensa y de los que ya te he ido hablando a lo largo de todo el libro. Pero antes me gustaría compartir contigo un truco para identificarlos: creo que si hay algo que caracteriza a todos los alimentos saludables es la sencillez. Los alimentos sencillos, cuyos ingredientes son conocidos e identificables, son mucho más nutritivos y aportan más micronutrientes que los que están formados por un largo listado de ingredientes de nombres extraños. Muchos de mis pacientes me dicen: «Elizabeth, pone que no tiene grasa ni azúcar ni sal, pero tiene un millón de ingredientes. ¿Es una buena opción?». La respuesta es no. Por lo general, será mejor apostar por opciones sencillas y nutritivas como estas:

- *Frutos secos al natural, sin tostar.* Nueces, almendras, pistachos, avellanas… Te recomiendo que los pongas en una balda que no esté al alcance de los niños. Recuerda que es conveniente que estén molidos o triturados para evitar el riesgo de asfixia en niños menores de cinco años.

- *Cereales, harinas, pastas, arroces...* Espelta, centeno, trigo integral, avena, maíz, arroz integral, quinoa o trigo sarraceno.

- *Legumbres.* Lentejas, lentejas rojas, garbanzos, guisantes, alubias o azukis.

- *Semillas.* Dispón un rincón con tarritos para tus semillas de chía, sésamo, sésamo negro, calabaza, lino, cáñamo y girasol.

- *Aceites y grasas saludables.* Si quieres simplificar, ten solo una buena botella de aceite de oliva virgen extra para todas tus preparaciones y salsas.

- *Aceites vegetales y frutas.* De esta categoría es de la que más alimentos deberías tener en tu despensa. Ponlos a la vista en un frutero y guarda en la nevera los más perecederos como las verduras de hoja verde y las frutas pequeñas como las ciruelas, los higos o las uvas. También sería bueno que tuvieras en el congelador una reserva de brócoli, coles o frutos rojos para cuando los necesites.

🌱 *Pescados, huevos y carnes*. Intenta que sean variados. Consume, por lo menos, dos raciones de pescado azul a la semana. En cuanto a la carne, es preferible que sea blanca.

🌱 *Infusiones y café*. Puedes hacerte con una de esas bonitas cajas de té o reservarles un pequeño rincón de tu cocina. Preparar el té o el café siempre se ha considerado un ritual maravilloso.

🌱 *Leche, queso y yogur*. Elige lácteos sencillos: es mejor consumir leche que batidos y yogur natural que de sabores. En cuanto al queso, elige uno que no tenga demasiada sal.

🌱 *Las especias*. Son fundamentales en tu cocina; un toque sutil y absolutamente medicinal para tus mezclas y recetas. Puedes tenerlas molidas, en un especiero o cultivarlas en pequeñas macetas. Te hablaré de cada una de ellas más adelante.

Cuidar tu cocina, cuidar tu planeta

Es inevitable que conectemos con el medioambiente cuando nos alimentamos. Aquí no hay peros, los límites entre nosotros y la naturaleza se desdibujan, ya que no podemos sobrevivir sin otras especies que nos nutran, sean animales o vegetales. Así, nuestra forma de comer, de relacionarnos con la comida y con los alimentos que escojamos repercutirán de manera directa en el cuidado del planeta y, en consecuencia, de nosotros mismos. No podemos cuidar de nuestra salud si echamos la vista a un lado.

Los siguientes son algunos de los gestos que te ayudarán a cuidar del planeta y de tu familia:

🌿 *Comparte la comida.* Que todos los miembros de la familia consuman los mismos alimentos es un gesto eficaz que contribuye a reducir el uso de envases, a ahorrar energía y a inculcar hábitos saludables en los más pequeños. Los alimentos infantiles suelen estar envasados en una gran cantidad de plástico, así que puedes evitar recurrir a ellos ofreciéndoles una pequeña, saludable y deliciosa ración de tu plato.

🌿 *Elige alimentos sencillos.* Los alimentos procesados y precocinados suelen ir envueltos en una gran cantidad de plástico. Raciones individuales de bollería industrial, zumos y batidos envasados en plásticos, briks con pajitas de un solo uso... Elige alimentos sencillos y accesibles que no precisen de sofisticados envases ni de enormes gastos para su procesado y transporte.

🌿 *Compra a granel.* Si toda la familia consume el mismo tipo de alimentos sencillos, será más interesante y económico comprarlos a granel. Esto te llevará a descubrir sitios con una amplia variedad de productos saludables, te ayudará a reducir el número de envases y plásticos que lleves a casa y, además, te animará a hacer algo tremendamente importante: vigilar su almacenaje.

🌿 *Almacena de manera sostenible.* Si has comprado productos a granel como harinas, cereales, legumbres, frutos secos o frutas y verduras, necesitas almacenarlos. Para hacerlo de una forma que sea amable con tu familia y con el planeta, puedes utilizar tarros de cristal, recipientes de cerámica, especieros y bolsas de tela que, además, conservarán en mejor estado y durante más tiempo los alimentos. Este tipo de recipientes deja los alimentos a la vista, algo muy positivo tanto a la hora de idear recetas como de mostrarle a tus hijos alimentos sanos. Además, evitará que los alimentos se estropeen en el fondo de algún cajón metidos dentro de sus envases de plástico.

🌿 *Consume alimentos de temporada y de proximidad.* Ya te he hablado en el capítulo 2 de este libro de los beneficios de consumir vegetales de temporada, algo que además de cuidar de ti, también cuidará del planeta. Descubrir y consumir frutas, hortalizas y vegetales de temporada y de tu zona ahorra miles de euros en producción y en procesos de manipulado y transporte. También contribuye a disminuir la contaminación, a reducir el consumo energético y, sin duda, hace que los vegetales sepan mejor y conserven sus propiedades al máximo. Comités de expertos como la Organización de las Naciones Unidas para la Alimentación y la Agricultura o la Agencia Española de Seguridad Alimentaria lo incluyen como una parte esencial de sus recomendaciones para la salud infantil y, por supuesto, también para la de los adultos. Además, consumir alimentos de temporada convierte cada estación en una nueva oportunidad para descubrir sabores, texturas, colores y nuevas recetas que cuidarán de toda la familia. No dudes en acudir al capítulo 2 de este libro para ojear el calendario de frutas y verduras de temporada.

Recicla. Los restos de alimentos y los envases son algunos de los mayores desperdicios que generamos en nuestro hogar. Reciclar materia orgánica, plásticos, vidrio o cajas de cartón contribuirá al ahorro de energía y agua, y a reducir las emisiones de gases de efecto invernadero que tanto daño hacen a nuestro planeta. Toda la familia puede desempeñar un papel activo en el reciclado de estos residuos. Además, a los niños les encantará responsabilizarse de pequeñas tareas y más si es para cuidar de su planeta. Puedes pegar unos grandes carteles en cada cubo para que aprendan qué es lo que va en cada uno y que puedan reciclar ellos mismos.

¿Recuerdas lo que hemos dicho de usar platos más pequeños? No solo contribuirá a que tu mecanismo de saciedad trabaje mejor, sino que también será útil para cuidar del planeta y generar menos residuos. Si sirves una gran cantidad de comida que no puedes terminar, lo más probable es que te tengas que enfrentar a uno de estos dos escenarios: que te la comas a la fuerza o que la tires. Si esto sucede en el plato de tu hijo, puede que acabes comiendo tú sus sobras, lo que no te hará sentir nada bien, o que quizá le chantajees con el hambre que pasan otros niños en países con pocos recursos, aunque por desgracia con ese argumento no ayudarás en ningún caso al que pasa hambre. Sin embargo, si utilizas platos más pequeños, puedes almacenar en un pequeño recipiente de cristal la comida que no has servido y refrigerarla o congelarla, lo que te permitirá conservarla de cuatro a seis meses en perfecto estado. Quizá esa ración te parezca demasiado pequeña para una comida, pero ¿y para uno de tus hijos? Los niños comen muy poquito y es posible que esa pequeña ración sea perfecta para ellos.

❧ *No tengas demasiados «por si acaso».* Una balda de tu despensa repleta de aperitivos salados, bombones, galletas y chucherías… por si acaso. Lo más seguro es que acaben caducando y haya que tirar todas esas raciones individuales de «por si acasos» recubiertas de plástico o que te sientas obligada a comerlas antes de que eso pase. Quizá sea mejor idea dejar libre el espacio de esa balda. Además, también tus visitas agradecerán que les ofrezcas algo más saludable.

❧ *Usa jabón de Marsella y sol para la colada.* Algo que en casa nos ha ayudado a reducir el consumo de energía y agua es el jabón de Marsella. ¿Recuerdas que te hablé de él en el capítulo 4? Bien, pues no solo es una opción fantástica para lavar los platos, también es lo mejor que he probado para quitar las manchas de la ropa. Tenemos la arraigada costumbre de lavar en la lavadora cualquier prenda, aunque solo tenga una mancha y nos la acabemos de poner limpia, pero ¿y si lavamos solo la mancha y utilizamos de nuevo la prenda? Este gesto hará que las manchas se puedan quitar con mayor facilidad, conservará mejor la ropa y ahorrará poner muchas lavadoras innecesarias. Lo mismo sucede con los paños o el mantel: normalmente, un poco de jabón de Marsella y sol son capaces de dejar como nueva casi cualquier prenda en apenas unos minutos.

Juegos para fomentar la comida sana entre los más pequeños

«Con la comida no se juega». Creo que esta es una frase que a todos nos resulta de lo más familiar. Muchas veces en la consulta me dicen: «Mi hijo se pone a jugar con la comida, quiere pasar el agua de un vaso a otro, le gusta estrujarla e intentar cortarla o hace como que me la da y se ríe… Se lo toma como un juego, pero ¡la comida no puede ser un juego!». Y yo me pregunto ¿por qué no?

La Real Academia Española define «jugar» como: «Hacer algo con alegría con el fin de entretenerse, divertirse o desarrollar determinadas capacidades». Para los niños resulta natural y muy eficaz aprender y desarrollar sus capacidades mediante el juego. Y así lo hacemos: jugamos con ellos para que aprendan a recoger, a asearse solitos o a practicar sumas y restas; pero, sin embargo, en lo que a la comida se refiere todo es rigidez y tensión, como si nos estuvieran examinando sobre lo bien que los niños cogen el tenedor, la poca comida que cae al suelo o lo limpios que quedan los platos.

Pero ¿y si te dijera que con la comida sí se juega? Porque como dice el prestigioso pedagogo Francesco Tonucci: «Todos los aprendizajes más importantes de la vida se hacen jugando». Y no se me ocurre mejor aprendizaje para fomentar una buena salud en los niños que ayudarlos a desarrollar una relación positiva con la comida y promover de manera natural, como sucede con el juego, que sientan predilección por una alimentación sana.

Dar la bienvenida a la diversión, al aprendizaje y a las risas en tu cocina te permitirá estrechar el vínculo afectivo, promover valores como compartir y colaborar, y fomentar que tus hijos cuiden de su salud no solo ahora, sino durante el resto de su vida.

Estos son mis ocho actividades y juegos favoritos para fomentar en los más pequeños una predilección por la comida sana:

1. *Su rincón de alimentos saludables.* Los niños comen con más frecuencia que los adultos. Es habitual que mientras juegan o desempeñan alguna de sus actividades, quieran picar algo o les guste curiosear entre los cajones. ¿Por qué no preparas un lugar accesible, saludable y seguro solo para ellos en la cocina y que, además, contribuya a fomentar su autonomía? Puede ser un cajón, una pequeña cesta o un rincón donde dejar un par de alimentos sanos que ellos mismos puedan coger cuando tengan apetito, como una fruta de temporada o un tarrito de cristal con granola casera.

2. *De excursión al mercado.* Si hay algo que me encanta de los niños es su ilusión: todo les hace ilusión. Quizá ir a la compra con mamá enfadada y corriendo no sea la mejor idea, pero ¿y si haces la compra por internet y dejas cuatro o cinco productos para poder hacer una visita al mercado con los niños? Encontrar una huerta o mercado donde poder elegir juntos los vegetales o comprar queso y probarlo se convertirá en un plan muy divertido para ellos y en el que aprenderán mucho sobre alimentación saludable.

3. *Plantar un vegetal.* Hay muchos niños que no saben de dónde viene un tomate, cómo crece una lenteja e, incluso, los hay que piensan que la albahaca que se le añade a la comida nace de uno de esos tarros de plástico del supermercado. Te propongo una actividad muy sencilla, cuyo éxito está asegurado: plantar algo juntos. Solo necesitas una maceta, un poco de tierra, que entre un poquito de luz por vuestra ventana y un ayudante que se encargue de vigilarla a diario y, lo que es más divertido, de regarla cuando sea necesario. Podéis plantar desde tomates o fresones hasta una pequeña planta de menta o albahaca. Lo importante es el proceso y cómo esta actividad fomenta la conexión con la naturaleza, el cuidado y la paciencia.

4. *Hacer recetas.* Y hablando del proceso, una actividad maravillosa para que los niños aprendan sobre lo que comen y se familiaricen con diferentes texturas e ingredientes es cocinar juntos y dejarles ser tus mejores ayudantes. Puedes preparar pan, pizza casera, granola, kéfir, etcétera. He podido observar en mi consulta cómo niños que rechazaban algunos ingredientes comienzan a comerlos después de manipularlos y de participar en el proceso de alguna de las recetas. Otra actividad que también les gusta mucho y sirve para fomentar su interés por la fruta es verla madurar. Por ejemplo: deja en el frutero un aguacate que esté aún verde, enséñale cómo madura día a día y dile que te avise cuando esté listo para consumir. Si no le gustaba demasiado, quizá se anime a probarlo esta vez o lo haga dentro de muy poco...

5. *Preparar el frutero.* Y respecto a esas pequeñas tareas que tanto les gusta desempeñar a los más pequeños, una opción perfecta puede ser hacerles responsables del frutero a la hora del postre para que seleccionen las frutas y las lleven ellos mismos a la mesa. Es una tarea divertida que les permitirá levantarse los primeros, algo que agradecerán, y que les ayudará a relacionarse con la fruta desde pequeños, saber qué aspecto tiene cada una ellas, cuáles son las favoritas de cada miembro de la familia y cuáles son de temporada.

6. *Los mejores pinches.* Ahora que nuestros pequeños van a desempeñar un papel importante en nuestras cocinas, estoy segura de que les hará muy felices disponer de su pequeño atrezo. Mis favoritos:

꙳ Un cuchillo seguro para niños. Para que mientras cocinas, ellos puedan cortar en su tabla algún alimento blando sin peligro.

꙳ Una torre de aprendizaje. Es una banqueta con varias alturas y en forma de torre que sirve para que los niños puedan alcanzar con facilidad la encimera y te puedan ayudar de manera segura. Además, pueden subir y bajar de ella por sí mismos. Pocas cosas hemos utilizado más en casa que nuestra torre.

❦ Delantales. Disponer de uno de esos minidelantales es un plus para todos nuestros ayudantes. ¿Puede haber actividad más divertida para los niños que lavar una fruta y cortarla ellos mismos vestidos con su pequeño delantal?

7. *Comiditas saludables en su cocina.* Si tienen una cocina de juguete donde preparan sus propias comidas para los muñecos, procura que los alimentos con los que juega sean vegetales, pescados, huevos o frutas saludables. He visto a muchos niños dar a sus bebés hamburguesas, botes de kétchup y perritos calientes. Mejor que jueguen y se familiaricen con las frutas.

8. *Ritual de alimentos de temporada.* Una divertida forma de dar la bienvenida a la nueva temporada, y una excusa excelente para familiarizar a los niños con los alimentos más sanos, es hacer un pequeño ritual para recibir el cambio de estación. Puedes preparar, por ejemplo, una comida especial y decorar la mesa con elementos que se relacionen con cada estación: hojas secas en otoño, piñas en invierno, flores en primavera o conchas en verano. Pueden haberlos recogido ellos mismos, lo que hará más divertida la actividad. La comida tendrá que estar elaborada con ingredientes de temporada que habréis podido seleccionar juntos. Para terminar, los niños pueden hacer una pequeña presentación de algunas frutas o vegetales como si fuesen unos grandes cocineros. Hay muchas opciones para disfrutar del cambio de estación en familia mientras los niños aprenden mucho sobre alimentación sana. ¡Solo es cuestión de echarle imaginación!

El jardín medicinal en tu cocina

Quizá imagines que para acercar a tu cocina las inmensas propiedades de la naturaleza necesitas tener un gran jardín; sin embargo, hay una forma maravillosa de hacerlo que no precisa de mucho espacio, de zonas exteriores ni tampoco de exigentes cuidados y que consiste en cultivar ¡plantas aromáticas!

Las plantas aromáticas se han utilizado durante siglos tanto con fines culinarios como medicinales. Las conocidas como «especias» no solo sirven para mejorar el sabor, el aroma, el color y la palatabilidad de los platos, sino que también protegen de enfermedades agudas y crónicas. Desde la antigüedad se han utilizado por sus beneficios medicinales y en la actualidad tienen un gran peso en la literatura científica debido al papel que su efecto terapéutico desempeña en la prevención de enfermedades y en la protección de la salud.

Su contenido único en polifenoles hace que las especias protejan y tengan acción terapéutica frente a distintos tipos de cáncer o a patologías digestivas y que, además, muestren una interesantísima acción antimicrobiana, por ejemplo, frente a la bacteria *Helicobacter pylori*, principal causante de cáncer gástrico y clasificada como carcinógeno de clase I según la Organización Mundial de la Salud. También protegen la microbiota intestinal, tienen efectos antiesmáticos y presentan una gran actividad antioxidante y antiinflamatoria, por lo que contribuyen a mejorar la salud y a reducir la intensidad y duración de las enfermedades.

También, y gracias a su actividad antimicrobiana, las especias previenen el deterioro de los alimentos producido por bacterias y hongos nocivos, lo que disminuye el riesgo de intoxicación alimentaria y aumenta su seguridad y vida útil.

Prepara un par de macetas, tierra y una regadera pequeña (que hará muy felices a tus hijos) para dar la bienvenida a todo el poder de la naturaleza en tu cocina. O si lo prefieres, hazte con unos bonitos especieros para poderlas utilizar en su versión seca. No tienes excusa para no disfrutar en tu casa de todos los beneficios de las especias, como añadir sabor y aroma a tus platos y proteger la salud de los tuyos.

Aquí tienes una guía para descubrir los beneficios de cada una de ellas y escoger la que necesites en función de las dolencias más comunes de tu familia:

Tomillo (Thymus vulgaris).

 El tomillo es una planta aromática mediterránea rica en hierro que presenta, además, una importante actividad antimicrobiana, bactericida y antifúngica gracias a sus compuestos fenólicos y a su contenido en timol. Es un potente antibacteriano con un amplio espectro de actividad frente a cepas resistentes a los antibióticos y constituye una gran opción para el tratamiento del asma y de infecciones respiratorias como la bronquitis.

Romero (Rosmarinus officinalis).

El romero es una de las plantas medicinales más utilizadas. Es rico en ácido rosmarínico, su compuesto fenólico más abundante, y también en flavonoides como la apigenina y luteonlina. Mejora los procesos digestivos, es diurético y posee un efecto colagogo y colerético, lo que estimula la producción y secreción de la bilis y favorece la digestión. Además, destaca por su alta capacidad antioxidante y antiinflamatoria.

Albahaca (Foeniculum vulgare).

La albahaca es una planta rica en compuestos fenólicos, ácido cafeico y saponinas, y es una de las especias clave para mejorar la digestión, estimular las secreciones gástricas y aliviar la hinchazón abdominal. Además, ofrece protección frente al cáncer gastrointestinal.

Cilantro (Coriandrum sativum).

 El cilantro es una especia rica en flavonoides, compuestos polifenólicos y alcaloides. Entre sus propiedades destaca su función diurética y hepatoprotectora y carminativa que alivia los gases intestinales.

Perejil (Petroselinum crispum).

 El perejil es rico en componentes bioactivos como flavonoides, carotenoides, cumarinas, tocoferol y ácido ascórbico. También tiene un alto contenido de clorofila y magnesio. Entre sus propiedades, destacan su capacidad de captar radicales libres y disminuir la oxidación celular, sus efectos anticancerígenos, así como su capacidad de prevenir la úlcera gástrica. Además, al igual que el cilantro, posee una interesante actividad diurética y nefroprotectora. Es una alternativa magnífica para sustituir el exceso de sal en las comidas.

Orégano (Origanum vulgare).

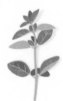 El orégano es una excelente fuente de antioxidantes debido a su alto contenido en compuestos fenólicos y en otros compuestos como el carvacrol y el timol. Mejora la digestión, protege la mucosa gástrica y tiene efectos bactericidas que contribuyen a alargar la vida útil de los alimentos y a evitar toxiinfecciones alimentarias.

Menta (Mentha).

 La menta tiene efectos muy positivos para aliviar síntomas digestivos como la hinchazón y la intensidad y duración del dolor abdominal. Además, es una de las hierbas relacionadas con la inhibición del crecimiento de células de cáncer colorrectal en humanos.

Lavanda (Lavandula angustifolia).

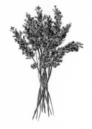 La lavanda, seca y en aceite esencial, ha sido utilizada a lo largo de la historia con multitud de fines culinarios y terapéuticos, lo que hace de ella una de las plantas aromáticas más populares. Es rica en compuestos activos como el ácido rosmarínico, el linalol y el acetato de linalilo. Su consumo tiene efectos ansiolíticos, sedantes, calmantes y se asocia con el bienestar general y la mejora de la calidad del sueño.

En el próximo capítulo te comparto combinaciones y recetas fantásticas para dar la bienvenida a todo el poder de la naturaleza en tu cocina. Estoy segura de que no te arrepentirás.

CAPÍTULO 22

Plantas aromáticas en la cocina familiar. Recetas y remedios naturales

Las hierbas aromáticas son una herramienta única para aportar sabor, color, nutrientes y medicina a tu cocina. Seguro que estás deseando aprender a sacar de ellas el máximo partido, pero antes es importante que sepas cómo conservarlas y cómo utilizarlas en tus preparaciones para mantener e intensificar todos sus beneficios.

Puedes utilizarlas frescas, secas enteras y secas molidas. En su forma seca molida se pueden conservar en perfecto estado durante un año en un especiero alejado de la luz solar, y si están secas enteras, se podrán guardar durante dos años. En cuanto a las plantas aromáticas frescas que tengas en tu cocina, puedes utilizarlas directamente en tus preparaciones.

Para preservar todas sus propiedades terapéuticas mientras cocinas, hierve y guisa tus preparaciones a fuego lento. Se ha podido observar que con el cocinado a fuego lento no solo no pierden sus beneficios, sino que su capacidad antioxidante y antiinflamatoria aumenta, y se intensifican las propiedades de algunos de sus compuestos como el ácido rosmarínico, uno de los predominantes en estas hierbas. Si utilizas las plantas aromáticas frescas, puedes agregarlas hacia el final de la cocción para protegerlas y maximizar su aroma y sabor.

Y para disfrutar aún más de las propiedades terapéuticas de las plantas aromáticas, la naturaleza nos insta a hacer sinergias, a despertar la creatividad y a trabajar en equipo. El uso conjunto de especias y de condimentos potencia sus beneficios y te ayuda a prevenir enfermedades o a disminuir la intensidad y duración de sus síntomas. ¿Preparada?

Recetas para los resfriados e infecciones respiratorias

sirope de saúco

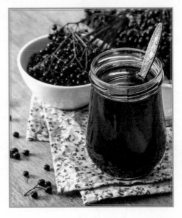

INGREDIENTES

¾ de taza de bayas de saúco secas

5 clavos

¼ de taza de raíz de jengibre fresca (o más si es para adultos)

6 tazas de agua

1 ½ taza de miel ecológica*

El zumo de ½ limón (opcional)

Canela y vainilla

PREPARACIÓN

En una olla pon a calentar en agua las bayas de saúco, los clavos, la canela, la vainilla y el jengibre. Cuando rompa a hervir, baja el fuego y cocina a fuego lento durante aproximadamente 1 hora. Mantén la olla tapada y remueve de vez en cuando mientras se reduce el agua. Después, retírala del fuego y deja que se enfríe. Cuela las hierbas, envuélvelas con una gasa o muselina, mételas dentro de un embudo y presiona. Agrega la miel y un poquito de zumo de limón que actuará como conservante.

DESTACA

El jarabe de saúco es muy rico en vitamina C y en compuestos bioactivos como los flavonoides y la quercetina, que cuidan de tu sistema inmunológico y te protegen frente a infecciones y resfriados. Reparte el jarabe en varios tarros de vidrio limpios y secos, y etiquétalos. Puedes añadirlo a tus infusiones o tomar una cucharada de postre directamente una o dos veces al día durante la temporada de invierno o también utilizarlo para hacer frente a los primeros síntomas de resfriado. Puedes guardarlo en la nevera hasta tres meses sin que pierda sus propiedades y regalar algún bote a tus seres queridos.

* Recuerda que el consumo de miel está contraindicado en niños menores de un año por riesgo de que contraigan botulismo. Evita ofrecerles las recetas de este capítulo donde la miel sea uno de los ingredientes principales. En el caso de preparaciones en las que la miel se añada para endulzar la receta, puedes sustituirla por unas gotas de estevia o de sirope de dátil.

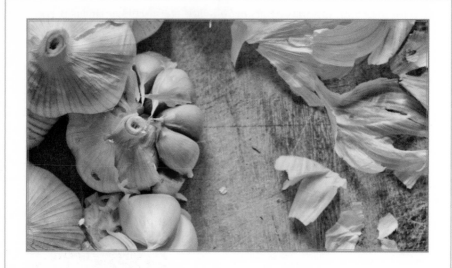

miel de ajo y romero

INGREDIENTES

2 dientes de ajo
2 tazas de miel ecológica
Vinagre de manzana

PREPARACIÓN

En primer lugar, pela y lamina los dientes de ajo y déjalos al aire durante unos minutos para que se oxiden. Mientras, en un tarro de vidrio limpio y seco añade dos tazas de miel ecológica. A continuación, introduce el ajo hasta el fondo del tarro con la ayuda de una cuchara de madera. Echa las hojas de romero sin la rama central y asegúrate de que quedan bien mezcladas con la miel. Para terminar, añade una cucharada de postre de vinagre de manzana para ayudar a que se conserve durante más tiempo.

DESTACA

Esta miel es el aliado perfecto para las infecciones de garganta y para la tos. Tengo pacientes que viven felices desde que la incluyeron en su despensa. ¡Y no me extraña! Tiene un alto poder antibacteriano y antimicrobiano. Para utilizarla, añádela a tus infusiones o bebidas una vez al día como preventivo. Incluso puedes tomar una cucharada pequeña tres veces al día ante los primeros síntomas de infección. Puedes conservar la miel de ajo y romero en un frasco de vidrio bien cerrado durante tres meses en un lugar fresco, seco y alejado de la luz.

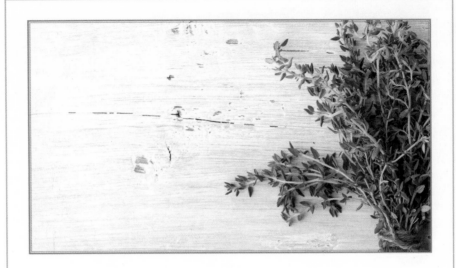

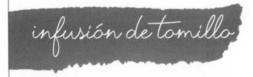

infusión de tomillo

INGREDIENTES

1 taza de agua
1 cucharada de tomillo seco
½ cucharada de postre de jengibre en polvo
Unas gotas de zumo de limón
Menta y regaliz (opcional)

PREPARACIÓN

En un cazo pon el agua a calentar con una cucharada de hierba de tomillo seca. Cuando el agua rompa a hervir, retira el cazo del fuego y deja reposar la infusión entre 3 y 5 minutos. Después, espolvorea jengibre y añade unas gotas de zumo de limón a tu gusto.

DESTACA

El tomillo es una planta aromática con propiedades antimicrobianas que se utiliza para tratar y prevenir infecciones respiratorias. Unido al jengibre, potencia sus efectos antiinflamatorios y terapéuticos, y ¡además está deliciosa! Puedes agregar unas hojas de menta fresca o de regaliz para aumentar su efecto calmante frente a las molestias de garganta y la tos, y unas gotas de limón para darle un sabor especial y un toque extra de vitamina C.

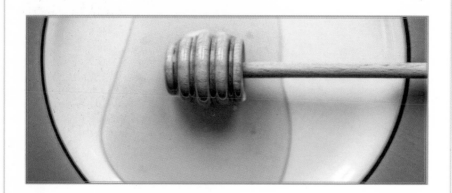

bebida de miel de manuka y menta

INGREDIENTES

1 taza de agua

1 cucharada de postre de té

½ cucharada de postre de jengibre en polvo

1 cucharada de postre de miel de Manuka

PREPARACIÓN

En un cazo pon el agua a calentar con una cucharada de postre de té verde o de tu infusión favorita (rooibos, tila, ortiga…). Cuando rompa a hervir, retira el cazo del fuego, echa las hojas de menta y el jengibre, y deja la infusión reposar durante 3 minutos. Echa la miel de Manuka y remueve. ¡Lista para tomar!

DESTACA

Esta bebida es maravillosa para las náuseas, el dolor, las molestias estomacales y las infecciones gastrointestinales. Cuando dejes entrar la miel de Manuka en tu despensa, no volverás a estar sin ella. Su especial composición rica en polifenoles (en mayor cantidad que otras mieles, de ahí su color más oscuro) y en compuestos bioactivos como el glioxal y el metilglioxal, confieren a esta miel, que proviene del árbol Manuka de Nueva Zelanda, sus propiedades únicas antioxidantes, bacteriostáticas, antiinflamatorias y antimicrobianas. Combínala con la menta y el jengibre, protectores de la mucosa gástrica, y podrás sentir sus increíbles efectos. Si lo prefieres, ante las molestias estomacales puedes tomar un cuarto de cucharada de postre de miel de Manuka en ayunas.

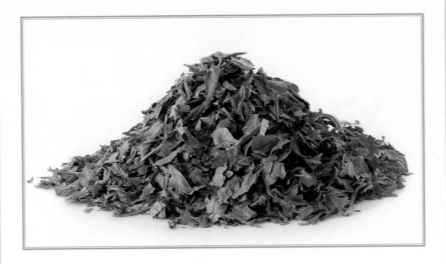

aliño de perejil y cilantro

INGREDIENTES

Perejil fresco
Cilantro fresco
Vinagre de manzana
Cáscara de limón

PREPARACIÓN

Mezcla unas hojas de perejil y cilantro frescos con vinagre de manzana y añade cáscara de limón. Deja macerar en un lugar alejado de la luz y fresco durante tres semanas. Aliña con ello tus ensaladas, vegetales frescos y guisos de legumbres (si no deseas que se vean las especias, puedes servirlo con la ayuda de un colador).

DESTACA

Esta es una combinación ideal para hacer que tus platos sean más digestivos, favorecer la diuresis, disminuir la hinchazón abdominal y los gases y mejorar el tránsito intestinal. Es una alternativa saludable y beneficiosa a la sal común y a las pastillas artificiales de caldo altas en aditivos y sodio.

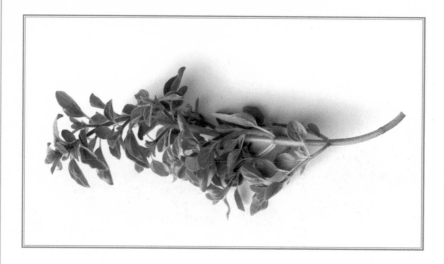

aderezo de perejil, orégano y miel

INGREDIENTES

1 cucharada de postre de perejil

1 cucharada de postre de orégano

2 cucharadas de miel de Manuka

8 cucharadas de aceite de oliva virgen extra

PREPARACIÓN

Añade todos los ingredientes en un bol y bate enérgicamente con la ayuda de unas varillas o de una cuchara. Cuando se haya formado una salsa homogénea, estará lista para aliñar tus preparaciones y recetas de carnes, pescados y ensaladas.

DESTACA

Es una salsa rápida, sabrosa, nutritiva y con grandes propiedades antimicrobianas. El perejil, el orégano y la miel de Manuka han resultado efectivos frente a patógenos como el *Helicobacter pylori* y frente a un amplio espectro de microorganismos resistentes a los antibióticos.

Recetas para el sistema nervioso

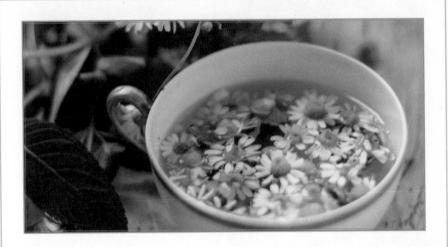

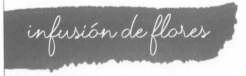

INGREDIENTES

1 taza de leche (o de tu bebida vegetal favorita)

1 cucharada de postre de flores de manzanilla

1 cucharada de postre de lavanda seca o espliego

Una pizca de canela

PREPARACIÓN

En un cazo pequeño vierte la leche o tu bebida vegetal favorita y ponla a hervir. Después, añade las flores de manzanilla y lavanda, tapa con un paño y deja infusionar a fuego lento durante 5 minutos. A continuación, deja enfriar, echa unas gotas de estevia y espolvorea canela. Lista para disfrutar.

DESTACA

La lavanda es una planta aromática rica en flavonoides y con una interesante capacidad para calmar el sistema nervioso y favorecer el descanso y el bienestar. La manzanilla protege la membrana gástrica y favorece la digestión, y la canela, además de proporcionar un aroma muy agradable, ayuda a mantener la glucosa estable durante la noche. ¡Feliz descanso!

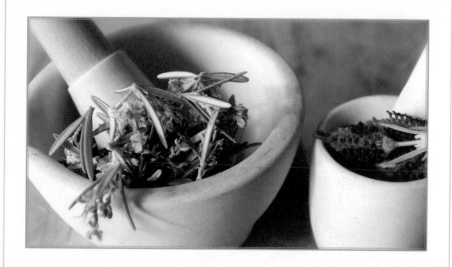

agua de lavanda y romero

INGREDIENTES

1 taza de leche (o de tu bebida vegetal favorita)

1 cucharada de postre de lavanda seca o espliego

1 cucharada de postre de romero

¼ cucharada de postre de cúrcuma en polvo

½ cucharada de postre de jengibre en polvo

1 cucharada de postre de miel o unas gotas de estevia

PREPARACIÓN

En un cazo pequeño vierte la leche o tu bebida vegetal favorita y ponla a hervir. Después, añade las flores de lavanda y las hojas de romero, la cúrcuma y el jengibre, y tápalos con un paño. Deja que infusionen a fuego lento durante 5 minutos. A continuación, deja la infusión enfriar ligeramente y endúlzala con miel o con unas gotas de estevia.

DESTACA

Es una bebida ideal para ayudarte a disminuir el dolor y la inflamación. Su alta concentración de compuestos bioactivos como polifenoles, ácido rosmarínico, hidroxifenilpropenos y curcuminoides tienen propiedades calmantes y ansiolíticas, y un gran efecto antiinflamatorio. Es perfecta para dolores articulares, dolor de cabeza o síntomas menstruales.

CAPÍTULO 23

Además de madre, mujer

Durante años he escuchado una y otra vez que encontrar el equilibrio entre el papel de madre y la esencia de una mujer era una tarea imposible. Que la culpabilidad, el no volver a ser las mismas y el no reconocernos eran algunas de las emociones normales incluidas en el «paquete» de la maternidad. Y que los hijos venían para arrebatarnos nuestro tiempo, nuestros sueños, nuestro cuidado y, sin duda, nuestro balance, lo que les convertía en pequeños ladrones que nos iban quitando, poco a poco, nuestra esencia hasta que la perdíamos por completo.

Ahora, tras convertirme en madre y conocer a cientos de ellas, he dejado de creerme este discurso. Por eso me gustaría que supieses que nada es capaz de apagar tu inexorable y fuerte poder interior: nada, excepto tú misma, tus creencias y tus limitaciones; nada, excepto dejar en manos de tus hijos, de los políticos, del tiempo y de las opiniones y normas ajenas, la magia y la gran atracción que habitan dentro de ti.

Quizá llevas tanto tiempo mirando «hacia fuera» que has olvidado lo que se sentía, que has ignorado y evitado lo que te ilusiona, que incluso te cuesta soñar en grande sin sentir miedo o culpa, que ya no escuchas a tu intuición como cuando eras niña. Pero seguro que aún puedes sentir su fuerza cuando piensas en algo y notas cómo vibra dentro de ti, cómo te llena de luz y hace a tu corazón latir.

En tu interior reside tu hogar, la fuerza más grande y atrayente que existe, la que es capaz de obrar milagros, la que siempre te llevará de vuelta a casa. El único lugar donde volver cuando te sientes perdida.

En este capítulo quiero ayudarte a recuperar tu poder interior y tu magnetismo. Se acabó perder el tiempo y tu poder entre las quejas, las excusas y los motivos de ahí fuera. Porque cuando sientas dentro de ti todo tu poder, descubrirás que es inmenso comparado con todas las pequeñas cosas que te desgastan y te impiden brillar.

Y tus hijos, los mismos que han venido aquí atraídos por toda tu luz, pueden verlo. Su mirada es ilimitada, su corazón es más fuerte que sus creencias. Ellos son verdaderos maestros dispuestos a ayudarte a conseguirlo porque creen en tu poder y ven brillar tu luz.

Sí, eres madre y también mujer. Llegó el momento de conectar con toda tu esencia y compartirla.

Adiós a la culpa

Siento que desde la niñez desarrollamos mucho nuestro sentimiento de culpa y muy poco nuestro gran poder personal. Muchas de nosotras nos vamos creando una imagen mental de nuestra valía basada en las reacciones de los demás y tejemos una «red de seguridad» que situamos fuera de nosotras, algo que tiene un efecto devastador cuando no recibimos la admiración y la aceptación del resto, y que nos conduce una y otra vez a sentirnos culpables por casi todo.

Y entonces viene la maternidad, uno de los periodos más sensibles, vulnerables, intensos y de renacimiento de la mujer, una etapa que si algo hace es ponerlo todo patas arriba. Nos formula preguntas constantemente, nos insta a revisar nuestros valores y escala de prioridades y también se convierte en una etapa cargada de «deberías», juicios, opinólogos sin «licencia para matar» y muchas normas a seguir; una combinación complicada para quien ha practicado mucho la culpa y ha abandonado la fuerza de su propio poder, para quien ha depositado su valía y seguridad fuera de sí misma en personas y normas que desconocen sus sueños, su visión y el camino hacia el que se dirige, pero que, sin embargo, aconsejan y opinan en función de los suyos. Esto crea conflictos que llevan a la mujer a sentirse muy culpable: culpable por pasar demasiado tiempo con sus hijos o demasiado poco, por mimarlos mucho o por no hacerlo, por abrigarles en exceso o por vestirlos con poca ropa, por ascender en su carrera profesional o por dejarlo todo, por darles el pecho o por no hacerlo, por cuidarse «demasiado» o por abandonarse. Culpables por no ser lo que se espera de ellas, pero también por serlo. Porque cuando depositamos nuestra paz y valía ahí fuera, es imposible actuar al gusto de todos.

Te pondré un ejemplo: imagina que te sientes culpable por trabajar seis horas al día y estar poco tiempo con tus hijos. Entonces decides contárselo a una amiga a la que le parece insignificante y lo entiende como una señal de que no estás luchando por tu carrera profesional, no como ella que trabaja doce horas y viaja cada semana. Pero si se lo cuentas a otra, quizá a esa le parezca horrible y piense que eres una madre totalmente despegada, sobre todo, si ha dejado su carrera para estar en casa cuidando de los niños. ¿Eres una madre mejor o peor según con quien hables? No. Pero si buscas la aceptación fuera, dejarás en manos del resto, de la visión y de los sueños de los demás, algo tan importante como tu paz y tu propio equilibrio.

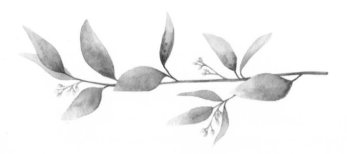

Porque ellos no saben que durante esas seis horas sigues cada día el latido de tu corazón que te insta, por ejemplo, a crear el negocio de tus sueños y a llevar un estilo de vida que te permite disfrutar de tus hijos y regalarles tu mejor versión.

Después de estos años estoy convencida de que solo hay una manera de librarse de la culpa y, sin duda, no es buscando la aceptación y aprobación de los demás, sino la tuya. Porque nunca encontrarás tu paz si la buscas fuera, ya que está dentro de ti.

Tampoco te librarás de la culpa depositándola en los demás, echándosela a tus hijos, al tiempo, a tus familiares o a tu jefe. Porque la culpa es como uno de esos *boomerangs* que tras lanzarlos, vuelven con fuerza directamente a por ti. Cuando echas la culpa a los demás, solo sucede una cosa: les regalas tu poder, adoptas un papel de víctima y, desde ahí, te quedas sin herramientas para actuar y lograr la vida que sueñas.

¿Qué pasaría si en vez de perder tu tiempo y energía en la queja, en sentirte culpable y en echarle la culpa al resto, volvieras dentro de ti? Si trabajases tu intuición, si dedicases tiempo y cariño a tus sueños, si dentro de ti cultivases tu poder y el camino que te llevará directamente y sin distracciones hacia la mujer y la vida que deseas. Imagina qué pasaría si apagases todo el ruido de la comparación, la búsqueda de aprobación y el sentimiento de frustración cada vez que piensas que tus hijos o la sociedad te arrebatan tus deseos.

¿Qué pasaría si lo más importante para ti fuese lo que hace a tu corazón vibrar y palpitar con fuerza? Porque cuando vuelves a casa, cuando dejas de ignorar tus sueños, no hay sitio para la culpabilidad y la vida se alinea para permitirte alcanzar tus propósitos y seguir a tu corazón. Y esa es una sensación de paz inigualable.

El único motivo por el que realmente deberías sentirte culpable es por alejarte de tus sueños, por no escuchar dentro de ti, por obviar esa versión de ti misma que te hace vibrar y que, en mi experiencia, no es al azar.

He visto a mujeres que en lo más alto de su carrera, pese a la falta de comprensión de todos sus seres queridos, anhelaban con fuerza parar y dejarlo todo durante un tiempo para estar con sus hijos. Y he compartido con ellas cómo esto les ha dado a muchas la llave para construir el negocio y la vida de sus sueños, y cómo la maternidad ha sido el detonante que siempre habían buscado.

Nos han contado que ser madres significa cortarnos las alas, que es el fin de los sueños, pero ¿sabes qué? Puede que tus hijos hayan venido para devolvértelas. Ellos no están aquí para pedirte que renuncies, que dejes de ser tú, que hagas las cosas de una determinada manera ni que gustes a todo el mundo. Ellos han venido para contagiarse de toda la luz que habita dentro de ti. Para aprender, para inspirarse, para crecer, para imitarte, para que puedan ver en ti lo importantes, valiosos, fuertes y poderosos que son. Pero solo sabrán cómo hacerlo si pueden verlo en ti misma.

Tus hijos no te piden que renuncies a tus sueños, que apagues lo que te hace vibrar. Quizá lo haces tú cada vez que depositas tu camino en manos del resto, que te distraes en echar la culpa y en sentirte culpable, cada vez que dudas de ti y te comparas con los demás, con sus caminos y sus visiones que nada tienen que ver con los tuyos.

Tus hijos quieren más que nadie que tú seas feliz porque solo así podrán serlo ellos. Desean más que nadie que tú alcances tus sueños porque solo así sabrán alcanzarlos ellos cuando crezcan. Quieren que te respetes, que te cuides, que te ames por encima de todo y de todos porque solo así aprenderán a tener una autoestima fuerte y a descubrir su verdadero valor; el valor que habita dentro de ti y no fuera, el que no puedes ocultar cuando estás alineada con lo que sueñas y con lo que crees, el que emana de todos los poros de tu piel y no necesita palabras para convencer al resto, el que como una mariposa de grandes alas te hace volar por encima de los comentarios ajenos, de las dudas y también de la culpa. El magnetismo que habita dentro de ti. Porque sí hay algo mucho más poderoso que luchar contra algo y es atraerlo. Y esto puedes aplicarlo increíblemente a la maternidad.

Desempolva tu magnetismo

Tengo la impresión de que hay dos maneras de vivir la maternidad: una como si todo fuese una lucha, y la otra, tan natural y fluida como la inalterable atracción de un imán.

Una es parecida a una cuerda tirante: en uno de los extremos tú tiras con fuerza hacia un lado y en el opuesto tus hijos (o familiares, sociedad, jefe, etcétera) tiran todavía con más fuerza en dirección contraria. Muchas mamás dicen frases como: «Hijo, contigo todo es una lucha», «las comidas son una lucha con vosotros», «siempre tengo que estar tirando del hilo», «me haces tensar la cuerda», «estoy todo el día luchando»… No me parece casual que haya tantas frases hechas relacionadas con este símil entre la lucha y una cuerda.

La otra manera de vivir la maternidad recuerda a un magnético imán, uno de esos imanes impasibles que confían en su poder. Un imán que sin alterarse, sin cambiar su forma ni emitir ningún tipo de sonido atrae de manera fácil y natural los objetos hacia él. Muchas veces esta manera de vivir la maternidad no suscita los comentarios más amables por parte de las mamás que a diario tiran de la cuerda: «Claro, es que como tú lo tienes tan fácil», «claro, como has tenido tanta suerte y tus hijos comen tan bien», «mira, a esta todo le sale siempre bien», «claro, es que a ti esto no te pasa», «ay, hija, parece que tú no tienes que hacer nada para que las cosas te salgan bien»…

Quizá pienses que vivir de una u otra manera la maternidad (tirando o atrayendo) depende de la famosa suerte, pero te contaré un secreto:

solo dependerá del lugar en el que pongas tu mirada. Si tu atención está fuera (en los demás, en sus opiniones, en echarles la culpa, en la queja y en el victimismo), es muy probable que no tengas más remedio que sucumbir a la lucha constante. Pero si tomas la decisión aquí y ahora de no desperdiciar ni un solo día más y de despertar para utilizar y potenciar el magnetismo que habita en ti, la vida se tornará fluida, fácil y de manera natural serás capaz de atraer todo aquello que deseas mientras contagias a quienes te rodean de un estilo de vida sano e irremediablemente feliz.

Así que si tu respuesta es un sí, si estás dispuesta a despertar todo tu magnetismo, dispuesta a volver a casa, a dejar de hacer oídos sordos a la visión más alta de ti misma que susurra cada día dentro de ti, si estás lista para aprender de nuevo a soñar sin límites, dime ¿qué deseas atraer?, ¿cuál es esa versión tuya que te hace palpitar?, ¿cuál es tu sueño?

Aquí tienes tres ejercicios que te ayudarán a tener más claridad y a aterrizar todas esas ideas que laten dentro de ti:

1. *¿Qué versión de ti misma deseas ser?* Puede que haya muchas cosas de ti que no te gustan. Muchas por las que te quejas a diario, como tu físico, tu manera de ser, de comer o de vestir. Muchas que te entretienen demasiado en lo negativo y que te impiden descubrir y poner tu atención en cómo sería la versión que deseas de ti misma para dirigirte hacia ella. Por eso es importante que la plasmes y que lo hagas olvidando todos los condicionantes externos que «en teoría» te impiden lograrla. Ya no estás para perder el tiempo con ellos, ahora tienes una tarea mucho más importante: descubrir la luz que tienes dentro y brillar. Sin peros.

Así que comienza por preguntarte: ¿cómo es la versión que sueñas de ti misma?

Y ahora no será suficiente con dejar todo esto en tu cabeza, ¡escríbelo! Redacta cómo es y cómo se comporta. Y, lo mejor de todo, hazlo en presente. Porque siempre vemos esta versión muy lejana, apenas alcanzable. Pero esa versión que habita en ti, a decir verdad, ya está aquí y tan solo has de permitirte ir a por ella. Te pondré un ejemplo:

> Hola, me llamo Claudia. Vivo en una casa preciosa llena de luz con una terraza repleta de plantas y una mesa de madera inmensa. Me levanto temprano y me encanta despertar a los niños y desayunar juntos. Al fin conseguí el trabajo que siempre quise en la escuela y me hace realmente feliz. Tengo compañeros que me valoran y la relación con los niños y sus padres es fantástica. Me siento…

Puede que Claudia viva ahora en un piso interior y que trabaje en un banco en la ciudad, puede que no desayune ningún día con sus hijos, pero ahora que ha plasmado la versión que habita en ella, esto no será así por mucho tiempo.

Cree en ti. Y ahora haz tu redacción. Es tu turno, dime: ¿cómo es la versión de ti misma que está palpitando en tu interior?

> 2. *Reaprende a soñar.* Llegó el momento de que respondas a una pregunta: ¿cuáles son tus sueños? A menudo nos quejamos de que nuestros hijos o nuestro trabajo nos impiden alcanzarlos. Nos referimos a ellos como algo volátil y efímero, como un conjunto de cosas completamente fuera de nuestro alcance que solo están ahí para los ricos, los famosos y la gente con suerte. Y yo te pregunto: ¿cuáles son verdaderamente tus sueños? Sí, esos que son tuyos y de nadie más.

Haz una lista de cincuenta sueños: cincuenta cosas que te hacen vibrar, que te ilusionan, que despiertan en ti una enorme sonrisa y mariposas en tu estómago. Cincuenta cosas solo para ti. Permítete hacerlo sin limitaciones porque no hay sueños demasiado grandes ni demasiado pequeños, demasiado fáciles ni difíciles. Te sorprendería saber lo que es capaz de conseguir tu enorme poder interior. Una vez que tengas tu lista de sueños, elige diez de ellos.

Centrarte en cincuenta sueños a la vez sería difícil, pero hacer el ejercicio te ayudará a reaprender a soñar, a dejar volar tu imaginación, a hacerlo como cuando eras niña. No taches ninguno de ellos; de hecho, sería genial que los mantuvieses contigo, que los leyeses cuando te apetezca practicar lo que significa soñar sin límites, sin juicios. Soñar y soñar. Ahora elige los diez sueños que más vibren dentro de ti. Dedícales algo de tiempo y recréate en ellos, siente las mariposas en tu estómago, permite que tu cara dibuje una sonrisa. Disfruta de tus sueños. Si están dentro de ti, está claro que no han llegado al azar, solo significa que puedes alcanzarlos. Quizá pienses: ¿cómo voy a lograr todo esto a la vez? Irás poco a poco: elige un primer sueño al que dedicar toda tu fuerza y energía sin permitir que se escape ni un resquicio. Seguro que cuando lo leas sabes cuál es. Es ese, con total certeza es ese y lo sabes. Ese que ves ya logrado, que sabes que es para ti, que mientras actúas y caminas hacia él no puedes hacer más que sonreír a toda tu familia. Ese que hace que te tires al suelo y juegues con tus hijos emocionada con la inmensa convicción de que lo puedes palpar con las palmas de tus manos. Te pondré un ejemplo:

Quiero escribir una novela. Soy capaz de escribir la página de los agradecimientos con absoluta claridad e, incluso, puedo tocar su portada. Siempre he fantaseado con las historias que tiene dentro y con el tono en el que la escribo. Hasta me veo leyendo uno de sus fragmentos en ese bonito café del centro.

Describe tu sueño en detalle:

_____

_____

_____

_____

_____

_____

_____

_____

_____

_____

_____

Comienza con él y después no habrá límite para lograr cada uno de ellos.

3. *El poder de las imágenes.* Y ahora que has visto tu mejor versión y que has acariciado tu sueño, es fundamental que no lo olvides, que no pierdas el foco, que no te distraigas en comentarios o en sueños ajenos. No hay tiempo ni cabida para eso. Así que tráelo de nuevo aquí y ahora. No lo dejes solo en tu mente, no permitas que se esfume. Realiza un mapa de atracción.

Los mapas de atracción son magnéticos y fuertes cuando parten de ti. Así que coge un cuaderno o un cuadro o, incluso, crea una carpeta en tu móvil o recurre a todas estas opciones y llénalas de imágenes que te permitan ver y recordar la versión de ti misma que deseas alcanzar y el sueño que estás dispuesta a conseguir. Pon tu mapa de atracción en un lugar que puedas ver cada día y quédate embobada mirando y sintiendo cada una de esas imágenes.

A medida que vayas cumpliendo sueños y le des la bienvenida a los nuevos, podrás ir haciendo nuevos mapas de atracción.

Tu mejor versión gracias a la alimentación

¿Cómo come la mujer que sueñas? Si hay algo que no puedes obviar en tu día a día para atraer hacia ti el estilo de vida que deseas y ser la mujer que sueñas ser, eso es, sin duda, tu alimentación. Comemos una media de cinco veces cada día, a lo que hay que sumarle el tiempo que utilizamos en preparar lo que comemos, en ir a la compra, en colocarla y también en pensar en lo que vamos a cocinar. ¿Cuánto tiempo y atención ocupa tu alimentación en tu vida cada día? La respuesta es algo que no podrás obviar mientras caminas hacia el estilo de vida que sueñas.

Porque cada vez que pienses en tu alimentación, que acudas al mercado o que te sientes a comer, podrán pasar dos cosas según lo que elijas: que te acerques más a tus sueños o que te alejes de ellos. Quizá aún no me creas, pero te pondré un ejemplo del papel tan importante que tu manera de comer desempeña en tu poder de atracción.

Si, por ejemplo, la versión que amas ser es la de una mujer despreocupada, serena, a la que le sientan de cine los trajes de chaqueta que utiliza para ir a su trabajo, que borda los discursos para los grandes jefes y que practica yoga dos días a la semana… ¿No te sentirás lejos de esta imagen si no has comido nada en todo el día y al llegar a casa te das un atracón, antes de cenar, de queso, pan y fuet? Verás cómo se aleja la figura que anhelas vestida con uno de esos trajes, no sentirás la flexibilidad suficiente en tu clase de yoga ni tu memoria funcionará como un reloj, que es exactamente lo que necesitas. Y, por cierto, no estarás ni muy serena ni muy despreocupada en mitad de una hipoglucemia de camino a casa.

Pero si amas esa versión de ti misma, cuida tu alimentación porque será una gran aliada para alcanzar tu objetivo. Por ejemplo, si tratas de que tus desayunos sean de lo más saludables, si encuentras un fantástico equilibrio entre proteínas e hidratos de carbono que mejoren tu figura, si añades una pizca de cilantro a tus recetas para sentir los tobillos más ligeros, si tomas la dosis de magnesio necesaria para mantener tu memoria en forma mientras haces esos discursos y si tras la clase de yoga, te prepara un tentempié rico en triptófano que te ayude a llegar a casa sin ansiedad y más animada que nunca..., ¿cómo de cerca sentirás tus sueños esta vez?

Podría ponerte un millón de ejemplos con la historia de muchas de mis pacientes. Historias que me recuerdan que cada día tienes ante ti una media de cinco oportunidades para palpar la versión de ti misma que sueñas, para sentirla como algo posible y para hacerla realidad. Una media de cinco oportunidades también para alejarte de ella, para insultarte, para dañar a tu cuerpo, para decirte a ti misma que no es posible, para sentirte culpable y para hacer culpables a todos lo que te rodean. ¿Con qué opción te quedas?

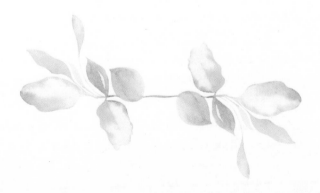

Porque la comida es mucho más que un plato repleto de cosas. La comida es un gesto de amor hacia ti misma, de cariño, de respeto, de autocuidado, de autoestima, de placer y de poder. Cada una de tus comidas te recuerdan y te conducen a la mujer que sueñas y al estilo de vida que quieres vivir.

Ahora dime, ¿cómo se alimenta la mujer que anhelas? Descríbelo con detalle. Te pondré un ejemplo:

> Hola, soy Alba y me encanta levantarme temprano y disfrutar de un *smoothie* verde que me llena de energía. Además, le añado un puñado de arándanos que descubrí hace un par de semanas en la tienda ecológica que me recomendó una de mis compañeras de yoga. A Sara, la pequeña, no le gustaban, pero desde que probó estos se vuelve loca cada vez que los ve. Últimamente mi marido y yo le hemos cogido el truco a las cenas y hemos aprendido a hacer pizza casera de coliflor. Pensé que no estaría nada rica, pero a los tres nos gusta muchísimo...

Es posible que Alba se salte el desayuno casi a diario, compre la fruta envasada y aún no tenga ninguna receta de pizza casera. Nada de eso importa, lo hará muy pronto. Es importante que escribas tu descripción con todo lujo de detalles, sin miedo, sin peros y en presente. ¿Cómo es la alimentación de la mujer que sueñas?

_____

_____

_____

_____

_____

_____

_____

_____

_____

_____

_____

_____

Y cuando tengas clara la alimentación de tu mejor versión —la versión de ti que se ama, se respeta y se cuida, la que mima su salud y se preocupa por sus células, la que evita la enfermedad y el envejecimiento prematuro, la que protege su fertilidad y cuida de su piel— pregúntate entonces: ¿no te encantaría regalársela a tus hijos?

Porque hay algo infinitamente más efectivo que luchar y obligarlos a que se alimenten de esa manera y es contagiársela. Sí, ponerla en práctica tú misma, disfrutarla tú misma, sentirte tú misma sana, fuerte y bella, y convertirte en el imán que irradie salud y autoestima a toda tu familia.

Tu rutina diaria para cuidar tu esencia de mujer

Ahora que has atraído todo tu potencial y poder, ha llegado el momento de que lo cuides, lo impulses y disfrutes de él a diario.

Los hábitos que repites en tu día a día son los que te acercan a tu mejor versión y a tus sueños o los que te alejan de ellos. Y tan solo dependerá de una persona: de ti. Cada vez que venga a tu mente el sentimiento de culpa, dale las gracias con cariño y recuérdale que la culpa no es necesaria cuando vives alineada con tu corazón. Cada vez que te sientas tentada a echar la culpa a alguien, dale también las gracias con cariño y recuérdale que no tienes tiempo para eso ahora, que estás demasiado ocupada viviendo tus sueños.

Estos son algunos de los hábitos que puedes incluir en tu rutina diaria; hábitos para cuidar de tu esencia de mujer, compatibles con el día a día de una mamá:

1. *Coloca en un sitio visible tu mapa de atracción y la versión de ti misma en presente.* Puedes situarlos junto a la cama, en el baño para verlos mientras te arreglas, en la puerta del armario... Dedícales unos segundos cada día, permítete contemplar sus imágenes para atraer las sensaciones que percibes cuando crees que puedes acariciar tu sueño, cuando lo ves cerca de ti. Y lee tu descripción en presente, léela hasta que estés tan familiarizada con ella que la sientas ya en ti.

2. *Agradece.* Este es un hábito que no te llevará más de unos minutos al día y que puedes practicar mientras estás en la cama. Da las gracias al despertar y antes de dormir. Esta poderosa herramienta te ayudará a centrarte en todo lo bello que hay en tu vida y a atraer más cosas buenas hacia ti. Quizá pasaron muchas cosas maravillosas durante el día y apenas te diste cuenta. Ahora es el momento de recrearte en cada una de ellas y de dar gracias por todo lo bueno que ha acontecido en tu jornada.

3. *Cuida de tus sueños.* Durante estos años me he dado cuenta de que no tenemos por qué compartir nuestros sueños con todo el mundo, que puedes elegir contárselos solo a quien crea en ti y te anime. Porque tus sueños son tuyos y son lo más preciado que tienes. ¿Verdad que no dejarías a cualquiera coger a tu precioso bebé recién nacido?, ¿que no le dejarías a alguien que no te inspirase confianza besar y

abrazar a tu hijo? Sucede lo mismo con tus sueños: mímalos y no los compartas con quien pueda hacerles daño. Al fin al cabo son tuyos y, sí, puedes compartirlos solo con quien te apetezca.

4. *Cuida tu alimentación y pon atención en tu autocuidado.* Sé que nos han dicho miles de veces que cuando nos convertimos en madres hemos de desplazar el foco desde nosotras hacia nuestros hijos. Sé que no está bien visto que cuidemos de nosotras, que nos dediquemos tiempo ni demasiadas palabras de cariño. Pero también sé que tus hijos nunca estarán bien si tú no lo estás, que solo aprenderán a cuidarse si ven cómo tú te cuidas y que solo comerán bien si ven cómo tú te alimentas sano. Deja a un lado todo ese discurso absurdo sobre que tienes que olvidarte de ti y recuerda que estés en la etapa de la maternidad que estés, nada cuidará más de tus hijos que cuidar de ti misma.

Durante el periodo de fertilidad, tu manera de comer estará íntimamente relacionada con que la fecundación se produzca, con que tu placenta esté sana, con que el embarazo se desarrolle con normalidad y con que tu bebé adquiera predisposición genética para estar sano durante el resto de su vida.

Durante el embarazo todo lo que tú comas le llegará a tu bebé, no hay peros. Tendrás que cuidar de tu alimentación con mimo para evitar complicaciones como un parto prematuro, preeclampsia o diabetes gestacional y para asegurar el correcto desarrollo de tu bebé.

Durante el posparto, cuidar de tu alimentación será indispensable para tener la vitalidad y energía que necesitarás para tu recuperación y para disfrutar de un buen estado de ánimo que te permita cuidar de tu hijo. Y, también, para recuperar tu fertilidad y darle un hermanito. Si le das el pecho, tu alimentación será determinante para que la leche que reciba sea más o menos nutritiva para cuidar de su visión, de su sistema inmunológico, de su desarrollo cerebral y para evitar, entre otras cosas, la obesidad.

Y cuando tu bebé empiece a comer, imitará tu manera de alimentarte. Si tú sientes predilección por la comida sana, él también la sentirá y mantendrá esa predisposición durante la edad adulta. Si tú comes de manera saludable, adoptará e imitará tus hábitos, lo que repercutirá en que tenga un menor riesgo de padecer enfermedades metabólicas y de establecer relaciones negativas con la comida, tanto ahora como cuando sea un adulto.

Sin duda, mimar tu alimentación y dar importancia a tu autocuidado son indispensables tanto para cuidar de tus hijos como para conducirte hacia la vida que sueñas.

5. *Rituales de autocuidado para mamás con poco tiempo.* Y para terminar, si estás dispuesta a ir a por todas, aquí tienes seis rituales que te ayudarán a potenciar tu magnetismo y a disfrutar de un preciado tiempo solo para ti.

🌱 *Un té y tu libreta de sueños.* Es una combinación increíble para cuidar de ti. Prepara un té antioxidante (por ejemplo, un té matcha), añade una pizca de jengibre y un par de hojas de menta. Deja el móvil a un lado y disfruta del sabor del té y de sus propiedades terapéuticas. Ahora toma tu libreta de sueños, recuerda tu sueño, piensa en él durante unos instantes y escribe con libertad lo que te apetezca. Añádele algún detalle, anota lo que estás haciendo para acercarte a él. Dedicarle un rato a tus sueños será el mayor acelerador a tu alcance para conseguirlos.

🌱 *Encender una vela y sentirte agradecida.* Me encanta encender una vela. Solo mirarla me aporta una sensación de paz y de compañía indescriptibles. Y qué mejor ocasión de encender una que para dar las gracias por los pequeños detalles que han adornado tu jornada.

Agradece también el simple hecho de albergar en tu cabeza sueños placenteros que te hacen vibrar y te ilusionan. Agradécelos. Da las gracias por esa versión de ti misma que has podido sentir, la que parece diseñada para ti. También puedes convertirlo en un juego con tus hijos: encended una vela y dad las gracias juntos. Cada uno tendrá su turno para ser agradecido y al final podéis pedir un deseo antes de soplar. Es una actividad que a los niños les encanta y tiene una gran fuerza de atracción.

🌱 *Prepara un delicioso tónico para merendar.* La merienda suele ser un momento de caos y cansancio en muchos hogares. Mamás que recogen a los niños, vuelven de trabajar agotadas y dan el pistoletazo de salida a una nueva jornada que comienza por dar de merendar y pasar la tarde con los pequeños. No se me ocurre mejor alternativa para «cambiar el chip» que un nutritivo tónico de autocuidado para ti y, si les apetece, también para ellos. Coge la batidora y añade un par de hojas de verduras crudas, tu fruta favorita, leche o bebida vegetal y algún *topping* que te aporte el plus que necesitas ese día: calma, energía, prevenir resfriados, drenar… Dale al botón o deja que sean ellos quienes lo hagan (les gusta muchísimo) y después sírvelo. Sí, la tarde puede ponerse patas arriba y el salón estar repleto de juguetes, pero tú te has llevado una buena dosis de mimos y autocuidado que despertarán en ti una buena sonrisa.

🌱 *Prepara un hatillo de hierbas secas y préndelo.* Llevo años practicando este ritual que me ha sido muy útil cuando he necesitado «dejar ir». Me ha servido para sobrellevar situaciones y malestares, para cambiar de aires o cuando me he sentido mal y no alcanzaba a saber exactamente el porqué. Prepara un hatillo. Para hacerlo solo necesitas hierbas secas como, por ejemplo, tus plantas aromáticas: corta unas ramas de romero y lavanda, y átalas con una cuerda. Deja que se sequen durante unos días y después préndelas. Al quemar emanan un humo que puedes pasar por distintas habitaciones, por tu zona de trabajo o dejar prendido mientras meditas o practicas yoga. Una vez leí que el humo llega hasta donde no llega nada más, y así es. Quizá te cueste dejar ir determinadas distracciones o no entiendas bien qué es lo que te provoca malestar, pero el humo te ayudará a llegar a lo que te incomoda y a abandonarlo. También puedes hacer este ritual con incienso.

🌿 *Cocina como un ritual de creación.* Más allá de la obligación, puedes utilizar el poder de la cocina para sentirte increíble: pon tu música favorita, descálzate, toma una copa de vino o prepara una copa de agua con limón y hierbabuena si estás embarazada. Pon una luz más tenue y elabora alguna receta. Corta varias verduras, toma un par de hierbas o prepara alguna tarta. Tan solo déjate llevar y disfruta del momento y de la magia de la cocina, como hacían muchas de nuestras ancestras. Todo ese poder está ahí para ti entre los fogones.

CAPÍTULO 24

La historia de Nora

Nora y yo quedamos una soleada mañana de septiembre para hablar de trabajo. Habíamos colaborado de forma puntual en el pasado y, en esta ocasión, queríamos crear algo juntas que ayudase a las mujeres a amar su piel a través de la cosmética natural y la nutricosmética.

Estuvimos charlando durante un buen rato sobre todas las ideas que nos venían a la cabeza. Es fácil darse cuenta cuando alguien siente verdadera pasión por su trabajo y, sin duda, tanto Nora como yo compartíamos una mente llena de entusiasmo.

Después de hablar de plazos y antes de despedirnos, le comenté que estaba escribiendo este libro y estoy segura de que supe transmitirle mi emoción porque ambas estuvimos un buen rato hablando entre sonrisas de lo apasionante que un libro podía llegar a ser. Le dije que me acercaba al último capítulo y que aún no tenía la historia final. Llevaba más de un año atenta para atrapar la adecuada. Cada vez que conocía a una mujer o a una nueva paciente, y he conocido a muchas, me ponía alerta, pero ninguna era la historia final de este libro.

Ahora sé que no lo eran porque, sin poderlo imaginar, la historia final la protagonizaba Nora. Hasta aquel momento lo único que conocía de ella era su amor por la belleza natural y cómo era capaz de plasmar su respeto por la naturaleza y por la belleza de la mujer en sus productos; esa genuina manera que solo ella tiene de combinar los aceites esenciales para convertir la cosmética en un ritual de autocuidado diario.

Nora parece una mujer de otro planeta. Es preciosa sin saberlo, tiene el pelo rubio y largo, y los ojos muy azules. Y cuando la escuchas hablar, sientes que te teletransportas a un lugar tranquilo, rodeado de árboles y con una brisa muy agradable. Es una de esas personas a las que los ojos les brillan más que al resto y que, con solo mirarlas, sabes que viven alineadas con su corazón. Pero esto no siempre fue así.

Porque a Nora desde pequeña le habían dicho «que de los sueños no se vive», «que los sueños no dan de comer». Así que durante muchos años dejó su gran sueño aparcado para ir a la universidad, estudiar una carrera, encontrar un trabajo y pasar toda su jornada fuera de casa dedicada a los demás.

Así es como Nora se convirtió en fisioterapeuta. Cada día acudía al centro de salud a cuidar de sus pacientes y después volvía a casa tarde. Pero nada importaba demasiado porque ella mantenía siempre presente la certeza de su sueño: «Siempre lo supe. Desde que era una niña que jugaba en el jardín de la casa de mis padres y mezclaba hojas con flores y agua, y todo se llenaba de barro. Nunca dudé de que crearía mi propia marca de cosmética natural para contagiar al mundo de mi amor por la naturaleza».

Así, a pesar de la intensidad de su trabajo en el centro de salud, siempre se las ingeniaba para acudir a todas las formaciones sobre naturopatía y aromaterapia que se cruzaban en su camino. «Y cómo disfrutaba con todo lo que aprendía», me contaba.

Pero pasaron los años y, como sucede a menudo, no era fácil encontrar el momento entre las obligaciones y el día a día para permitir que sus sueños se hiciesen realidad.

Lo que Nora no esperaba es que llegaría la maternidad, pero no para acabar con sus sueños, sino para empujarla a cumplirlos.

«Cuando nació mi primera hija, continué trabajando como fisiotera-peuta. Pasaba mis días entre el trabajo, el camino de ida y vuelta entre árboles que separaba nuestra casa de la escuelita infantil donde llevaba a la niña y las prisas. Tenía siempre la sensación de no llegar a nada y me sentía fatal por salir de trabajar a las diez de la noche y perderme a mi hija, que ya estaba dormida cuando llegada».

Nora sentía que se estaba alejando de su verdadera pasión, de la idea que palpitaba a diario dentro de ella. Y entonces se quedó embarazada de su segunda hija.

«Cuando nació Eva, la jornada laboral se me hacía totalmente cuesta arriba. Llegar a casa tan tarde ya no era una opción. Quería estar con ellas y disfrutar de mis hijas. No podía soportar pensar en lo que se había convertido mi vida. Tenía la sensación de estar fallándole a todo el mundo, de fallar a mis hijas y de fallarme a mí misma».

Así que cuando su hija pequeña cumplió un año, Nora sintió como si un tornado la sacudiese por completo. Un empujón fuerte que se con-vertiría en el punto de inflexión de su vida.

«En aquel momento tuve una revelación. No recuerdo exactamente qué estaba haciendo, pero aún puedo sentir la misma sacudida. Fue el momento en que entendí que apostar por mí era apostar por mis hijas. Porque yo era la persona más importante para ellas. Es como si ellas me estuviesen diciendo: "Mamá, adelante, persigue tus sueños, haz algo que te llene mucho, que te guste muchísimo, que sea la pasión de tu vida"».

Yo la escuchaba con atención. Nora parecía haber leído mi mente y me decía algunas frases que yo misma había plasmado en las páginas de un libro que aún nadie había leído.

«Elizabeth, ha tenido que llegar la maternidad para iluminarme y cum-plir el sueño de mi vida, ¿lo puedes creer? El sueño de la pequeña niña que creaba pócimas con flores y ramas, mi propia marca de cosmética natural. Ahora mis hijas me ven feliz cada día. Comparto con ellas las novedades, los nuevos productos y mi ilusión. Las recojo de la escuelita yo misma y pasamos la tarde juntas. Paseamos, saltamos en la cama elástica que hay en el jardín. E, incluso, me ayudan a grabar algunos vídeos y me acompañan a los mercadillos. Les encanta venir conmigo y se sienten muy orgullosas de lo que hace su mamá».

Mientras escuchaba las palabras de Nora y veía sus ojos brillar, pude conectar con la pasión que había en su interior. Me resultó fácil comprender cómo los sueños no acuden a nosotras al azar. En ellos está la posibilidad inamovible de hacerlos realidad, su fuerza es potente y magnética, y se contagia. Yo misma me sentía atraída irremediablemente hacia su ilusión y su forma tan bonita de ver el mundo desde sus ojos azules.

Antes de que terminara nuestra conversación le pregunté si alguna vez dudó de si lo conseguiría, de si funcionaría su sueño, de si la maternidad arruinaría sus planes.

«Siempre tuve muy claro que este sueño se haría realidad. Lo llevaba dentro, sabía que formaba parte de mí. Pero fueron mis hijas las que aquel día se pusieron frente a mí para decirme: "Mamá, creemos en ti. Queremos que seas inmensamente feliz y deseamos compartir todos tus sueños contigo". Compartir con ellas mi pasión es una de las cosas más bonitas que me han sucedido en la vida».

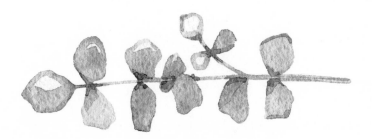

Y nos despedimos. Y me quedé durante el resto del día pensando en cómo Nora había hecho realidad su sueño de niña, en cómo ahora muchas de nosotras sentimos un trocito de esa fuerza cada vez que utilizamos sus productos de belleza natural y en cómo sus hijas la han ayudado a cumplir su sueño y a convertir el mundo en un lugar, sin duda, un poquito mejor.

Gracias, Nora, por compartir inesperadamente conmigo tu historia. Gracias por recordarnos que nunca debemos dejar de soñar porque, sí, los sueños se cumplen.

Agradecimientos

Durante los meses en los que este libro fue escrito sentí una energía, inspiración y fuerza que nunca había sentido. Como cuento en la introducción, fui recibiendo la información que forma parte de este libro de manera incesante durante años y me sentí un gran canal por el que la misma cobraba forma. Así que gracias a la vida por sus segundas oportunidades, porque disfruté como nunca del proceso.

Quiero dar las gracias a cada una de mis pacientes, por preguntarme, por empujarme a saber cada vez más, por pedirme apoyo. Cada caso ha sido una inspiración y me ha hecho, sin duda, ser una mejor profesional. Gracias, sois una gran parte de este libro.

Gracias a mis compañeros de investigación por contagiarme y mostrarme la importancia del rigor científico. Disfruté de la mejor compañía durante aquellos años y me llevo conmigo amigas para siempre. Y gracias, Doctora Pilar Riobó, por dejarme aprender tanto a tu lado cuando aún era una niña.

Gracias a quien me chivó que Gonzalo Albert era «el editor» y por impulsarme en aquel evento a acercarme y preguntarle cómo podía escribir un libro. Gracias, Gonzalo, por tu sonrisa amable, por aquella frase de «mándame un par de capítulos» y por tu apoyo durante la creación de este libro. Y gracias a Mónica Adán, la primera persona en leer este libro completo, por cogerme de la mano en la recta final y darme el apoyo que necesitaba. Una vez soñé que escribiría un libro para Penguin Random House y es increíble que haya sido verdad, gracias.

Y, por supuesto, gracias a mi familia por inspirarme y apoyarme siempre. Gracias a mis amigas cercanas por escuchar mis bloqueos de escritora y gracias por haceros con este libro las primeras.

Este libro nació con la idea romántica de ocupar la estantería de mis hijos y de que, a su vez, mis hijos se lo enseñaran a mis nietos diciendo: «mira, esto lo escribió la abuela». En los momentos de duda siempre lo imaginaba en su estantería, siendo el apoyo y el aliento que ojalá les llegue cuando lo necesiten. Gracias, chicos, por elegirme como mamá. Yo siempre pensé que veníais aquí para que os enseñáramos muchas cosas, pero pronto descubrí que erais vosotros los que veníais a enseñarme a mí. Os quiero y os estaré siempre agradecida.

Y no puedo terminar mis agradecimientos sin dar las gracias a Samuel, mi marido, porque su manera de creer en mí hace que cualquier cosa sea posible. Te quiero.

Bibliografía

A continuación te expongo algunas de las referencias bibliográficas y artículos científicos que he consultado durante la redacción de este libro. En los últimos años he pasado infinidad de horas frente a mi ordenador haciendo una laboriosa tarea de documentación que comparto contigo. Espero que puedas valorarla. A pesar de todos los títulos que aparecen citados, detrás de esta obra hay además una lista innumerable de documentos a los que he tenido acceso a lo largo de mi carrera: multitud de artículos, libros, bibliografía científica, tesis doctorales y documentación de formaciones que he realizado y que han inspirado y contribuido de una u otra manera a que esta publicación haya visto la luz.

También me gustaría señalar que, por fortuna, la ciencia avanza con rapidez y que estoy segura de que dentro de un tiempo, muchos de los temas que pongo sobre la mesa en este libro se verán ampliados, apoyados y respaldados, y que, sin duda, habrá grandes avances en su estudio y, es posible, que parte de esta bibliografía quede obsoleta. Espero que cuando eso suceda, la esencia volcada en estas páginas siga vigente y pueda llegarte el único fin por el que han sido escritas: el de ayudar a cada mamá, futura mamá y mujer que tenga este libro en sus manos.

Capítulo 1

Hicks, E. y Hicks, J.: *El dinero y la ley de atracción*. Madrid, Urano, 2009.

Khan, N. N., Boyle, J. A., Lang, A. Y. y Harrison, C. L.: «Preconception health attitudes and behaviours of women: a qualitative investigation». *Nutrients*, 11(7), junio 2019: 1490.

Stephenson, J., Heslehurst, N., Hall, J. *et al.*: «Before the beginning: nutrition and lifestyle in the preconception period and its importance for future health». *Lancet*, 391(10132), mayo 2018: 1830-1841.

Capítulo 2

Comerford, K. B., Ayoob, K. T., Murray, R. D. y Atkinson, S. A.: «The role of avocados in maternal diets during the periconceptional period, pregnancy, and lactation». *Nutrients*, 8(5), mayo 2016: 313.

Dhana, K., Zong, G., Yuan, C. *et al.*: «Lifestyle of women before pregnancy and the risk of offspring obesity during childhood through early adulthood». *International Journal of Obesity*, 42(7), julio 2018:1275-1284.

Godfrey, K. M., Reynolds, R. M., Prescott, S. L. *et al.*: «Influence of maternal obesity on the long-term health of offspring». *Lancet Diabetes Endocrinol*, 5(1), enero 2017: 53-64.

Grieger, J. A., Pelecanos, A. M., Hurst, C., Tai, A. y Clifton, V. L.: «Pre-conception maternal food intake and the association with childhood allergies». *Nutrients*, 11(8), agosto 2019: 1851.

Khan, N. N., Boyle, J. A., Lang, A. Y. y Harrison, C. L.: «Preconception health attitudes and behaviours of women: a qualitative investigation». *Nutrients*, 11(7), junio 2019: 1490.

McPherson, N. O., Owens, J. A., Fullston, T. y Lane, M.: «Preconception diet or exercise intervention in obese fathers normalizes sperm microRNA profile and metabolic syndrome in female offspring». *American Journal of Physiology-Endocrinology and Metabolism*, 308(9), mayo 2015: 805-821.

Capítulo 3

Bombard, J. M., Robbins, C. L., Dietz, P. M. y Valderrama, A. L.: «Preconception care: the perfect opportunity for health care providers to advise lifestyle changes for hypertensive women». *American Journal of Health Promotion*, 27(3), enero-febrero 2013: S43-49.

Cano-Sancho, G., Ploteau, S., Matta, K., Adoamnei, E., Buck Louis, G., Mendiola, J., Darai, E., Squifflet, J., Le Bizec, B. y Antignac, J. P.: «Human epidemiological evidence about the associations between exposure to organochlorine chemicals and endometriosis: systematic review and meta-analysis». *Environment International* 123, febrero 2019: 209-223.

Chiu, Y. H., Afeiche, M. C., Gaskins, A. J. *et al.*: «Fruit and vegetable intake and their pesticide residues in relation to semen quality among men from a fertility clinic». *Human Reproduction*, 30(6), junio 2015: 1342-1351.

Chiu, Y. H., Williams, P. L., Gillman, M. W., Gaskins, A. J., Mínguez-Alarcón, L., Souter, I., Toth, T. L., Ford, J. B., Hauser, R., Chavarro, J. E.: «Association between pesticide residue intake from consumption of fruits and vegetables and pregnancy outcomes among women undergoing infertility treatment with assisted reproductive technology. EARTH Study Team». *JAMA Internal Medicine*, 178(1), enero 2018: 17-26.

Dhana, K., Zong, G., Yuan, C., Schernhammer, E., Zhang, C., Wang, X., Hu, F. B., Chavarro, J. E., Field, A. E. y Sun, Q.: «Lifestyle of women before pregnancy and the risk of offspring obesity during childhood through early adulthood». *International Journal of Obesity*, 42(7), julio 2018: 1275-1284.

Godfrey, K. M., Reynolds, R. M., Prescott, S. L. *et al.*: «Influence of maternal obesity on the long-term health of offspring». *The Lancet Diabetes & Endocrinology*, 5(1), enero 2017: 53-61.

Gonsioroski, A., Mourikes, V. E. y Flaws, J. A.: «Endocrine disruptors in water and their effects on the reproductive system». *International Journal of Molecular Sciences*, 21(6), marzo 2020: 1929.

Negri, S., Oddone, E., Morandi, F., Sottani, C., Gardinali, F., Lillo, A., Pastoris, O., Dacrema, V., Losurdo, A., Grignani, E., Cottica, D., Imbriani, M.: «Validation of cleaning procedures used in an Italian Hospital Pharmacy for antineoplastic drug decontamination: a new tool for industrial hygiene». *La Medicina del Lavoro*, 110(2), abril 2019: 93-101.

Rattan, S., Zhou, C., Chiang, C., Mahalingam, S., Brehm, E. y Flaws, J. A.: «Exposure to endocrine disruptors during adulthood: consequences for female fertility». *Journal of Endocrinology*, 233(3), junio 2017: R109-129.

Sharma, R., Biedenharn, K. R., Fedor, J. M. y Agarwal, A.: «Lifestyle factors and reproductive health: taking control of your fertility». *Reproductive Biology and Endocrinology*, 16(11), julio 2013: 66.

Sociedad Española de Ginecología y Obstetricia. «Estilos de vida y fertilidad». *Progresos de Obstetricia y Ginecología*, 62(4), julio-agosto 2019: 425-431.

Donnay, S. *et al.*: «Suplementación con yodo durante el embarazo y la lactancia. Toma de posición del Grupo de Trabajo de Trastornos relacionados con la Deficiencia de Yodo y Disfunción Tiroidea de la Sociedad Española de Endocrinología y Nutrición». *Endocrinología y Nutrición*, 61(1), enero 2014: 27-34.

González Rubio, E.: «Biodisponibilidad de dosis suprafisiológicas de ácido fólico en animales de experimentación». Facultad de Farmacia, departamento de Nutrición, Bromatología y Tecnología de los alimentos, Universidad CEU San Pablo, 2010.

Khazaei, M., Ansarian, A. y Ghanbari, E.: «New findings on biological actions and clinical applications of royal jelly: a review», *Journal of Dietary Supplements*, 15(5), septiembre 2018: 757-775.

Kris-Etherton, P. M. *et al.*: «Bioactive compounds in foods: their role in the prevention of cardiovascular disease and cancer». *The American Journal of Medicine*, 113(9), diciembre 2002: 71-88.

Kunugi, H., Mohammed Ali, A.: «Royal jelly and its components promote healthy aging and longevity: from animal models to humans». *International journal of molecular sciences*, 20(19), septiembre 2019: 4662.

Marangoni, F. *et al.*: «Maternal diet and nutrient requirements in pregnancy and breastfeeding. An italian consensus document». *Nutrients*, 8(10), octubre 2016: E629.

Ministerio de Agricultura, pesca y alimentación: «Conoce lo que comes». Disponible en: http://www.alimentacion.es/.

Moreiras, O., Carvajal, A., Cabrera, L., Cuadrado, C.: «Ingestas recomendadas de energía y nutrientes para la población española». *Ta-
blas de composición de los alimentos,* Departamento de Nutrición,
Universidad Complutense de Madrid. Madrid, Ediciones Pirámide
(Grupo Anaya), 2008.

Navarrete Muñoz, E. M. *et al.*: «Ingesta dietética y de suplementos de
ácido fólico en mujeres embarazadas de Valencia». *Medicina Clínica,* 135(14), noviembre 2010: 637-643.

Pallás Alonso, C. R. *et al.*: «Suplementación de yodo en la gestación
y lactancia». *Pediatría de Atención Primaria,* 16(62), junio 2014:
147-153.

Pasupuleti, V. R., Sammugam, L., Ramesh, N. y Gan, S. H.: «Honey,
propolis, and royal jelly: a comprehensive review of their biological
actions and health benefits». *Oxidative Medicine and Cellular Longevity,* 2017(2), julio 2017: 1-21.

Showell, M. G. *et al.*: «Antioxidants for female subfertility». *The Cochrane database of systematic reviews,* vol. 7. 28 julio 2017, doi:
10.1002/14651858.CD007807.pub3.

«Spanish food composition database». Disponible en: https://www.bed-
ca.net/bdpub/index.php.

Takasaki, A, *et al*: «Luteal blood flow and luteal function». *Journal of
ovarian research,* vol. 2(1), 14 enero 2009, doi: 10.1186/1757-2215-
2-1.

Capítulo 7

Adams, K. M. y Nelson, J. L.: «Microchimerism: an investigative frontier in autoimmunity and transplantation». *JAMA*, 291(9), marzo 2004: 1127-1131.

Dawe, G. S., Wei Tan, X. y Xiao, Z. C.: «Cell migration from baby to mother». *Cell Adhesion & Migration,* 1(1), enero-marzo 2007: 19-27.

Rodríguez-Cortés, Y. M. y Mendieta-Zerona, H.: «Placenta like endocrine share organ and it action in normoevolutive pregnancy». *Revista de medicina e investigación,* 2(1), enero-junio, 2014: 28-34.

Serrallach, O.: *The postnatal depletion cure: a complete guide to rebuilding your health and reclaiming your energy for mothers of newborns, toddlers and young children.* Nueva York, Hachette Book Group, 2018.

VV. AA.: *Guía práctica de nutrición en el embarazo.* Leioa, Universidad del País Vasco, 2019.

Capítulo 9

Agencia española de seguridad alimentaria y nutrición: «Frutas y verduras siempre seguras». Disponible en: http://www.aecosan.msssi.gob.es/AECOSAN/web/para_el_consumidor/ampliacion/frutas_verduras.htm.

Aranceta, J. y Haya Palazuelos, J.: *Calcio y vitamina D en el embarazo y lactancia.* Madrid, IMC, Sociedad Española de Nutrición Comunitaria (SENC), 2012.

Boltman-Binkowski, H.: «A systematic review: Are herbal and homeopathic remedies used during pregnancy safe?». *Curationis,* 39(1), abril 2016: 1514.

Borge, T. C., Aase, H., Brantsæter, A. L., Biele, G.: «The importance of maternal diet quality during pregnancy on cognitive and behavioural outcomes in children: a systematic review and meta-analysis», *BMJ Open*, 7(9), septiembre 2017: e016777.

British Nutrition Fundation: «Nutrition during pregnancy». Disponible en: https://www.nutrition.org.uk/healthyliving/nutritionforpregnancy/nutrition-and-supplements-during-pregnancy.html?start=1.

Casas-Agustench, P. *et al.*: «Mother's nutritional miRNA legacy: nutrition during pregnancy and its possible implications to develop cardiometabolic disease in later life». *Pharmacological research*, 100, octubre 2015: 322-334.

Danielewicz, H., Myszczyszyn, G., Dębińska, A. *et al*: «Diet in pregnancy, more than food». *European journal of pediatrics*, 176(12), diciembre 2017: 1573-1579.

European Food Authority (EFSA): «Dietary Reference Values for the EU». Disponible en: http://www.efsa.europa.eu/en/interactive-pages/drvs.

European Food Authority (EFSA): «EFSA sets population reference intakes». Disponible en: http://www.efsa.europa.eu/en/search/site/pregnancy?page=2&f%5B0%5D=im_field_subject%3A61996.

European Food Safety Authority (EFSA). «Protocol for the scientific opinion on the tolerable upper intake level of dietary sugars». *EFSA Journal*, 16(8), agosto 2018: 5393. Disponible en: https://efsa.onlinelibrary.wiley.com/doi/10.2903/j.efsa.2018.5393.

Farabi, S. S. y Hernández, T. L.: «Low-carbohydrate diets for gestational diabetes». *Nutrients*, 11(8), julio 2019:1737.

Gil-Campos, M., Dalmau Serra, J. y el Comité de Nutrición de la Asociación Española de Pediatría: «Importance of docosahexaenoic acid (DHA): functions and recommendations for its ingestion in infants». *Anales de pediatría*, 73(3), septiembre 2010: 142.e1-142.e8.

Informe del Comité Científico de la Agencia Española de Consumo, Seguridad Alimentaria y Nutrición (AECOSAN) en relación con los riesgos microbiológicos asociados al consumo de determinados alimentos por mujeres embarazadas. Documento aprobado por la Sección de Seguridad Alimentaria y Nutrición del Comité Científico en su sesión plenaria de 21 de mayo de 2014. Disponible en: http://www.aecosan.msssi.gob.es/AECOSAN/docs/documentos/publicaciones/revistas_comite_cientifico/comite_cientifico_19.pdf.

Kennedy, D. A., Lupattelli, A., Koren, G. y Nordeng, H.: «Herbal medicine use in pregnancy: results of a multinational study». *BMC Complementary and Alternative Medicine*, 13, diciembre 2013: 355.

Koletzko, B., Godfrey, K. M., Postonc, L., Szajewskad, H., Van Goudoevere, J. B., De Waarde, M., Brands, B., Grivell, R. M., Deussen, A. R., Dodd, J. M., Patro-Golab, B., Zalewski, B. M. y EarlyNutrition Project Systematic Review Group: «Nutrition during pregnancy, lactation and early childhood and its implications for maternal and long-term child health: the early nutrition project recommendations». *Annals of nutrition and metabolism*, 74(2), 2019:93-106. Disponible en: http://www.project-earlynutrition.eu/eneu/.

Kumbhare, S. V., Patangia, D. V. V., Patil, R. H., Shouche, Y. S., Patil, N. P.: «Factors influencing the gut microbiome in children: from infancy to childhood». *Journal of biosciencies*, 44(2), junio 2019: 49.

Moullé, V. S. y Parnet, P.: «Effects of nutrient intake during pregnancy and lactation on the endocrine pancreas of the offspring». *Nutrients*, 11(11), noviembre 2019: 2708.

Mousa, A., Naqash, A. y Lim, S.: «Macronutrient and micronutrient intake during pregnancy: an overview of recent evidence». *Nutrients*, 11(2), febrero 2019: 443.

Organización Mundial de la Salud (OMS): «Administración de suplementos de vitamina A a embarazadas». Biblioteca electrónica de documentación científica sobre medidas nutricionales (eLENA). Disponible en : https://www.who.int/elena/titles/vitamina_pregnancy /es/.

Organización Mundial de la Salud (OMS): *Manual sobre las cinco claves para la inocuidad de los alimentos*. Departamento de Inocuidad de los Alimentos, Zoonosis y Enfermedades de Transmisión Alimentaria, 2007. Disponible en: https://www.who.int/foodsafety/publications/consumer/manual_keys_es.pd

Sebastiani, G., Herranz Barbero, A., Borrás-Novell, C., Alsina Casanova, M., Aldecoa-Bilbao, V., Andreu-Fernández, V., Pascual Tutusaus, M., Ferrero Martínez, S., Gómez Roig, M. D., García-Alga, O.: «The effects of vegetarian and vegan diet during pregnancy on the health of mothers and offspring». *Nutrients*, 11(3), marzo 2019: 557.

The European Food Information Council: «A healthy way through pregnancy». Disponible en: https://www.eufic.org/en/healthy-living/article/a-healthy-way-through-pregnancy.

Urrutia-Pereira, M., Solé, D.: «Deficiência de vitamina D na gravidez e o seu impacto sobre o feto, o recém-nascido e na infância [Vitamin D deficiency in pregnancy and its impact on the fetus, the newborn and in childhood]». *Revista paulista de pediatría*, 33(1), enero-marzo 2015: 104-113.

Academy of Nutrition and Dietetics: «Position of the Academy of Nutrition and Dietetics: Use of Nutritive and Nonnutritive Sweeteners». *Journal of the Academy of Nutrition and Dietetics*, 112, 2012: 739-758.

Agencia Española Seguridad alimentaria y Nutrición: «Publicación de las opiniones científicas de EFSA sobre ingestas diarias de referencia de sodio y cloruro». Sección Seguridad alimentaria, septiembre 2019. Disponible en: http://www.aecosan.msssi.gob.es/AECOSAN/web/noticias_y_actualizaciones/noticias/2019/sodio.htm.

Asociación Española de Gastroenterología, Sociedad Española de Medicina de Familia y Comunitaria y centro Cochrane Iberoamericano. *Manejo del paciente con enfermedad por reflujo gastroesofágico (ERGE). Guía de Práctica Clínica*, 2017. Disponible en: https://portal.guiasalud.es/wp-content/uploads/2018/12/GPC_8.pdf.

Anderson, F. W. y Johnson, C. T.: «Complementary and alternative medicine in obstetrics». *International Journal of Gynecology and Obstetrics*, 91(2), noviembre 2005: 116-124.

Arble, D. M., Bass, J., Laposky, A. D., Vitaterna, M. H., Turek, F. W.: «Circadian timing of food intake contributes to weight gain». *Obesity (Silver Spring)*, 17(11), noviembre 2009: 2100-2102.

Balinski, A. A.: «Use of Western Australian flower essences in the management of pain and stress in the hospital setting». *Complementary therapies in nursing and midwifery*, 4(4), agosto 1998: 111-117.

Barnes, L. A. J., Barclay, L., McCaffery, K. *et al*: «Complementary medicine products used in pregnancy and lactation and an examination of the information sources accessed pertaining to maternal health literacy: a systematic review of qualitative studies». *BMC complementary and alternative medicine*, 18(1), julio 2018: 229.

Begemann, K., Neumann, A. M., Oster, H.: «Regulation and Function of extra-SCN Circadian Oscillators in the Brain». *Acta Physiologica (Oxf)*, 229(1), mayo 2020: e13446. Disponible en: https://onlinelibrary.wiley.com/doi/epdf/10.1111/apha.13446.

Cavagnari, B. M.: «Edulcorantes no calóricos en embarazo y lactancia». *Revista Española de Salud Pública*, 93, agosto 2019: e1-e12.

Chamorro, R., Farias, R. y Peirano, P.: «Regulación circadiana, patrón horario de alimentación y sueño: Enfoque en el problema de obesidad». *Revista chilena de nutrición*, 45(3), septiembre 2018: 285-292.

Cheang, K. I., Nguyen, T. T., Karjane, N. W., Salley, K. E.: «Raspberry Leaf and Hypoglycemia in Gestational Diabetes Mellitus». *Obstetrics and Gynecology*, 128(6), diciembre 2016: 1421-1424.

EFSA Panel on Food Additives and Nutrient Sources added to Food (ANS): «Scientific Opinion on safety of steviol glycosides for the proposed uses as a food additive». *EFSA Journal*, 8(4), 2010: 1537.

EFSA Panel on Food Additives and Nutrient Sources added to Food (ANS): «Scientific Opinion on two recent scientific articles on the safety of artificial sweeteners». *EFSA Journal*, 9(2), 2011: 1996.

FEN: «Ingesta y fuentes alimentarias de fibra en España: diferencias en cuanto a la prevalencia de exceso de peso y obesidad abdominal en adultos del estudio científico ANIBES». Fundación Española de la Nutrición, 2017. Disponible en: http://www.fen.org.es/anibes/archivos/documentos/ANIBES_numero_18.pdf.

García-Casal, M. N., Peña-Rosas, J. P., Malavé, H. G.: «Sauces, spices, and condiments: definitions, potential benefits, consumption patterns, and global markets». *Annals of the New York Academy Sciences,* 1379(1), septiembre 2016: 3-16.

Hatori, M., Vollmers, C., Zarrinpar, A., DiTacchio, L., Bushong, E. A., Gill, S. *et al.*: «Time-restricted feeding without reducing caloric intake prevents metabolic diseases in mice fed a high-fat diet». *Cell Metabolism,* 15(6), junio 2012: 848-860.

Lizárraga, D., Touriño, S., Reyes-Zurita, F. J. *et al:* «Witch hazel (hamamelis virginiana) fractions and the importance of gallate moieties-electron transfer capacities in their antitumoral properties». *Journal of Agricultural and Food Chemistry,* 56(24), noviembre 2008: 11675-11682.

MacKay, D.: «Hemorrhoids and varicose veins: A review of treatment options». *Alternative Medicine Review,* 6(2), abril 2001: 126-140.

Mesa, M. D., Loureiro, B., Iglesia, I. *et al:* «The Evolving Microbiome from Pregnancy to Early Infancy: A Comprehensive Review». *Nutrients,* 12(1), enero 2020: 133.

Milton Laskibar, I., Léniz Rodríguez, A., Kajarabille García, N., Fernández Quintela, A., Portillo Baquedano, M. P.: *Guía práctica de nutrición en el embarazo.* Bilbao, Universidad del País Vasco, colección Zabalduz, 2019.

Motosko, C. C., Bieber, A. K., Pomeranz, M. K., Stein, J. A., Martires, K. J.: «Physiologic changes of pregnancy: a review of the literature». *International journal of womens dermatology,* 3(4), diciembre 2017: 219-224.

Organización Mundial de la Salud (OMS): *Recomendaciones de la OMS sobre atención prenatal para una experiencia positiva del embarazo.* Washington, D.C., Organización Panamericana de la Salud, 2018.

Parsons, M., Simpson, M., Ponton, T.: «Raspberry leaf and its effect on labour: safety and efficacy». *Australian College of Midwives incorporated journal*, 12(3), septiembre 1999: 20-25.

Pope, E., Koren, G., Bozzo, P.: «Sugar substitutes during pregnancy». *Canadian Family Physician. Le Médecin de famille canadien*, 60(11), noviembre 2014: 1003-1005.

Portnoi, G., Chng, L. A., Karimi-Tabesh, L., Koren, G., Tan, M. P. y Einarson, A.: «Prospective comparative study of the safety and effectiveness of ginger for the treatment of nausea and vomiting in pregnancy», *American Journal of Obstetrics and Gynecology*, 189(5), 2003: 1374-1377.

Pulido Acuña, G. P., Vásquez Sepúlveda, P. M., Villamizar Gómez, L.: «Uso de hierbas medicinales en mujeres gestantes y en lactancia en un hospital universitario de Bogotá (Colombia)». *Index de Enfermería*, 21(4), 2012: 199-203.

Rojas-Vera, J., Patel, A. V., Dacke, C.: «Relaxant activity of raspberry (rubus idaeus) leaf extract in guinea-pig ileum in vitro». *Phytotherapy research*, 16(7), noviembre 2002: 665-668.

Simpson, M., Parsons, M., Greenwood, J., Wade, K.: «Raspberry leaf in pregnancy: its safety and efficacy in labor». *Journal of Midwifery and Women's Health*, 46(2), marzo-abril 2001: 51-59.

Stote, K. S., Baer, D. J., Spears, K., Paul, D. R., Harris, G. K., Rumpler, W. V. *et al.*: «A controlled trial of reduced meal frequency without caloric restriction in healthy, normal-weight, middle-aged adults». *The American Journal of Clinical Nutrition*, 85(4), abril 2007: 981-988.

Touriño, S., Lizárraga, D., Carreras, A., Lorenzo, S., Ugartondo, V., Mitjans, M., Vinardell, M. P., Juliá, L., Cascante, M., Torres, J. L.:

«Highly galloylated tannin fractions from witch hazel (Hamamelis virginiana) bark: electron transfer capacity, in vitro antioxidant activity, and effects on skin-related cells». *Chemical research in toxicology*, 21(3), marzo 2008: 696-704.

Turawa, E. B., Musekiwa, A., Rohwer, A. C.: «Interventions for preventing postpartum constipation». *Cochrane database of systematic reviews*, 2015(9), septiembre 2015: CD011625.

Capítulo 13

Accortt, E. E., Schetter, C. D., Peters, R. M., Cassidy-Bushrow, A. E.: «Lower prenatal vitamin D status and postpartum depressive symptomatology in African American women: Preliminary evidence for moderation by inflammatory cytokines». *Archives of women's mental health*, 19(2), abril 2016: 373-383.

Beluska-Turkan, K., Korczak, R., Hartell, B. *et al.*: «Nutritional gaps and supplementation in the first 1000 days». *Nutrients*, 11(12), noviembre 2019: 2891.

Berger, A. A., Peragallo-Urrutia, R., Nicholson, W. K.: «Systematic review of the effect of individual and combined nutrition and exercise interventions on weight, adiposity and metabolic outcomes after delivery: evidence for developing behavioral guidelines for post-partum weight control». *BMC Pregnancy and childbirth*, 14, septiembre 2014: 319.

Caparrós-González, R. A., Romero-González, B., Strivens-Vilchez, H., González-Pérez, R., Martínez-Augustín, O. *et al.*: «Hair cortisol levels, psychological stress and psychopathological symptoms as predictors of postpartum depression». *PLoS one* 12(8), agosto 2017: e0182817.

Chauhan, G., Tadi, P.: «Physiology, postpartum changes». *StatPearls*, enero 2020.

Ellsworth-Bowers, E. R., Corwin, E. J.: «Nutrition and the psychoneuroimmunology of postpartum depression». *Nutrition research reviews*, 25(1), junio 2012: 180-192.

Groer, M. E. , Jevitt, C., Ji, M.: «Immune changes and dysphoric moods across the postpartum». *American journal of reproductive immunology*, 73(3), marzo 2015: 193-198.

Hung, T. H., Chen, S. F., Hsieh, T. T., Lo, L. M., Li, M. J., Yeh, Y. L.: «The associations between labor and delivery mode and maternal and placental oxidative stress». *Reproductive toxicology*, 31(2), febrero 2011: 144-150.

Jahangard, L., Mikoteit, T., Bahiraei, S. *et al.*: «Prenatal and postnatal hair steroid levels predict post-partum depression 12 weeks after delivery». *Journal of clinical medicine*, 8(9), septiembre 2019: 1290.

Miller, E. S., Hoxha, D., Pinheiro, E., Grobman, W. A., Wisner, K. L.: «The association of serum C-reactive protein with the occurrence and course of postpartum depression». *Archives of women's mental health,* 22(1), febrero 2019: 129-132.

Nettore, I. C., Albano, L., Ungaro, P. *et al.*: «Sunshine vitamin and thyroid». *Reviews in endocrine & metabolic disorders,* 18(3), septiembre 2017: 347-354.

Noh, E. J., Kim, Y. H., Cho, M. K. *et al.*: «Comparison of oxidative stress markers in umbilical cord blood after vaginal and cesarean delivery». *Obstetrics&gynecology science,* 57(2), marzo 2014: 109-114.

Organización Mundial de la Salud (OMS): «The World Health Organization Multinational Study of Breast-feeding and Lactational Amenorrhea. II. Factors associated with the length of amenorrhea. World Health Organization task force on methods for the natural regulation of fertility». *Fertility and sterility*, 70(3), septiembre 1998: 461-471.

Osborne, L. M., Monk, C.: «Perinatal depression -the fourth inflammatory morbidity of pregnancy? Theory and literature review». *Psychoneuroendocrinology*, 38(10), octubre 2013: 1929-1952.

Palm, M., Axelsson, O., Wernroth, L., Larsson, A., Basu, S.: «Involvement of inflammation in normal pregnancy». *Acta obstetricia gynecologica scandinavica*, 92(5), mayo 2013: 601-605.

Piérard-Franchimont, C., Piérard, G. E.: «Alterations in hair follicle dynamics in women». *BioMed research international*, 2013(1), 2013: 957432.

Romano, M., Cacciatore, A., Giordano, R., La Rosa, B.: «Postpartum period: three distinct but continuous phases». *Journal of prenatal medicine*, 4(2), abril-junio 2010: 22-25.

Shin, G. H., Toto, E. L., Schey, R.: «Pregnancy and postpartum bowel changes: constipation and fecal incontinence». *The American journal gastroenterology*, 110(4), abril 2015: 521-529.

Sonagra, A. D., Biradar, S. M., Dattatreya K., Jayaprakash Murthy, D. S.: «Normal pregnancy -a state of insulin resistance». *Journal of clinical and diagnostic research*, 8(11), noviembre 2014: CC01-03.

Stendell-Hollis, N. R., Thompson, P. A., West, J. L., Wertheim, B. C., Thomson, C. A.: «A comparison of Mediterranean-style and MyPyramid diets on weight loss and inflammatory biomarkers in postpartum breastfeeding women». *Journal of women's health (Larchmt)*, 22(1), enero 2013: 48-57.

Turawa, E. B., Musekiwa, A., Rohwer, A. C.: «Interventions for preventing postpartum constipation». *Cochrane database of systematic reviews*, 2015(9), septiembre 2015: CD011625.

Xiao, R. S., Kroll-Desrosiers, A. R., Goldberg, R. J., Pagoto, S. L., Person, S. D., Waring, M. E.: «The impact of sleep, stress, and depression on postpartum weight retention: a systematic review». *Journal of psychosomatic research*, 77(5), noviembre 2014: 351-358.

Zhou, Y., Zhu, X., Zhang, M. *et al.*: «Association between dietary inflammatory index and bone density in lactating women at 6 months postpartum: a longitudinal study». *BMC Public health*, 19(1), agosto 2019: 1076.

Zielińska, M. A., Wesołowska, A., Pawlus, B., Hamułka, J.: «Health effects of carotenoids during pregnancy and lactation». *Nutrients*, 9(8), agosto 2017: 838.

Capítulo 14

Ares Segura, S., Arena Ansótegui, J., Díaz-Gómez, N. M. (en representación del Comité de Lactancia Materna de la Asociación Española de Pediatría). «La importancia de la nutrición materna durante la lactancia, ¿necesitan las madres lactantes suplementos nutricionales?». *Anales de pediatría (Barcelona)*, 84(6), junio 2016: 347.e1-347.e7.

Barbosa, P. O., Pala, D., Silva, C. T. *et al.*: «Açaí (Euterpe oleracea Mart.) pulp dietary intake improves cellular antioxidant enzymes and biomarkers of serum in healthy women». *Nutrition*, 32(6), junio 2016: 674-680.

Benevides Bahiense, J., Marques, F. M., Figueira, M. M. *et al.*: «Potential anti-inflammatory, antioxidant and antimicrobial activities of *Sambucus australis*». *Pharmaceutical biology,* 55(1), diciembre 2017: 991-997.

Bonomo, L. de F., Silva, D. N., Boasquivis, P. F. *et al.*: «Açaí (Euterpe oleracea Mart.) modulates oxidative stress resistance in Caenorhabditis elegans by direct and indirect mechanisms». *PLoS one,* 9(3), marzo 2014: e89933.

Bzikowska-Jura, A., Czerwonogrodzka-Senczyna, A., Olędzka, G., Szostak-Węgierek, D., Weker, H., Wesołowska, A.: «Maternal nutrition and body composition during breastfeeding: Association with human milk composition». *Nutrients,* 10(10), septiembre 2018: 1379.

Chowdhury, R., Sinha, B., Sankar, M. J. *et al.*: «Breastfeeding and maternal health outcomes: a systematic review and meta-analysis». *Acta paediatrica,* 104(467), diciembre 2015: 96-113.

Claycombe, K. J., Brissette, C. A., Ghribi, O.: «Epigenetics of inflammation, maternal infection, and nutrition». *The journal of nutrition,* 145(5), mayo 2015: 1109S-1115S.

Comerford, K. B., Ayoob, K. T., Murray, R. D., Atkinson, S. A.: «The role of avocados in maternal diets during the periconceptional period, pregnancy and lactation». *Nutrients,* 8(5), mayo 2016: 313.

Copp, K., DeFranco, E. A., Kleiman, J., Rogers, L. K., Morrow, A. L., Valentine, C. J.: «Nutrition support team guide to maternal diet for the human-milk-fed infant». *Nutrition in clinical practice,* 33(5), octubre 2018: 687-693.

Cör, D., Knez, Ž., Knez Hrnčič, M.: «Antitumour, antimicrobial, antioxidant and antiacetylcholinesterase effect of ganoderma lucidum terpenoids and polysaccharides: A review». *Molecules,* 23(3), marzo 2018: 649.

Corwin, E. J, Bozoky, I., Pugh, L. C., Johnston, N.: «Interleukin-1beta elevation during the postpartum period». *Annals of behavioral medicine,* 25(1), invierno 2003: 41-47.

Dror, D. K., Allen, L. H.: «Overview of nutrients in human milk». *Advances in nutrition,* 9(1), mayo 2018: 278S-294S.

Ellsworth-Bowers, E. R., Corwin, E. J.: «Nutrition and the psychoneuroimmunology of postpartum depression». *Nutrition research reviews,* 25(1), junio 2012: 180-192.

Francois, C. A., Connor, S. L., Wander, R. C., Connor, W. E.: «Acute effects of dietary fatty acids on the fatty acids of human milk». *The american journal clinical nutrition,* 67(2), febrero 1998: 301-308.

Fujita, M., Brindle, E., Lo, Y. J., Castro, P., Cameroamortegui, F.: «Nutrient intakes associated with elevated serum C-reactive protein concentrations in normal to underweight breastfeeding women in Northern Kenya». *American journal of human biology,* 26(6), noviembre-diciembre 2014: 796-802.

Harding, K. B., Peña-Rosas, J. P., Webster, A. C. *et al.*: «Iodine supplementation for women during the preconception, pregnancy and postpartum period». *Cochrane database of systematic reviews,* 3(3), marzo 2017: CD011761.

Jin, X., Ruiz Beguerie, J., Sze, D. M., Chan, G. C.: «Ganoderma lucidum (Reishi mushroom) for cancer treatment». *Cochrane database of systematic reviews,* 4(4), abril 2016: CD007731.

Lau, C.: «Breastfeeding challenges and the preterm mother-infant dyad: A conceptual model». *Breastfeeding medicine*, 13(1), enero-febrero 2018: 8-17.

Liu, Q., Meng, X., Li, Y., Zhao, C. N., Tang, G. Y., Li, H. B.: «Antibacterial and Antifungal Activities of Spices». *International journal of molecular sciences*, 18(6), junio 2017: 1283.

Mallard, B., Leach, D. N., Wohlmuth, H., Tiralongo, J.: «Synergistic immuno-modulatory activity in human macrophages of a medicinal mushroom formulation consisting of Reishi, Shiitake and Maitake». *PLoS one*, 14(11), noviembre 2019: e0224740.

Manrique Vergara, D. y González Sánchez, M. E.: «Ácidos grasos de cadena corta (ácido butírico) y patologías intestinales». *Nutrición Hospitalaria*, 34(4), junio 2017: 58-61.

Nasef, N. A., Mehta, S., Murray, P., Marlow, G., Ferguson, L. R.: «Anti-inflammatory activity of fruit fractions in vitro, mediated through toll-like receptor 4 and 2 in the context of inflammatory bowel disease». *Nutrients*, 6(11), noviembre 2014: 5265-5279.

Osborne, L. M., Monk, C.: «Perinatal depression -the fourth inflammatory morbidity of pregnancy?: theory and literature review». *Psychoneuroendocrinology*, 38(10), octubre 2013: 1929-1952.

Perng, W., Rifas-Shiman, S. L., Rich-Edwards, J. W., Stuebe, A. M., Oken, E.: «Inflammation and weight gain in reproductive-aged women». *Annals of human biology*, 43(1), 2016: 91-95.

Rakowska, R., Sadowska, A., Dybkowska, E., Świderski, F.: «Spent yeast as natural source of functional food additives». *Roczniki Panstwowego Zakladu Higieny*, 68(2), 2017: 115-121.

Raman, S., Nicholls, R., Ritchie, J., Razee, H., Shafiee, S.: «Eating soup with nails of pig: thematic synthesis of the qualitative literature on cultural practices and beliefs influencing perinatal nutrition in low and middle income countries». *BMC Pregnancy and childbirth*, 16(1), julio 2016: 192.

Stuebe, A. M., Kleinman, K., Gillman, M. W., Rifas-Shiman, S. L., Gunderson, E. P., Rich-Edwards, J.: «Duration of lactation and maternal metabolism at 3 years postpartum». *Journal of women's health (Larchmt)*, 19(5), mayo 2010: 941-950.

Tomé-Carneiro, J. *et al*.: «Breast milk microRNAs harsh journey towards potential effects in infant development and maturation. Lipid encapsulation can help». *Pharmacological research*, 132, junio 2018: 21-32.

Vries, J., Pundir, S., Mckenzie, E., Keijer, J., Kussmann, M.: «Maternal circulating vitamin status and colostrum vitamin composition in healthy lactating women-A systematic approach». *Nutrients*, 10(6), mayo 2018: 687.

Wang, C., Shi, S., Chen, Q. *et al*.: «Antitumor and immunomodulatory activities of ganoderma lucidum polysaccharides in glioma-bearing rats». *Integrative cancer therapies*, 17(3), septiembre 2018: 674-683.

Capítulo 15

Epps, C. T., Stequist, B. P., Lowder, K. T., Blacker, B. C., Low, R. M., Egget, D. L., Parker, T. L.: «Synergistic endo- and exo-interactions between blueberry phenolic compounds, grape variety fractions, chocolate covered strawberries, and fruit smoothies». *Journal of food research*, 2(6), septiembre 2013: 33-47.

Ballard, O., Morrow, A. L.: «Human milk composition: nutrients and bioactive factors». *Pediatric clinic of North America*, 60(1), febrero 2013: 49-74.

Bener, A., Denic, S., Galadari, S.: «Longer breast-feeding and protection against childhood leukaemia and lymphomas». *European journal of cancer*, 37(2), enero 2001: 234-238.

Coovadia, H. M., Rollins, N. C., Bland, R. M. *et al.*: «Mother-to-child transmission of HIV-1 infection during exclusive breastfeeding in the first 6 months of life: an intervention cohort study». *Lancet*, 369(9567), marzo 2007: 1107-1116.

Dror, D. K., Allen, L. H.: «Overview of nutrients in human milk». *Advances in nutrition*, 9(1), mayo 2018: 278S-294S.

Francois, C. A., Connor, S. L., Wander, R. C., Connor, W. E.: «Acute effects of dietary fatty acids on the fatty acids of human milk». *The American journal of clinic nutrition*, 67(2), 1998: 301-308.

Gross, S. J., Buckley, R. H., Wakil, S. S.: «Elevated IgA concentration in milk produced by mothers delivered of preterm infants». *The journal of pediatrics*, 99(3), septiembre 1981: 389- 393.

Hamosh, M.: «Bioactive factors in human milk». *Pediatric clinic of North America*, 48(1), 2001: 69-86.

Hampel, D., Dror, D. K., Allen, L. H.: «Micronutrients in human milk: Analytical methods». *Advances in nutrition*, 9(1), mayo 2018: 313S-331S.

Hennet, T., Borsig, L.: «Breastfed at Tiffany's». *Trends in biochemical sciences*, 41(6), junio 2016: 508-518.

Iliff, P. J., Piwoz, E. G., Tavengwa, N. V. *et al.*: «Early exclusive breastfeeding reduces the risk of postnatal HIV-1 transmission and increases HIV-free survival». *AIDS*, 19(7), abril 2005: 699-708.

Klement, E., Cohen, R. V., Boxman, J., Joseph, A., Reif, S.: «Breastfeeding and risk of inflammatory bowel disease: a systematic review with meta-analysis». *The American journal of clinic nutrition*, 80(5), noviembre 2004: 1342-1352.

Koletzko, B.: «Human milk lipids». *Annals of nutrition & metabolism*, 69(2), 2016: 28-40.

Lau, C.: «Breastfeeding challenges and the preterm mother-infant dyad: A conceptual model». *Breastfeed medicine*, 13(1), enero-febrero 2018: 8-17.

Lawlor, D. A., Riddoch, C. J., Page, A. S. *et al.*: «Infant feeding and components of the metabolic syndrome: findings from the European Youth Heart Study». *Archives of disease in childhood*, 90(6), junio 2005: 582-588.

Neville, M. C.: «Anatomy and physiology of lactation». *Pediatric clinic of North America*, 48(1), febrero 2001: 13-34.

Newburg, D. S., Walker, W. A.: «Protection of the neonate by the innate immune system of developing gut and of human milk». *Pediatric research*, 61(1), enero 2007: 2-8.

Ogra, P. L., Walker, W. A., Lönnerdal, B. (eds.): *Milk, mucosal immunity and the microbiome: impact on the neonate*. Basel (Suiza), Nestlé Nutrition Institute Workshop Series (94), Karger, 2020: 11-26.

Owen, C. G., Martin, R. M., Whincup, P. H., Davey Smith, G., Cook, D. G.: «Effect of infant feeding on the risk of obesity across the life course: A quantitative review of published evidence». *Pediatrics,* 115(5), mayo 2005: 1367-1377.

Paricio Talayero, J. M., Lizán-García, M., Otero Puime, A., Benlloch Muncharaz, M. J., Beseler Soto, B., Sánchez-Palomares, M., Santos Serrano, L., Landa Rivera, L.: «Full breastfeeding and hospitalization as a result of infections in the first year of life». *Pediatrics,* 118(1), julio 2006: e92-e99.

Patel, A. L., Meier, P. P., Engstrom, J. L.: «The evidence for use of human milk in very low-birthweight preterm infants». *NeoReviews,* 8(11), noviembre 2007: e459.

Sabillón, F., Abdu, B.: «Composición de la leche materna». *Honduras pediátrica,* 18(4), cuarto trimestre 1997: 120-124. Disponible en: http://www.bvs.hn/RHP/pdf/1997/pdf/Vol18-4-1997-7.pdf.

Sangild, P. T., Siggers, R. H., Schmidt, M. *et al.:* «Diet- and colonization-dependent intestinal dysfunction predisposes to necrotizing enterocolitis in preterm pigs». *Gastroenterology,* 130(6), mayo 2006: 1776-1792.

Shah, P. S., Herbozo, C., Aliwalas, L. L., Shah, V. S.: «Breastfeeding or breast milk for procedural pain in neonates». *Cochrane database of systematic reviews,* 12, diciembre 2012: CD004950.

Singhal, A., Cole, T. J., Fewtrell, M., Lucas, A.: «Breastmilk feeding and lipoprotein profile in adolescents born preterm: follow-up of a prospective randomised study». *Lancet,* 363(9421), mayo 2004: 1571-1578.

Thurl, S., Munzert, M., Boehm, G., Matthews, C., Stahl, B.: «Systematic review of the concentrations of oligosaccharides in human milk». *Nutrition reviews,* 75(11), noviembre 2017: 920-933.

Capítulo 17

Agencia de Salud Pública de Cataluña: *Recomendaciones para la alimentación en la primera infancia (de 0 a 3 años)*. Barcelona, Agencia de Salud Pública de Cataluña, 2016. Disponible en: https://www.observatoriodelainfancia.es/ficherosoia/documentos/5029_d_alimentacion_0_3_es.pdf.

Agostoni, C., Decsi, T., Fewtrell, M., Goulet, O., Kolacek, S., Koletzko, B., Michaelsen, K. F., Moreno, L., Puntis, J., Rigo, J., Shamir, R., Szajewska, H., Turck, D., Van Goudoever, J., ESPGHAN Committee on Nutrition: «Complementary feeding: a commentary by the ESPGHAN Committee on Nutrition». *Journal of pediatric gastroenterology and nutrition*, 46(1), 2008: 99-110.

Aguayo, J.: *La lactancia materna*. Sevilla, Universidad de Sevilla, 2001.

American Academy of Pediatrics (section on breastfeeding): «Breastfeeding and the use of human milk». *Pediatrics*, 129(3), marzo 2012: e827-e841.

American Academy of Pediatrics Committee on Drugs: «Transfer of drugs and other chemicals into human milk». *Pediatrics*, 108(3), septiembre 2001: 776-789.

Amir, L. H. y Comité de protocolos de la Academy of Breastfeeding Medicine: «Clinical Protocol Number 4: Mastitis». *Breastfeeding medicine*, 9(5), marzo 2014: 239-243.

Andrade Campanha, S. M., Lopes de Castro Martinelli, R., Batista Palhares, D.: «Association between ankyloglossia and breastfeeding». *Codas*, 31(1), febrero 2019: e20170264.

Arroyo, R., Martín, V., Maldonado, A., Jiménez, E., Fernández, L., Rodríguez, J. M.: «Treatment of infectious mastitis during lactation: antibiotics versus oral administration of lactobacilli isolated from breast milk». *Clinical infectious diseases*, 50(12), junio 2010: 1551-1558.

Arroyo, R., Martín, V., Maldonado, A., Jiménez, E., Fernández, L., Rodríguez, J. M.: «Treatment of infectious mastitis during lactation: antibiotics versus oral administration of lactobacilli isolated from breast milk». *Clinical infectious diseases*, 50(12), junio 2010: 1551-1558.

Asociación Española de Pediatría. «Alimentación complementaria dirigida por el bebé», 2014. Disponible en: http://enfamilia.aeped.es/node/746.

Bassols, I. L.: «Reclaiming the art of breastfeeding». *Midwifery today with international midwife*, 92, invierno 2009-2010: 33-65.

Berens, P., Eglash, A., Malloy, M., Steube, A. M.: «ABM Clinical Protocol #26: Persistent pain with breastfeeding». *Breastfeeding medicine*, 11(2), marzo 2016: 46-53.

Broadfoot, M., Britten, J., Tappin, D. M., MacKenzie, J. M.: «The Baby Friendly Hospital Initiative and breast feeding rates in Scotland». *Archives of disease in childhood. Fetal and neonatal edition*, 90, 2005: F114-F116.

Burton, J. L., Erskine, R. J.: «Immunity and mastitis. Some new ideas for an old disease». *The veterinary clinics of Nort America. Food animal practice*, 19(1), marzo 2003: 1-45.

Bystrova, K., Widström, A. M., Matthiesen, A. S. *et al.*: «Skin-to-skin contact may reduce negative consequences of "the stress of being born": a study on temperature in newborn infants, subjected to different ward routines in St. Petersburg». *Acta paediatrica*, 92(3), 2003: 320-326.

Carrera, M., Arroyo, R., Mediano, P., Fernández, L., Marín, M., Rodríguez, J. M.: «Lactancia materna y mastitis». *Acta pediátrica española*, 70(6), 2012: 255-261.

Chen, C. H., Wang, T. M., Chang, H. M., Chi, C. S.: «The effect of breast-and bottle-feeding on oxygen saturation and body temperature in preterm infants». *Journal of human lactation*, 16(1), febrero 2000: 21-27.

Colson, S. D., Meek, J. H., Hawdon, J. M.: «Optimal positions for the release of primitive neonatal reflexes stimulating breastfeeding». *Early human development*, 84(7), julio 2008: 441-449.

Comité de Lactancia Materna de la Asociación Española de Pediatría, Martín Morales, J. M.: «Recomendaciones sobre lactancia materna del Comité de Lactancia Materna de la Asociación Española de Pediatría», 2012. Disponible en: http:// www.aeped.es/comite-lactancia-materna/recomendaciones.

Comité de nutrición y lactancia materna de la Asociación Española de Pediatría: *Manual de lactancia materna. De la teoría a la práctica.* Madrid, Editorial Médica Panamericana, 2008.

Comité de Protocolos de la Academia Médica de Lactancia Materna: «ABM clinical protocol #22: guidelines for management of jaundice in the breastfeeding infant equal to or greater than 35 weeks' gestation». *Breastfeeding medicine*, 5(2), abril 2010: 87-93.

Crenshaw, J.: «Care practice #6: No separation of mother and baby, with unlimited opportunities for breastfeeding». *The journal of perinatal education*, 16(3), verano 2007: 39-43.

Delgado, S., Arroyo, R., Jiménez, E., Fernández, L., Rodríguez, J. M.: «Mastitis infecciosas durante la lactancia: un problema infravalorado (I)». *Acta pediátrica española*, 67(2), 2009: 77-84.

Delgado, S., Arroyo, R., Jiménez, E., Fernández, L., Rodríguez, J. M.: «Mastitis infecciosas durante la lactancia: un problema infravalorado (II)». *Acta pediátrica española*, 67(3), 2009: 125-132.

Delgado, S., García-Garrote, F., Padilla, B., Rodríguez Gómez, J. M., Romero, B.: «Diagnóstico microbiológico de la infección bacteriana asociada al parto y al puerperio». *Enfermedades infecciosas y microbiología clínica*, 34(5), mayo 2016: 309-314.

DiGirolamo, A. M., Grummer-Strawn, L. M., Fein, S. B.: «Effect of maternity-care practices on breastfeeding». *Pediatrics*, 122 (2), octubre 2008: S43-S49.

Do Rêgo Barros de Andrade Fraga, M., Azoubel Barreto, K., Barbosa Lira, T. C., Aparecida de Menezes, V.: «Is the occurrence of ankyloglossia in newborns associated with breastfeeding difficulties?». *Breastfeeding medicine*, 15(2), febrero 2020: 96-102.

Fernández, L., Arroyo, R., Espinosa, I., Marín, R., Rodríguez, J. M.: «Probiotics for human lactational mastitis». *Beneficial microbes*, 5(2), junio 2014: 169-183.

Fernández, L., Rodríguez, J. M. (eds.), Arroyo, R., Cárdenas, N. *et al.*: *Mastitis, el lado oscuro de la lactancia. Microbiota mamaria: de la fisiología a la mastitis*. Madrid, Probisearch, 2013.

Forster, D. A., McLachlan, H. L.: «Breastfeeding initiation and birth setting practices: a review of the literature». *Journal of midwifery & women's health*, 52(3), mayo-junio 2007: 273-280.

Goldstein, S., Makhoul, I. R.: «The effect of skin-to-skin contact (kangaroo care) shortly alter birth on the neurobehavioral responses of the term newborn: A randomized, controlled trial». *Pediatrics*, 113(4), abril 2004: 858-865.

González, C.: *Manual práctico de lactancia materna*. Barcelona, ACPAM, 2004.

González, C.: *Un regalo para toda la vida*. Madrid, Ediciones Planeta, 2015.

Grupo NIDCAP. Servicio de Neonatología. Hospital 12 de Octubre, Grupo Prevención en la Infancia y Adolescencia de la Asociación Española de Pediatría de Atención Primaria: *Cuidados desde el nacimiento. Recomendaciones basadas en pruebas y buenas prácticas.* Madrid, Ministerio de Sanidad y Política Social, 2010. Disponible en: https://www.mscbs.gob.es/va/organizacion/sns/planCalidadSNS/equidad/saludGenero/saludSexualReproduccion/cuidadosNacimientos.htm9.docx.

Heine, R. F.: «Gastroesophageal reflux disease, colic and constipation in infants with food allergy». *Current opinion in allergy and clinical immunology*, 6 (3), junio 2006: 220-225.

Hill, D. J., Roy, N., Heine, R. G., Hosking, C. S., Francis, D. E., Brown, J. et al.: «Effect of a low-allergen maternal diet on colic among breastfed infants: a randomized, controlled trial». *Pediatrics*, 116(5), noviembre 2005: e709-e715.

Jakobsson, I., Lindberg, T.: «Cow's milk as acause of infantile colic in breastfed infants». *Lancet*, 2 (8087), agosto 1978: 437-439.

Jiménez, E., Fernández, L., Maldonado, A., Martín, R., Olivares, M., Xaus, J. et al.: «Oral administration of *lactobacillus* strains isolated from breast milk as an alternative for the treatment of infectious mastitis during lactation». *Applied and environmental microbiology*, 74(15), agosto 2008: 4650-4655.

Johnston, C., Campbell-Yeo, M., Disher, T. *et al*.: «Skin-to-skin care for procedural pain in neonates». *Cochrane database of systematic reviews*, 2(2), febrero 2017: CD008435.

Jordan, S., Emery, S., Watkins, A., Evans, J. D., Storey, M., Morgan, G.: «Associations of drugs routinely given in labour with breastfeeding at 48 hours: analysis of the Cardiff Births Survey». *BJOG*,116(12), noviembre 2009: 1622-1632.

Lawrence, R. A., Lawrence, R. M.: *Lactancia materna. Una guía para la profesión médica*. Barcelona, Elsevier Mosby, 2005.

Lindberg, T.: «Infantile colic: aetiology and prognosis». *Acta paediatrica*, 89(1), enero 2000: 1-12.

Lucassen, P. L., Assendelft, W. J., Gubbels, J. W., Van Eijk, J. T., Van Geldrop, W. J., Neven, A. K. *et al*.: «Effectiveness of treatments for infantile colic: systematic review». *BMJ*, 316(7144), mayo 1998: 1563-1569.

Lumbiganon, P., Martis, R., Laopaiboon, M., Festin, M. R., Ho, J. J., Hakimi, M.: «Antenatal breastfeeding education for increasing breastfeeding duration». *Cochrane database of systematic reviews*, 11, noviembre 2011: CD006425.

Manz, F., Van't Hof, M. A., Haschke, F.: «The mother-infant relationship: who controls breastfeeding frequency? Euro-Growth Study Group». *Lancet*, 353(9159), abril 1999: 1152.

Marín, M. M., Rapisardi, G., Tani, F.: «Two-day-old newborn infants recognise their mother by her axillary odour». *Acta paediatrica*, 104(3), marzo 2015: 237-240.

Martín, R., Langa, S., Reviriego, C., Jiménez, E., Marín, M. L., Olivares, M. *et al.*: «The commensal microflora of human milk: new perspectives for food bacteriotherapy and probiotics». *Trends in food science & technology*, 15(3-4), marzo-abril 2004: 121-127.

Messner, A. H., Lalakea, M. L., Aby, J., Macmahon, J., Bair, E.: «Ankyloglossia: incidence and associated feeding difficulties». *Archives of otolaryngology -head & neck surgery*, 126(1), enero 2000: 36-39.

Messner, A. H., Lalakea, M. L.: «Ankyloglossia: controversies in management». *International journal of pediatric otorhinolaryngol*, 54(2-3), agosto 2000: 123-131.

Mizuno, K., Mizuno, N., Shinohara, T., Noda, M.: «Mother-infant skin-to-skin contact after delivery results in early recognition of own mother's milk odour». *Acta paediatrica*, 93(12), diciembre 2004: 1640-1645.

Moore, E. R., Anderson, G. C., Bergman, N.: «Early skin-to-skin contact for mothers and their healthy newborn infants». *Cochrane database of systematic reviews*, 3, julio 2007: CD003519.

Nishitani, S., Miyamura, T., Tagawa, M. *et al.*: «The calming effect of a maternal breast milk odor on the human newborn infant». *Neuroscience research*, 63(1), enero 2009: 66-71.

Organización Mundial de la Salud (OMS), Departamento de Salud y Desarrollo del Niño y del Adolescente: *Relactación: revisión de la experiencia y recomendaciones para la práctica*. Ginebra, OMS, 1998.

Organización Mundial de la Salud (OMS): «Razones médicas aceptables para el uso de sucedáneos de leche materna». *Pediatría Atención Primaria*, 12(48), octubre-diciembre 2010: 717-722.

Organización Mundial de la Salud (OMS): *Estrategia mundial para la alimentación del lactante y del niño pequeño.* Ginebra, OMS, 2002. Disponible en: https://www.who.int/nutrition/publications/gs_infant_feeding_text_spa.pdf?ua=1.

Organización Mundial de la Salud (OMS): *Mastitis: causa y manejo.* Ginebra, OMS, 2000.

Organización Mundial de la Salud (OMS): *Pruebas científicas de los diez pasos para una feliz lactancia natural.* Ginebra, OMS, 1998.

Philipp, B. L., Malone, K. L., Cimo, S., Merewood, A.: «Sustained breastfeeding rates at a US baby-friendly hospital». *Pediatrics,* 112(3), septiembre 2003: e234-e236.

Promoción de la lactancia en Europa: *Protección, promoción y apoyo a la lactancia en Europa: plan estratégico.* Luxemburgo, Comisión Europea. Dirección Pública de Salud y Control de Riesgos, 2004. Disponible en: https://www.aeped.es/sites/default/files/5europe_a_blueprint_for_action.pdf.

Righard, L., Alade, M. O.: «Effect of delivery room routines on success of first breast-feed». *Lancet,* 336(8723), noviembre 1990: 1105-1107.

Rodríguez, J. M., Dalmau, J.: «Probióticos para el binomio madre-hijo (I)». *Acta pediátrica española,* 65(9), 2007: 452-457.

Rodríguez, J. M., Dalmau, J.: «Probióticos para el binomio madre-hijo (II)». *Acta pediátrica española,* 65(10), 2007: 513-518.

Rodríguez, J. M.: «The origin of human milk bacteria: is there a bacterial entero-mammary pathway during late pregnancy and lactation?». *Advances in nutrition*, 5(6), noviembre 2014: 779-784.

Rowe, H., Baker, T., Hale, T. W.: «Maternal medication, drug use, and breastfeeding». *Child and adolescent psychiatric clinics of North America*, 24(1), enero 2015: 1-20.

Sachs, H. C., Comité de drogas: «The transfer of drugs and therapeutics into human breast milk: an update on selected topics». *Pediatrics*, 132(3), septiembre 2013: e796-e809.

Saxton, A., Fahy, K., Rolfe, M., Skinner, V., Hastie, C.: «Does skin-to-skin contact and breast feeding at birth affect the rate of primary postpartum haemorrhage: Results of a cohort study». *Midwifery*, 31(11), noviembre 2015: 1110-1117.

Schrander, J. J., Van Den Bogart, J. P., Forget, P. P. *et al.*: «Cow's milk protein intolerance in infants under 1 year of age: a prospective epidemiological study». *European journal of pediatric*, 152(8), 1993: 640-644.

Sección de Programas de Salud del Servicio de Promoción de la Salud, Servicio de Pediatría y Servicio de Ginecología y Obstetricia del Servicio Riojano de Salud (SERIS), Servicio de Pediatría y Servicio de Ginecología y Obstetricia de la Fundación Hospital Calahorra, Grupo de Apoyo a la Lactancia Materna de La Rioja Al Halda: *Guía de lactancia materna para profesionales de la salud*. Consejería de Salud del Gobierno de La Rioja, 2010. Disponible en: https://www. aeped.es/sites/default/files/8-guia_prof_la_rioja.pdf.

Svensson, K. E., Velandia, M. I., Matthiesen, A. S., WellesNyström, B. L., Widström, A. M.: «Effects of mother-infant skin-to-skin contact on severe latch-on problems in older infants: a randomized trial». *International breastfeeding journal*, 8(1), marzo 2013: 1.

Vaidya, K., Sharma, A., Dhungel, S.: «Effect of early mother-baby close contact over the duration of exclusive breastfeeding». *Nepal Medical College journal*, 7(2), diciembre 2005: 138-140.

Varalda, A., Coscia, A., Di Nicola, P. *et al.*: «Medication and breastfeeding». *Journal of biological regulators and homeostatic agents*, 26(3), julio-septiembre 2012: 1-4.

VV AA: American Academy of Pediatrics Section on Breastfeeding: «Breastfeeding and the use of human milk». *Pediatrics*, 115, febrero 2005: 496-506.

VV AA: Comité de Estándares de la Sociedad Española de Neonatología: «Recomendaciones de mínimos para la asistencia del RN sano». *Anales españoles de pediatría*, 55(2), agosto 2001: 141-145.

VV AA: «Alergia a las proteínas de leche de vaca no mediada por IgE: documento de consenso de la Sociedad Española de Gastroenterología, Hepatología y Nutrición Pediátrica (SEGHNP), la Asociación Española de Pediatría de Atención Primaria (AEPAP), la Sociedad Española de Pediatría Extrahospitalaria y Atención Primaria (SEPEAP) y la Sociedad Española de Inmunología Clínica, Alergología y Asma Pediátrica (SEICAP)», *Anales de pediatría*, 90(3), marzo 2019: 193. e1-193.e11. Disponible en: https://www.analesdepediatria.org/es-alergia-proteinas-leche-vaca-no-articulo-S1695403318305307.

VV AA: *La lactancia materna*. Sevilla, Universidad de Sevilla, 2001. (En concreto: capítulo 8, escrito por Carlos González Rodríguez, pediatra y presidente de ACPAM-Associació Catalana Pro Alletament Matern).

Walsh, J., Tunkel, D.: «Diagnosis and treatment of ankyloglossia in newborns and infants: A review». *JAMA Otolaryngology -head & neck surgery*, 143(10), octubre 2017: 1032-1039.

Wessel, M. A., Cobb, J. C., Jackson, E. B., Harris, G. S., Detwilwe, A. C.: «Paroxysmal fussing in infancy, sometimes called "colic"». *Pediatrics*, 14(5), noviembre 1954: 421-435.

Winberg, J., Porter, R. H.: «Olfaction and human neonatal behaviour: clinical implications». *Acta paediatrica*, 87(1), enero 1998: 6-10.

Winberg, J.: «Mother and newborn baby: mutual regulation of physiology and behavior -a selective review». *Developmental psychobiology*, 47(3), noviembre 2005: 217-229.

Zhang, S., Su, F., Li, J., Chen, W.: «The analgesic effects of maternal milk odor on newborns: A meta-analysis». *Breastfeeding medicine*, 13(5), junio 2018: 327-334.

Capítulo 19

AECOSAN: «Recomendaciones de la Agencia Española de Consumo, Seguridad Alimentaria y Nutrición. Ampliación». Disponible en: https://www.aesan.gob.es/AECOSAN/web/para_el_consumidor/ampliacion/nitratos_hortalizas.htm.

Arantes, A. L. A. E., Neves, F. S., Campos A. A. L., Pereira Netto, M.: «The baby-led weaning method (BLW) in the context of complementary feeding: a review». *Revista paulista de pediatria*, 36(3), 2018: 353-363.

Blissett, J.: «Relationships between parenting style, feeding style and feeding practices and fruit and vegetable consumption in early childhood». *Appetite*, 57(3), diciembre 2011: 826-831.

Brown, A.: «No difference in self-reported frequency of choking between infants introduced to solid foods using a baby-led weaning or traditional spoon-feeding approach». *Journal of human nutrition and dietetic*, 31(4), agosto 2018: 496-504.

Bruch, H.: «Psychotherapy in anorexia nervosa». *International journal of eating disorder,* 1(4), verano 1982: 3-14.

Bruch, H.: «The changing picture of an illness: anorexia nervosa». Investigación incluida en el libro *Attachment and the Therapeutic Process,* editado por Sacksteder, J. L., Schwartz, D. P., Akabane, Y. Madison, Connecticut, International Universities Press, 1987: 205-222.

Bruch, H.: *Eating disorders: obesity, anorexia nervosa and the person within.* Nueva York, Basic Books, 1973.

Bruch, H.: *La jaula dorada. El enigma de la anorexia nerviosa.* Buenos Aires, Paidós, 2002.

Cameron, S. L., Taylor, R. W., Heath, A. L. M.: «Development and pilot testing of baby-led introduction to SolidS -a version of baby-led weaning modified to address concerns about iron deficiency, growth faltering and choking». *BMC Pediatrics,* 15, agosto 2015: 99.

Cameron, S. L., Taylor, R. W., Heath, A. L.: «Parent-led or baby-led? Associations between complementary feeding practices and health-related behaviours in a survey of New Zealand families». *BMJ Open,* 3(12), diciembre 2013: e003946.

D'Auria, E., Bergamini, M., Staiano, A. *et al.*: «Baby-led weaning: what a systematic review of the literature adds on». *Italian journal of pediatrics,* 44(1), mayo 2018: 49.

Daniels, L., Heath, A. L. M., Williams, S. M. *et al.*: «Baby-Led Introduction to Solids (BLISS) study: a randomised controlled trial of a baby-led approach to complementary feeding». *BMC Pediatrics,* 15, noviembre 2015: 179.

Daniels, L., Taylor, R. W., Williams, S. M. *et al.*: «Impact of a modified version of baby-led weaning on iron intake and status: a randomised controlled trial». *BMJ Open*, 8(6), junio 2018: e019036.

Dewey, K., Organización Mundial de la Salud (OMS) *et al.*: *Guiding principles of complementary feeding of the breastfed child*. Ginebra, Suiza, OMS, 2004.

Fewtrell, M., Bronsky, J., Campoy, C. *et al.*: «Complementary feeding: a position paper by the European Society for Paediatric Gastroenterology, Hepatology, and Nutrition (ESPGHAN) Committee on Nutrition». *Journal of pediatric gastroenterology and nutrition*, 64(1), enero 2017: 119-132.

Garaulet, M.: *Pierde peso sin perder la cabeza*. Madrid, Editec Red, 2009.

Morison, B. J., Heath, A. M., Haszard, J. J., *et al.*: «Impact of a modified version of baby-led weaning on dietary variety and food preferences in infants». *Nutrients*, 10(8), agosto 2018: 1092.

Morison, B. J., Taylor, R. W., Haszard, J. J. *et al.*: «How different are baby-led weaning and conventional complementary feeding? A cross-sectional study of infants aged 6-8 months». *BMJ Open*, 6(5), mayo 2016: e010665.

Nehring, I., Kostka, T., Von Kries, R. *et al.*: «Impacts of in utero and early infant taste experiences on later taste acceptance: a systematic review». *The journal of nutrition*, 145(6), junio 2015: 1271-1279.

Organización Mundial de la Salud (OMS): *Guiding principles for feeding non-breastfed children 6-24 months of age*. Ginebra, Suiza, OMS, 2005.

Rapley, G., Forste, R., Cameron, S., Brown, A., Wright, C.: «Baby-led weaning a new frontier». *ICAN: Infant, Child, & Adolescent Nutrition*, 7(2), 2015: 77-85.

Rowan, H., Lee, M., Brown, A.: «Differences in dietary composition between infants introduced to complementary foods using baby-led weaning and traditional spoon feeding». *Journal of human nutrition and dietetic*, 32(1), febrero 2019: 11-20.

Tan, C. C., Holub, S. C.: «Children's self-regulation in eating: associations with inhibitory control and parents' feeding behavior». *Journal of pediatric psychology*, 36(3), abril 2011: 340-345.

Taylor, R. W., Williams, S. M., Fangupo, L. J. *et al.*: «Effect of a baby-led approach to complementary feeding on infant growth and overweight: a randomized clinical trial». *JAMA Pediatrics*, 171(9), septiembre 2017: 838-846.

Ziegler, P., Hanson, C., Ponza, M., Novak, T., Hendricks, K.: «Feeding Infants and Toddlers Study: meal and snack intakes of Hispanic and non-Hispanic infants and toddlers». *Journal of the American Dietetic Association*, 106(1), enero 2006: S107-S123.

Capítulo 21

Bozin, B., Mimica-Dukic, N., Samojlik, I., Jovin, E.: «Antimicrobial and antioxidant properties of rosemary and sage (Rosmarinus officinalis L. and Salvia officinalis L., Lamiaceae) essential oils». *Journal of agricultural and food chemistry*, 55(19), septiembre 2007: 7879-7885.

Brierley, S.M., Kelber, O.: «Use of natural products in gastrointestinal therapies». *Current opinion pharmacology*, 11(6), diciembre 2011: 604-611.

Cameán Fernández, A. M., Farré Rovira, R., Ferrero Palma, M.: «Informe del Comité Científico de la Agencia Española de Seguridad Alimentaria y Nutrición (AESAN) en relación al posible riesgo del aluminio dietético». *Revista del comité científico de la AESAN*, 10, 2009: 73-89. Disponible en: http://www.aecosan.msssi.gob.es/ AECOSAN/docs/documentos/seguridad_alimentaria/evaluacion_ riesgos/informes_comite/ALUMINIO_DIETETICO.pdf.

Consulta la información y el material que ofrece el Ministerio de Agricultura, Pesca y Alimentación sobre frutas y verduras de temporada en: https://www.mapa.gob.es/es/alimentacion/temas/frutas-verduras-temporada/.

Danciu, C., Zupko, I., Bor, A., Schwiebs, A., Radeke, H., Hancianu, M., Cioanca, O., Alexa, E., Oprean, C., Bojin, F., Soica, C., Paunescu, V., Dehelean, C. A.: «Botanical therapeutics: phytochemical screening and biological assessment of chamomile, parsley and celery extracts against A375 human melanoma and dendritic cells». *International journal of molecular sciencies*, 19(11), noviembre 2018: 3624.

Ecoembes. *Ecoembes, hacia una revolución circular.* Se puede consultar el resumen ejecutivo de 2019 en: https://www.ecoembes.com/sites/ default/files/archivos_publicaciones_ecoembes/resumen-ejecutivo-2019.pdf.

El Alaoui, C., Chemin, J., Fechtali, T., Lory, P.: «Modulation of T-type Ca2+ channels by Lavender and Rosemary extracts». *PLoS one*, 12(10), octubre 2017: e0186864.

European Food Safety Authority (EFSA). «Scientific opinion of the panel on food additives, flavourings, processing aids and food contact materials on a request from European Commission on Safety of aluminium from dietary intake». *The EFSA Journal*, 6(7), 754, julio

2008: (1-34). Disponible en: https://efsa.onlinelibrary.wiley.com/doi/epdf/10.2903/j.efsa.2008.754.

FAO: *Libro de actividades - Una alimentación sana importa*. Roma, FAO, 2019. Disponible en: http://www.fao.org/3/ca4694es/CA4694ES.pdf.

Fifi, A. C., Axelrod, C. H., Chakraborty, P., Saps, M.: «Herbs and spices in the treatment of functional gastrointestinal disorders: a review of clinical trials». *Nutrients*, 10(11), noviembre 2018: 1715.

García-Casal, M. N., Peña-Rosas, J. P., Malavé, H. G.: «Sauces, spices, and condiments: definitions, potential benefits, consumption patterns, and global markets». *Annals of the New York academy of sciences*, 1379(1), septiembre 2016: 3-16.

Jiang, T. A.: «Health benefits of culinary herbs and spices». *Journal of AOAC International*, 102(2), marzo 2019: 395-411.

Josep Tur Marí, J., Serra Alías, M., Ngo de la Cruz, J., Vidal Ibáñez, M.: *Una alimentación sana para todos*. Agencia Española de Seguridad Alimentaria y Nutrición (AESAN), 2010. Disponible en: http://www.aecosan.msssi.gob.es/AECOSAN/docs/documentos/nutricion/alimentacion_sana_para_todos.pdf.

Koulivand, P. H., Khaleghi Ghadiri, M., Gorji, A.: «Lavender and the nervous system». *Evidence-based complementary and alternative medicine*, 2013: 681304.

Lakhera, A., Ganeshpurkar, A., Bansal, D., Dubey, N.: «Chemopreventive role of Coriandrum sativum against gentamicin-induced renal histopathological damage in rats». *Interdisciplinary toxicology*, 8(2), junio 2015: 99-102.

Liu, Q., Meng, X., Li, Y., Zhao, C. N., Tang, G. Y., Li, H. B.: «Antibacterial and antifungal activities of spices». *International journal of molecular sciences*, 18(6), junio 2017: 1283.

Low Dog, T.: «A reason to season: the therapeutic benefits of spices and culinary herbs». *Explore* (Nueva York), 2(5), septiembre-octubre 2006: 446-449.

Mataix Verdú, J., Barbancho Cisneros, F. J.: *Hortalizas y verduras en la alimentación mediterránea*. Almería, Universidad de Almería, 2007.

Nirumand, M. C., Hajialyani, M., Rahimi, R., Farzaei, M. H., Zingue, S., Nabavi, S. M., Bishayee, A.: «Dietary plants for the prevention and management of kidney stones: preclinical and clinical evidence and molecular mechanisms». *International journal of molecular sciences*, 19 (3), marzo 2018: 765.

O'Mahony, R., Al-Khtheeri, H., Weerasekera, D., Fernando, N., Vaira, D., Holton, J., Basset, C.: «Bactericidal and anti-adhesive properties of culinary and medicinal plants against Helicobacter pylori». *World journal of gastroenterology*, 11(47), diciembre 2005: 7499-7507.

Opara, E. I., Chohan, M.: «Culinary herbs and spices: their bioactive properties, the contribution of polyphenols and the challenges in deducing their true health benefits». *International journal of molecular sciences*, 15(10), octubre 2014: 19183-19202.

Tapsell, L. C., Hemphill, I., Cobiac, L., Patch, C. S., Sullivan, D. R., Fenech, M., Roodenrys, S., Keogh, J. B., Clifton, P. M., Williams, P. G., Fazio, V. A., Inge, K. E.: «Health benefits of herbs and spices: the past, the present, the future». *The medical journal of Australia*, 185(S4), agosto 2006: S1-S24.

Xie, T., Song, S., Li, S., Ouyang, L., Xia, L., Huang, J.: «Review of natural product databases». *Cell proliferation*, 48(4), agosto 2015: 398-404.

Zheng, J., Zhou, Y., Li, Y., Xu, D.P., Li, S., Li, H. B.: «Spices for prevention and treatment of cancers». *Nutrients*, 8(8), agosto 2016: 495.

Capítulo 22

Al Somal, N., Coley, K. E., Molan, P. C., Hancock, B. M.: «Susceptibility of Helicobacter pylori to the antibacterial activity of manuka honey». *Journal of the Royal Society Medicine*, 87(1), enero 1994: 9-12.

Álvarez-Suárez, J. M., Gasparrini, M., Forbes-Hernández, T. Y., Mazzoni, L., Giampieri, F.: «The composition and biological activity of honey: a focus on Manuka honey». *Foods*, 3(3), julio 2014: 420-432.

Patel, S., Cichello, S.: «Manuka honey: an emerging natural food with medicinal use». *Natural products and bioprospecting*, 3 (4), agosto 2013: 121-128.

Sankeshwari, R., Patil, P., Jalihal, S., Ankola, A.: «Effectiveness of three mouthwashes - Manuka honey, Raw honey, and Chlorhexidine on plaque and gingival scores of 12-15-year-old school children: a randomized controlled field trial». *Journal of Indian Society of Periodontology*, 22(1), enero-febrero 2018: 34-39.

Shiga, H., Jo, A., Terao, K., Nakano, M., Oshima, T., Maeda, N.: «Decrease of halitosis by intake of Manuka honey». *General Session of IADR Barcelona*, 14, 2010.

Mamá Slow se publicó en España
en septiembre de 2021.